# 普胸外科实用治疗技术

主编　罗运成　袁跃彬　赵光辉

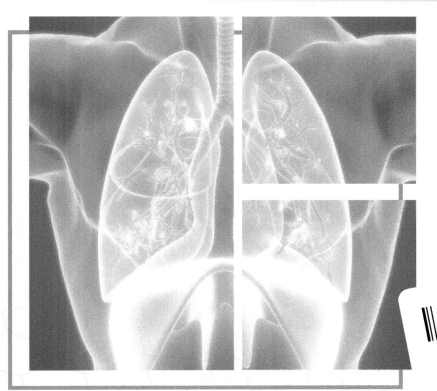

郑州大学出版社

**图书在版编目(CIP)数据**

普胸外科实用治疗技术／罗运成，袁跃彬，赵光辉主编. -- 郑州：郑州大学出版社，2024. 1

ISBN 978-7-5773-0196-9

Ⅰ. ①普… Ⅱ. ①罗…②袁…③赵… Ⅲ. ①胸腔外科学 Ⅳ. ①R655

中国国家版本馆 CIP 数据核字(2024)第 018115 号

普胸外科实用治疗技术

PUXIONG WAIKE SHIYONG ZHILIAO JISHU

| | | | | |
|---|---|---|---|---|
| 策划编辑 | 李龙传 | | 封面设计 | 曾耀东 |
| 责任编辑 | 吕笑娟　胡文斌 | | 版式设计 | 苏永生 |
| 责任校对 | 张　楠 | | 责任监制 | 李瑞卿 |

| | | | | |
|---|---|---|---|---|
| 出版发行 | 郑州大学出版社 | | 地　　址 | 郑州市大学路 40 号(450052) |
| 出 版 人 | 孙保营 | | 网　　址 | http://www.zzup.cn |
| 经　　销 | 全国新华书店 | | 发行电话 | 0371-66966070 |
| 印　　刷 | 广东虎彩云印刷有限公司 | | | |
| 开　　本 | 787 mm×1 092 mm　1/16 | | | |
| 印　　张 | 12.75 | | 字　　数 | 281 千字 |
| 版　　次 | 2024 年 1 月第 1 版 | | 印　　次 | 2024 年 1 月第 1 次印刷 |

| | | | | |
|---|---|---|---|---|
| 书　　号 | ISBN 978-7-5773-0196-9 | | 定　　价 | 59.00 元 |

本书如有印装质量问题,请与本社联系调换。

# 编委名单

**主　编**　罗运成　袁跃彬　赵光辉

**副主编**　李华平　崔文博　王君生

**编　委**（按姓氏笔画排序）

王亚杰　王新钊　邢瑞敏　吉慧亮

刘　剑　但汉君　邹巧玲　宋云丽

宋娟娟　张优雅　张艳丽　张　笋

侯玉敏　姜海贞　高　梦　熊　健

翟世柳

# 前　言

　　随着科技的不断发展和进步,普胸外科治疗技术经历了从开胸手术到微创手术的发展历程。普胸外科治疗技术的发展提高了诊断的准确性和治疗效果,减轻了患者的痛苦,降低了术后并发症的发生率,改善了患者的生活质量。

　　随着国家医药卫生事业改革的深入进行,县市级医院进入了快速发展阶段,尤其是普胸外科,已普遍在县市级医院成立并展开工作,部分医院开始开展心脏外科手术。新理论、新概念、新知识、新技术、新方法不断涌现,各学科的交叉融合给胸外科的发展提供了新的空间,普胸外科治疗技术的发展更加多元化和创新化。现有治疗技术持续得到优化和改进,提高了准确性和可操作性。

　　人们对胸外科疾病诊疗水平的要求也越来越高,为了满足基层普胸外科医务工作者的需要,我们组织编写了本书。本书通过介绍普胸外科临床常见疾病的病因、病理生理学改变、临床表现,以及临床辅助检查手段及证据,循序渐进,逐步得出诊断及鉴别诊断,进而详细地描述了治疗方法过程及并发症的预防,内容丰富、实用性强。本书编排科学,资料翔实,具有较强的学术性、系统性、实用性、科学性、先进性,遵循临床思维程序,以岗位需要为出发点,以能力培养和经验积累为重点,便于临床医生学习掌握,可供胸外科专业医护人员参考阅读。

　　由于编者水平有限,书中难免会有欠缺之处,不足之处恳请广大读者批评、指正,多提宝贵意见,以便再版时修订提高。

罗运成

2023 年 8 月

# 目　录

# 第一章 气管、支气管外科疾病

## 第一节 气管肿瘤

气管原发性肿瘤与肺或喉部肿瘤相比,发病率要低很多。成人气管原发性肿瘤多为恶性,而儿童则多为良性。男女发病率基本一致,最多见于 30～50 岁。成人气管原发性恶性肿瘤约占上吸道肿瘤的 2%。

### 一、分类

气管原发性肿瘤占所有恶性肿瘤的 0.1%～0.4%,每年每百万人口约有 2.6 例该类患者,其中仅有约 8% 发生在儿童。成人患者中约 90% 的原发性肿瘤是恶性,儿童患者中,仅 10%～30% 为恶性。

#### (一)气管原发性肿瘤

气管原发性肿瘤可以来源于呼吸道上皮,唾液腺与气管的间质结构。鳞状细胞癌与腺样囊性癌是气管原发肿瘤最常见的类型,它们的发病率相似,共占所有成人气管原发肿瘤的 2/3 左右,余者为不同组织类型的良性、恶性肿瘤。鳞状细胞癌常发于 60～70 岁男性患者,与嗜烟习惯相关,可发生于气管的几乎所有部位,表现为肿物型或溃疡型,大约 1/3 患者在初诊时已有纵隔或肺转移灶。大约 40% 的患者常合并异时或同时发生的口咽、喉或肺的鳞状细胞癌。腺样囊性癌男女发病率相似,好发年龄为 40～50 岁,与吸烟无明显相关,倾向于沿着黏膜下与神经周围平面生长,只有 10% 的患者有区域淋巴结转移或远处转移。腺样囊性癌进展缓慢,甚至未行治疗的患者都能够存活数年。

#### (二)气管继发性肿瘤

继发性肿瘤也有可能累及气管。直接侵犯气管的肿瘤包括甲状腺癌、喉癌、肺癌与食管癌。纵隔肿瘤也可能直接侵犯气管,最常见的是淋巴瘤。气管转移瘤较少见,曾有乳腺癌、黑色素瘤与肉瘤转移至气管的报道。

### 二、病理类型

#### (一)气管良性肿瘤

气管壁的各种组织都可以发生良性肿瘤。儿童气管原发性肿瘤 90% 为良性。相反,成人气管原发性肿瘤只有不到 10% 为良性。

气管良性肿瘤:纤维瘤、乳头状瘤、血管瘤、多形性腺瘤、脂肪瘤、软骨瘤、平滑肌瘤、错构瘤、神经纤维瘤等。

儿童最常见的气管肿瘤为乳头状瘤,通常为多发,可累及气管和支气管。儿童乳头状瘤病成年后几乎都可原因不明地自行消退。有症状的良性肿瘤主要依靠手术治疗,可以经内窥镜用各种方法切除。

另一种看似良性的上皮来源性肿瘤是类癌。尽管类癌在这里被列入良性范围,但无疑是一种低度恶性肿瘤。有组织学证据表明它可以直接侵犯周围组织。

间质来源的肿瘤包括软骨瘤、周围神经鞘瘤、神经鞘瘤、纤维瘤,以及脂肪瘤等。其中软骨瘤最常见,多发于上部气管的环状软骨处。少见的间质肿瘤包括平滑肌瘤、血管瘤和良性的上皮息肉。

### (二)气管恶性肿瘤

成人原发气管和隆突的肿瘤 90% 以上为恶性。最常见的是鳞状细胞癌和腺样囊性癌(表 1-1)。

表 1-1　气管原发肿瘤病理分类

| 类型 | 上皮来源 | 唾液腺来源 | 间质来源 |
|---|---|---|---|
| 良性 | 乳头状瘤<br>乳头状瘤病 | 多形性腺瘤<br>黏液腺瘤<br>肌上皮瘤<br>嗜酸细胞瘤<br>其他类型 | 纤维瘤<br>纤维瘤病<br>良性纤维组织细胞瘤<br>血管瘤<br>血管球瘤<br>平滑肌瘤<br>粒细胞肿瘤<br>神经鞘瘤<br>软骨瘤<br>软骨母细胞瘤 |
| 恶性 | 原位鳞状细胞癌<br>鳞状细胞癌<br>腺癌<br>大细胞未分化癌<br>神经内分泌肿瘤<br>典型与非典型类癌<br>大细胞神经内分泌癌<br>小细胞癌 | 黏液表皮样癌<br>腺样囊性癌 | 软组织肉瘤<br>软骨肉瘤<br>恶性淋巴瘤 |

1. **腺样囊性癌** 1859 年 Billroth 首次描述了腺样囊性癌。人们长期以来将其称为"圆柱癌",并视为一种缓慢生长的良性腺瘤。肿瘤外观上似乎是良性的,表面气管黏膜常常不受侵犯,而且进展异常缓慢。但很明显,组织学检查证实这种恶性肿瘤有局部侵犯的表现。实际上,肿瘤侵及范围几乎总要比手术时所见或触摸到的范围广。显微镜下可发现肉眼无法看到的沿气管壁纵向和横向的扩散,尤其是沿着黏膜下层和气管外表面的神经周围淋巴管。因此,如果欲行根治性手术,术中冰冻病理检查切除标本的边缘是至关重要的。约 10% 的患者有区域性淋巴结转移,血行转移多发生于肺,有时也可转移至脑和骨骼。即使未经治疗,肿瘤也呈缓慢或隐袭性进展。临床曾观察到根治性手术25 年后局部复发病例,胸片首次证实有肺转移时,患者通常没有症状。甚至有些患者转移灶可长时间保持不变。腺样囊性癌男女发病率一致,年龄跨度由十几岁到几十岁。本病与吸烟无关。

2. **气管鳞状细胞癌** 主要发生于男性(男:女 = 3:1),与肺鳞状细胞癌的年龄分布相似。病例多与吸烟有关。这种肿瘤的大体表现与支气管鳞状细胞癌相似,几乎都有溃疡,咯血是常见症状。不幸的是,局部淋巴结转移发生率很高,许多肿瘤被发现时局部侵犯严重,已经不能切除。血行转移方式与肺癌相似。

3. **气管类癌** 类癌是气管常见的恶性肿瘤之一,可分为典型和非典型两种。前者类似良性肿瘤,外侵轻微;后者潜在恶性,常外侵穿透气管壁,并有淋巴结转移。因此,应当积极手术,并尽可能切除彻底,术后可不需其他辅助治疗。

4. **气管腺癌** 不包括来自肺、支气管的腺癌向上蔓延累及气管者,气管腺癌约占气管原发性肿瘤的 10%。由于腺癌容易直接侵入纵隔,扩散至区域淋巴结,并血行转移至远处,预后相对较差。故应在条件许可的情况下,尽可能做根治性切除术。

5. **气管小细胞癌** 发生于气管的小细胞癌较发生于肺者少见,其病程短、症状突出、预后差。如果病变局限于气管的一段,并且无全身远处转移,采用足够范围的切除,缓解气道梗阻后,辅以全身化疗及局部放疗,亦可取得较为满意的效果。

6. **其他** 原发性恶性肿瘤极为少见,包括软骨肉瘤、平滑肌肉瘤、癌肉瘤及梭形细胞肉瘤。气管及隆嵴上皮还可发生黏液表皮样癌和混合性腺鳞癌。

## 三、临床表现

### (一)气管原发性肿瘤的症状与体征

气管肿瘤的临床表现可有上呼吸道梗阻造成的呼吸困难、喘息及喘鸣;黏膜刺激和溃疡引起的咳嗽、咯血;肿瘤直接侵袭邻近组织造成喉返神经麻痹,吞咽困难。另外,可有远处转移的表现。上呼吸道梗阻的典型症状为呼吸困难、喘鸣、喘息及咳嗽,这也是呼吸功能不全的常见症状。在作出正确诊断之前,许多患者被长期当做"哮喘"或"慢性支气管炎"进行治疗。

呼吸困难与气促是最常见的症状,当气管腔减少到正常横截面的 1/3 时,就会出现呼吸困难症状。由于大部分良性或低度恶性肿瘤的生长速度缓慢，可能导致呼吸道梗阻症状持续数月，甚至数年，而不危及生命。主支气管的阻塞可能导致一侧或双侧反复发作的肺炎。

咳嗽也是气管肿瘤常见的症状，通常没有特异性，随着呼吸道狭窄的加重，喘鸣症状越来越明显，常被误诊为哮喘。大约20%的患者出现咯血，尤其在鳞状细胞癌患者中，而良性肿瘤少见。

声音嘶哑可能是由于喉返神经受侵而导致的声带麻痹，或气管上段肿瘤直接侵犯喉部。气管原发性肿瘤侵犯食管引起吞咽困难者少见，但颈部及胸上段食管癌侵犯气管的患者多见，常出现咳血丝痰、气促，严重者出现食管-气管瘘。

胸部听诊深吸气时可闻及哮鸣音，而支气管哮喘恰恰是在呼气期，此为二者鉴别的要点之一。当气管阻塞严重时，呈端坐呼吸，靠近患者不用听诊器就可听到喘鸣。注意仔细检查颈部及锁骨上窝有无肿大的淋巴结。

**（二）继发气管肿瘤的临床表现**

1. **喉癌侵犯气管**　喉癌向下延伸可直接侵犯气管上段。因此，临床有时很难将二者严格区分开来。其多为鳞癌，突入管腔，引起呼吸困难。部分患者发生于喉癌术后，因此需行全身检查了解其他部位有无转移后，制订治疗方案。

2. **甲状腺癌侵犯气管**　临床约21%的原发性甲状腺癌可直接侵犯气管，还有部分是由于甲状腺癌术后复发使气管受累。多侵犯气管前壁，尚未突入管腔者，患者仅有轻度压迫及咽喉部不适感。肿瘤一旦突入管腔，即出现刺激性咳嗽、气短、喘鸣等呼吸困难的症状。复发性甲状腺癌累及气管后，容易引起气管内出血发生窒息。

3. **食管癌侵及气管**　颈段及胸上段食管癌常可直接或由于肿大淋巴结而间接侵蚀气管、支气管膜部，不仅可引起咳嗽、呼吸困难，而且可造成食管-气管瘘。临床由食管癌直接穿入气管者较少，而因放疗引起食管-气管瘘者比较常见。一旦发生，食物、唾液以及胃内反流物会经瘘口大量进入气管和肺内，引起严重而难以控制的肺内感染或窒息。因此，对于胸中、上段及颈段中晚期食管癌，应行气管镜检查，了解气管是否受累。镜下可见：①黏膜完整，肿瘤外压；②肿瘤侵入管腔少许，黏膜破坏，表面糜烂，刺激性咳嗽有血痰；③肿瘤占据不到管腔1/3，呈菜花状；④肿瘤凸入超过管腔1/3，分泌物淤积；⑤形成食管-气管瘘者，可见两管腔相通的瘘口，并有口腔、胃内容物进入。

4. **支气管肺癌累及气管**　支气管肺癌可沿支气管向上蔓延累及气管隆嵴及气管下段，或由于纵隔、气管隆嵴下肿大淋巴结直接侵蚀，使原发病变成为晚期。因为需要切除的范围较大，重建困难，致使许多患者失去手术机会。但近年由于麻醉和手术技巧的提高，对于尚未发生远处转移的病例，仍可选择性行肺、气管、气管隆嵴切除成形或重建术，术后辅以放、化疗，亦可取得较为满意的疗效。

## 四、诊断

1. **影像学检查**　气管原发性肿瘤的误诊率比较高，原因之一是气管肿瘤比较少见，

多数医师很少或根本没有见过这种肿瘤。原因之二是因咳嗽、喘息或呼吸困难而行胸部
X 射线检查时,纵隔和气管外形可能没有明显异常。即使胸部 X 射线摄影(简称胸片)有
异常改变,通常也是易被忽略的细微变化。

(1)胸部 X 射线摄影:常规胸片通常难以发现气管肿瘤。气管 X 射线断层扫描能够
显示气管肿瘤,较大的肿瘤能够被明确诊断(图 1-1),但是不能够显示肿瘤是否存在腔
外浸润或周围淋巴结情况,因此,X 射线摄影难以为制定治疗计划与重建方案的设计提
供足够的信息。

(2)CT:被认为是诊断及评估肿瘤范围、肿瘤与邻近器官关系的标准检查方法
(图 1-2、图 1-3)。采用薄层 CT 扫描,能良好地评估气管肿瘤累及气管的长度。CT 扫
描亦能显示气管肿瘤的大体病理学特征,良性肿瘤通常呈类圆形、边界平滑、清楚、直径
小于 2 cm,一般位于气管腔内,钙化是良性肿瘤的特征之一,通常出现在错构瘤、软骨瘤
中,亦可以见于软骨肉瘤;恶性肿瘤常沿气管壁上下生长数厘米,表面不规则,可能出现
溃疡,肿瘤基底部常见气管壁受侵犯,甚至出现腔外生长,纵隔肿大的淋巴结提示局部肿
瘤转移。随着影像学技术的进步,现在可以使用低照射量获得良好的图像质量,并使用
三维重建技术绘制出气管腔内、腔外的图像,甚至可以重建气道及周围淋巴结图像以指
导经气管细针穿刺活检(图 1-4)。

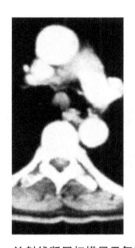

图 1-1　X 射线断层扫描显示气管肿瘤

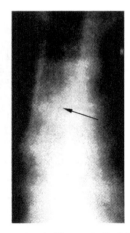

图 1-2　CT 扫描显示气管隆嵴肿瘤

(3)MRI:扫描评估气管肿瘤的优点在于通过冠状面、矢状面及横截面的图像可以很
好地显示气管肿瘤的情况,T 加权图像能够很好地显示气管是否侵犯周围软组织,尤其是
显示与周围血管的关系。另外,在以下两种情况下应当考虑使用 MRI 扫描:①MRI 扫描
不存在放射损伤,评估儿童气管肿瘤时应首选 MRI 扫描;②对不适合使用碘增强剂的患
者应选择 MRI 扫描。

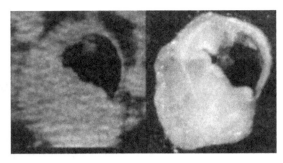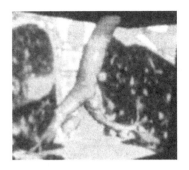

图1-3　CT 扫描气管肿瘤图像（左）与大体病理情况　图1-4　CT 三维重建气管及周围淋巴结
（右）一致性良好

2.气管镜检查　气管镜检查是气管肿瘤的诊断及术前评估的必备手段。术前行气管镜检查将获得以下信息：①直视肿瘤的大体情况,有助于判定肿瘤性质(图1-5)；②气管镜检查对病灶的准确定位,对制定手术径路及切除范围至关重要；③可以直视喉部及环状软骨,准确评估声带功能,对需要行环状软骨部分切除或喉切除的上段气管肿瘤患者中特别重要；④能够评估气管腔大小,有助于气管手术前的气道管理及麻醉插管准备；⑤可以进行肿物的活检,明确病理诊断。

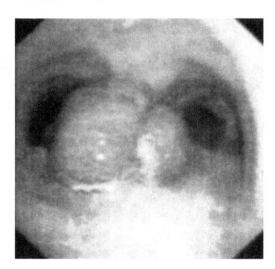

图1-5　气管镜下直视隆嵴肿瘤

然而,施行气管镜检查存在诱发肿瘤出血的风险,可能导致患者窒息,所以行气管镜检查时,需要做好气管插管的准备。

上呼吸道严重阻塞或大咯血的患者,纤维支气管镜没有什么帮助。这种有生命危险的患者需用硬式支气管镜保持气道通畅。多数患者支气管镜可进至肿瘤远端以保证通气。通过内镜活检钳、电凝或激光去除肿物可扩大气管管腔。应尽量避免作气管切开,因其可使以后的切除手术变得更加复杂。

**3. 气管超声内镜** 气管超声内镜能显示气管的 5 层结构,从腔内向外,分别是黏膜层(高回声)、黏膜下层(低回声)、气管软骨的内侧(高回声)、气管软骨(低回声)、气管软骨的外侧(低回声)。在气管膜部,则显示 3 层结构,分别是黏膜层(高回声)、平滑肌(低回声)、外膜层(高回声)。

**4. 肺功能检查** 肺功能检查可使医师警觉到有气道阻塞的可能,并最终作出正确诊断。肺功能检查呈阻塞性通气障碍,同时对支气管扩张症药物无反应,提示有上呼吸道固定性阻塞。呼吸流量图可清楚显示上呼吸道阻塞,并因肿瘤在纵隔里位置的高低不同,吸气与呼气相曲线平台的高低也不相同,多数病例呼吸流量图两条曲线均变平坦。

## 五、治疗

由于多数成人患者的气管肿瘤是恶性的,通常出现症状并作出诊断时已是晚期,许多患者已没有完整切除的可能。

### (一)气管切除及一期重建

除少数病例外,对于能够完整切除并一期重建气道的患者,手术是最好的选择。一般认为所有的恶性肿瘤都侵犯并穿透气管全层,因此对于可以手术的患者,内窥镜切除(包括激光切除)肯定是不完全的,而且切除范围不够。

多数局限于颈部和上纵隔气管的肿瘤,颈部领状切口可达到满意的显露,正中胸骨切开可以很好地暴露纵隔气管,后外侧开胸可为累及远端气管需要同时行气管隆嵴切除者提供更开阔的视野。许多气管肿瘤需扩大切除范围。除少数患者外,成人气管通常可以切除近一半长度并安全的一期吻合。这种扩大切除需要将整个气管的前方和侧方游离松解,许多病例尚需在气管上下端附加特殊的松解手术。

扩大性切除的困难在于如何决定切除范围。只有在气道已被切断,并对切除边缘进行冰冻病理检查后,才能判断是否已完整切除肿瘤。有时为了不使切除长度超过安全范围,不得不接受镜下残端阳性的结果。但是,只能在切断气道,切除肿瘤后,除了重建气道外没有其他选择的情况下才能作出这样的决定。残端阳性似乎并不影响愈合,并且患者仍可能有长期存活,特别是腺样囊性癌患者。

### (二)气管切除与人工气管

Belsey 于 1950 年首次报道了 1 例用假体代替环形气管缺损的病例,他把自体阔筋膜包在不锈钢弹簧上制成管状假体。此后逐渐有利用多种材料的硬质管道行气道重建的报道,这些材料包括玻璃、不锈钢及钽,多数无孔硬质材料也曾使用过。多孔材料理论上的优点是宿主肉芽组织可以长进去,穿入到人工假体的内表面并作为上皮化的基础。

### (三)气管切除术并发症

轻度至中度气道阻塞可根据需要吸入氦氧混合(heliox)气体(80% 氦气,20% 氧气),消旋肾上腺素吸入,或者必要时静脉注射类固醇激素<500 mg(甲泼尼龙)。一两次这种

剂量的类固醇激素注射对气管愈合并无显著损害。应当预先估计到发生严重气道阻塞的可能性,最好使用纤维支气管镜进行检查并在术中完全控制气道的状态下行远端气管切开。

轻微的针孔漏气通常很快可以自行闭合。较大的漏气,如果术中已经注意到了,可用带血管的组织加强缝合到漏气部位。如果术后出现皮下气肿,可以部分敞开切口减压。气胸是术后可能出现的另一种并发症,术后早期应当拍胸片排除气胸。

如果手术时能遵循手术原则,因操作不当而造成喉返神经永久性损伤的机会并不大。但是,可以发生暂时性的发音改变,原因可能是术中牵拉或解剖造成喉返神经的可逆性损伤。

术后第一天患者可进流食,通常很快即可恢复正常饮食。但是喉松解术后,患者可出现明显的吞咽困难,而且会出现误吸。液体食物的吞咽失调和误吸较明显,而固体食物则较轻。多数患者的功能失调是一过性和暂时性的,略微延迟完全恢复的时间。长期影响生活质量的误吸更常见于老年患者,或者那些曾做过颈部手术或放射治疗而损害了喉的活动性的患者。

所有患者术后都应常规作支气管镜检查以观察吻合口的愈合情况。支气管镜检查多在术后一周左右,患者出院前进行,如果对吻合口愈合有疑问也可以提出。如果发现吻合口裂开超过气道周径的1/3,应置入 Montgomery T 型管。小的裂开通常可自行愈合而不发生狭窄,但需定期作支气管镜检查随访。出血是气管手术少见的并发症。

所有气管手术都是相对污染的,就这一点来说,气管手术感染的发生率并不高。术前一次性给予预防性抗生素,术后再给予 1~2 次抗菌药物。如有残留感染,或有其他危险因素,如糖尿病患者或接受类固醇治疗者,可适当延长抗生素使用时间。如果患者确实发生了伤口感染或怀疑有深部感染,则应广泛敞开伤口以保证迅速引流。未经引流的脓肿可以腐蚀破坏气管吻合口而形成内引流。

再狭窄是一种晚期并发症,通常发生在术后 4~6 周。治疗方法包括扩张(必要时重复进行)以及有选择地再次切除。如果不可能再次切除,放置内支架可能是唯一的选择。使用可吸收缝线或不锈钢缝线后,吻合口肉芽已较少见。如果出现肉芽组织,可通过硬式支气管镜用活检钳咬除。肉芽组织也可用硝酸银棒烧灼,或小心地用激光切除。

另外一个晚期可能发生的并发症是吻合口与食管或无名动脉形成瘘。多数患者可避免发生这些并发症。在分离气管时,应尽量不过分游离无名动脉,造成动脉完全裸露。如果动脉距离已完成的吻合口过近,可用带蒂肌瓣或大网膜保护吻合口。同样,如果气管手术时包括食管的修补,应在气管吻合口或食管修补处用带有血管的组织(通常为肌束)加固于食管和气管之间。

## (四)其他治疗方法

1. 放射治疗   一般认为放疗可作为手术后的辅助治疗,可作为肿瘤不能切除或因身体状况不适合手术患者减轻症状的姑息性治疗。对于鳞状细胞癌及腺样囊性癌瘤术后辅助放疗剂量一般为 60 Gy,对于肉眼残留的肿瘤,放疗剂量应增加至 68~70 Gy。

气管内的近距离放疗可能是治疗气管肿瘤的合适方法，已经有报道显示使用 60 ~ 68 Gy 的外照射放疗后使用 8 ~ 15 Gy 的近距离照射可以提高局部控制率。外照射放疗结束后行近距离照射的剂量与方法仍值得进一步研究。

2. 内镜下治疗　对于肿瘤不能切除或因身体状况不适合手术患者，可以使用内镜对气管腔内肿瘤进行姑息性切除。肿瘤的局部处理可以使用活检钳并吸引器处理，行电凝治疗、冷冻治疗、激光治疗、光动力学治疗或氧气凝固治疗。然而，使用此法难以达到根治，该类患者极少有长期生存的报道。

3. 气管支架置入术　在肿瘤不能切除或身体不适合手术的患者中，可以使用硅树脂或自膨支架对 80% ~ 90% 的患者进行姑息性治疗。支架有不同的形状与型号，能够适应不同位置的肿瘤所导致的狭窄。

4. 化疗　基于铂类的化疗方案联合放疗对不可切除患者有一定疗效。但是这种治疗方法尚未见大宗病例的研究报道。

5. 气管移植　有许多学者进行动物试验，试图找出合适的替代物能够代替一段较长的气管，但单纯人工材料未见成功应用于临床的报道，失败原因主要是肉芽增生及移植物移位。

### （五）气管继发性肿瘤的治疗

与气管原发性肿瘤治疗原则不同的是：气管继发性肿瘤必须根据气管外原发肿瘤控制的状况、有无其他部位转移以及气道梗阻的程度来制定治疗方案。治疗原则主要是在缓解呼吸困难的基础上，控制原发和继发病变。因此，选择姑息性治疗的机会远远大于气管原发性肿瘤。

1. 喉癌侵犯气管　应根据喉癌病变以及是否保留说话功能，确定手术切除范围。一般在喉切除的同时，选择气管节段切除，术后给予适当放、化疗，效果良好。切除范围较大时，需行永久性气管造口术。如局部有复发，必要时可再次手术切除。

2. 甲状腺癌侵犯气管　常引起高位气道梗阻，可先行低位气管切开，缓解症状，赢得时间，然后酌情行甲状腺癌根治、气管切除，术后进行放疗。部分患者可取得长期生存的效果。

3. 食管癌侵及气管　若病变均较局限、年纪较轻、全身情况可以耐受者，可同期将食管及气管病变一并切除，分别进行气管和消化道重建。如果已经形成食管-气管瘘者，必须隔离消化道与呼吸道。常用措施包括：停止经口进食及下咽唾液、抗感染，同时行胃造瘘或鼻饲支持营养；亦可试用食管或气管内置入带膜支架，再酌情放疗或化疗。

4. 支气管肺癌累及气管　应根据病变范围、组织学类型以及远处有无转移来确定。若能切除并重建者，可行肺、气管、气管隆嵴切除成形或重建术，术后辅以放、化疗。估计切除有困难者，术前可适当先行放疗或化疗，使病变范围缩小后再行手术。

# 第二节　支气管扩张症

支气管扩张症是以支气管树的异常扩张为特征的一种常见的慢性支气管疾病。本病是由于支气管及其周围肺组织的炎症使管壁弹力层和肌层破坏,引起支气管变形和支气管持续性扩张。

## 一、分类

支气管扩张症可分为先天性和继发性两种。先天性支气管扩张症是由于支气管先天发育不良,呈囊状扩张,常伴有心脏异位、鼻旁窦炎和胰腺囊性纤维化。继发性支气管扩张症的基本致病因素是支气管、肺的反复感染和支气管阻塞,过去常与麻疹或百日咳有关,现在主要与革兰氏阴性杆菌引起的肺部感染有关。反复感染使支气管各层组织,尤其是平滑肌纤维和弹力纤维被破坏,支气管壁的支撑作用被削弱,当吸气时支气管腔内压力增高,支气管同时受到胸腔内负压的牵引而扩张。由于支气管阻塞,在呼气时气体不能排出,大量分泌物长期淤积在支气管腔内,从而加重支气管壁的炎症和破坏程度,逐渐发展成为支气管扩张症。

## 二、病理和病理生理

支气管扩张症的形态可分为囊状、柱状和混合状,先天性支气管扩张症多为囊状,继发性多为柱状。

典型的支气管扩张症的病理改变是支气管壁组织破坏,管腔扩大,管壁上皮呈急性及慢性炎症和溃疡,纤毛柱状上皮常为鳞状上皮所替代,支气管周围亦有炎症变化、纤维化、机化或肺气肿。支气管血管与肺血管之间的交通支开放、吻合增多。

支气管扩张症的病生理改变与支气管扩张症的数量和所并发的肺实质病变有关,当病变范围比较广泛时,支气管黏膜上皮被破坏,纤毛摆动所致的呼吸道自洁作用减弱或消失,分泌物潴留在支气管腔内不能排出,从而加重支气管的炎症,刺激引起支气管痉挛,出现阻塞性通气障碍,通气/血流比例失调。

支气管扩张症患者肺循环血管与支气管动脉循环血管之间的交通支开放增多,解剖分流增加,同时随着通气/血流比例的区域增大,生理分流亦日渐明显,可以出现弥散功能障碍、低氧血症,甚至呼吸功能衰竭。病变严重者,肺间质毛细血管床广泛破坏,肺循环阻力增加,右心室后负荷增加,出现右心室肥厚,右心功能衰竭。

## 三、临床表现

病程呈慢性经过,发病年龄多为青年,最常见的症状为咳嗽、咳痰、咯血和反复肺部感染,临床症状的轻重与支气管病变的轻重和感染程度有关。临床上将以咳痰为主的称为"湿性支气管扩张症",典型的痰液在放置数小时后,可分为3层,上层为泡沫,中层为黏液,下层为脓性物和坏死组织。

以咯血为主要表现者占57%~75%,咯血量从痰中带血至大量咯血,咯血量与病情的严重程度、病变范围不一定平行。部分患者以咯血为唯一症状,临床上称为"干性支气管扩张症",常见于结核性支气管扩张症。反复肺部感染可引起高热、乏力、贫血等全身中毒症状,严重者可引起气促、发绀。

在体格检查时,合并反复肺部感染的患者,局部叩诊呈浊音,可闻及不随体位变化而改变的湿啰音和哮鸣音。患者常伴有杵状指(趾)。体格检查常无特异性所见,杵状指(趾)见于不足5%的病例,偶可见到慢性鼻旁窦炎所致的鼻息肉,在肺基底部可闻及捻发音、喘鸣音和粗糙的呼气期干啰音,肺心病和营养不良并不常见,一旦出现此类症状,提示为晚期。放射学检查有一些特征性的征象对诊断支气管扩张症有帮助。

## 四、诊断

通常首先应行标准胸部 X 射线检查,其征象包括:由支气管周围纤维化和分泌物潴留所致的肺纹理增粗、斑片状或融合的肺阴影或肺不张表现,偶尔可见囊状扩张的支气管。CT 是目前较好的检查方法,CT 可发现支气管扩张症的表现、严重程度及分布,已可替代支气管碘油造影。如要准确地诊断支气管扩张症,应至少在急性感染控制6~8周后,再做支气管造影或 CT 检查。

放射性核素肺血流灌注扫描在支气管扩张症患者的术前评估方面是重要的,因为可证实 CT 影像正常却潜在支气管扩张症的异常区域,这可解释为:支气管动脉的增生,造成体-肺动脉分流,使病变区域放射性核素灌注不良,这种血流阻断不仅提示了较 CT 影像更广泛的病变范围,而且也影响治疗方法的选择。相反,灌注正常提示支气管扩张症为早期,不需手术治疗。灌注正常也见于肺段或肺叶不张,邻近的正常肺组织占据了其解剖部位(假阴性)。

支气管扩张症患者应进行的其他检查包括:用以除外异物或肿瘤的支气管镜检查,痰培养和药敏的细菌学检查,针对囊性纤维化的 Sweat 试验、鼻旁窦的 X 射线片或 CT 片等,以及简单的免疫学检查,其包括血清免疫球蛋白测定(B 淋巴细胞)、淋巴细胞计数和皮肤试验(T 淋巴细胞)、白细胞计数和分类(吞噬细胞)、补体成分测定(CH50、C3、C4)。

如果需要,还可能做其他检查。如做支气管动脉造影,以证实咯血部位;如果怀疑有胃食管反流,做食管检查;活检呼吸道上皮的纤毛超微结构检查等。

## 五、治疗

### (一)内科治疗

几乎所有的支气管扩张症患者最初的治疗方案都是内科治疗,包括控制感染、支气管扩张症药和积极的物理治疗,一般而言,抗生素有益于减少每日痰量、改变脓痰性质和减少住院天数,长期使用抗生素可能对某些患者有益。支气管扩张症药,通常使用喷雾剂,易于减轻黏膜水肿和支气管痉挛。物理治疗对于多段病变者是最重要的,其包括体位引流、每日拍背数次、呼吸锻炼、宣教呼吸保健原则等。支气管扩张症内科治疗的其他方法有:使用增加黏液流动性的湿化、祛痰药;减少刺激物的接触,如烟草等。

内科治疗的另一重要方面是治疗相关疾病,如鼻旁窦炎、胃食管反流、免疫球蛋白缺乏症等。每年注射百日咳、麻疹及流感的疫苗也有帮助。

### (二)外科治疗

1. **手术适应证**　手术切除的适应证必须满足以下条件:①术前通过支气管造影或 CT 证实为局限性支气管扩张症;②有足够的心肺功能储备以耐受准备做的切除术;③有不可逆表现,不是早期可治疗的症状;④有明显的持续慢性咳痰、反复或明确的咯血、反复肺炎发作等症状;⑤充分的药物治疗失败。

明确病变的范围是外科治疗的先决条件。因为术中很难准确判断哪些肺段受累,术中可能有帮助的间接征象是受累肺段或肺叶膨胀差、触及扩张的支气管,异常肺的表面多无炭末沉着。所有手术患者,至少在术前 48 h,必须充分给予有效的抗生素,以及拍背和体位引流等积极的物理治疗。

2. **手术方法**　支气管扩张症外科治疗的目的是去除所有的受累肺段,同时最大限度地保留肺功能,最终,必须至少剩余 2 个最小肺叶或 6 个肺段以保证足够的肺功能。技术上,支气管扩张症的手术既是非常容易,又是非常困难的,均应采用双腔插管,以避免术中病变肺内的脓液流入对侧肺脏。由于脏、壁层胸膜间的粘连较重,必须在胸膜外游离肺叶,手术操作难度会增加,下叶的支气管扩张症,其粘连常在膈面,必须非常小心地游离这些粘连,因为偶有支气管扩张症不能与叶内型肺隔离症鉴别的情况,操作中可能误伤异常体动脉。肺动脉及其分支周围肿大的淋巴结,也会延长游离血管的时间。支气管周围的支气管动脉增粗,如果不能仔细地确认及结扎,可能最终导致术中和术后出血。

弥漫性和多肺段病变的患者,手术疗效难以预知,一般应避免手术。满足以下适应证的患者,手术可能有益。①药物治疗无效的有症状者,可手术完全切除病变;②不能控制的咯血,或支气管动脉栓塞后复发;③需要姑息手术,即切除多数受累的肺叶或肺段,以缓解症状。

3. **治疗效果**　对于约 95% 的患者来说,手术是有益的,局限性病变者的疗效更佳。手术死亡率为 1.4% ~ 2.2%,并发症发生率约为 24%,88% ~ 95% 的患者术后可以改善症状,甚至无症状。

# 第三节 气管、支气管外科辅助治疗技术

## 一、气管支架

支架是一种人工的移植物,目前已经成为介入治疗的重要工具,广泛应用于血管、食管、胆道以及呼吸道等管道系统的狭窄性疾病。气管腔内放置支架对于中央性气道阻塞的部分患者起到了解除症状、延长无症状生存期及改善生活质量的良好效果。有的患者短期内应用气管支架即可缓解症状,有的患者则需要永久性地留置支架才能维持气道通畅。对于气管良性狭窄不适合手术治疗,或手术及其他方法治疗又狭窄者,多采用短期内放置支架的方法。而对于气管或纵隔恶性肿瘤造成外压性狭窄不适合手术治疗,或采用过硬质支气管镜的机械去除、冷冻或激光治疗失败者,气管内置入支架可能是唯一的治疗选择。

### (一)气管支架的种类

气管支架主要分为 3 大类,即非金属支架、金属支架及两者兼有的混合性支架。

1. **非金属支架** 目前临床所应用的非金属支架几乎都是聚硅酮材料制成。聚硅酮橡胶是一种合成橡胶,出现于 20 世纪 40 年代,该材料具有胶质性、强韧性、高温稳定性及防水性等特征,是重要的工业原料,并且很适用于制造医用置入体,如移植物、支架等。非金属支架中 Dumon 支架在临床应用最为广泛,具有如下优点:①病变治愈后,支架容易取出;②支架可预先制成各种形态和口径;③直视下置入,可堵塞食管、支气管瘘。缺点是:需要在全身麻醉下操作,易发生黏液堵塞。常用的聚硅酮支架有以下几种。

(1)Montgomery T 型管支架:20 世纪 60 年代引入临床,需要气管切开将支架放置在气管内,用于缓解声门下及气管中部狭窄。T 形支架有多种型号,外壁直径 10 ~ 16 mm,也备有儿童型支架,外径 6 ~ 9 mm。还有气道腔内支加长的 T 型支架,如果有必要,气道腔内支也可以截断使用。

(2)Hood 支架:是一种较短直管式的不需要进行气管切开置入的支架。近端也有一个增粗部分,用于防止置入支架移位。这种支架型号很多,包括不同长度和外径型号的支架。厂家根据用户需求也生产气管、支气管的 Y 型支架。

(3)Dumon 支架:为一种外壁规律分布着钉状突起物的管状支架。支架外壁的突起可紧紧嵌入气道黏膜,但又不至于引起气道壁出血、坏死、穿孔及感染等。另外,突起与气道间产生的间隙可以通气。支架可用一种专门设计的支架置入系统放置,操作很方便。有多种类型的支架,长度 30 ~ 60 mm,直径 10 ~ 16 mm。厂家根据客户需要可生产各种类型特殊支架,如锥形支架、分叉性支架、有侧孔的支架等。

(4)Reynders 支架:是一种经过热成型合成制作的柱状支架,外壁上的螺旋线样结构

可以保持支架置入后不易移位。该支架比其他类型的聚硅酮支架更坚硬,只有外径 17 mm 一种规格,需用硬质支气管镜放置,临床应用经验尚不多。

2. 金属类支架　早期金属支架由不锈钢或银等材料制成,目前多采用镍钛记忆合金。这种材料具有强度高、耐腐蚀、无毒性、组织相容性好,且有记忆效应,能在 0 ~ 10 ℃ 时变软,可被塑形,在 30 ~ 35 ℃ 时变形还原。金属支架有如下优点:①放置容易,不需要全身麻醉;②管腔较大,对气流影响小;③支架随气管扩张,很少发生移位。气管黏膜上皮可大部分覆盖支架管腔。但是,支架一旦置入很难再取出。网状支架置入后,肿瘤或肉芽组织可经支架壁的网眼长入发生再狭窄。支撑强度不及聚硅酮支架。

金属支架分为带膜支架和不带膜支架。带膜支架衬有被膜,可防止肿瘤或肉芽组织穿过网眼生长而发生再狭窄,但增加了管腔内分泌物滞留和感染的机会。目前临床应用的金属支架均具有一定的膨胀性。自膨胀性支架以镍钛合金支架的膨胀性能最好,植入体内后自膨胀恢复到原有设计状态。另外一种是球囊扩张性支架,支架放置在狭窄的气道部位后,用球囊扩张使其直径达到理想的标准。但由于管壁增厚、肿瘤及周围组织粘连等原因,实际扩张较难达到理想的直径。常用的金属支架有下列几种类型。

(1)Gianturco 不锈钢膨胀支架:用不锈钢丝绕成锯齿状网管形支架。直径有 15 mm、20 mm 及 30 mm 3 种。支架的近端和远端有外向型挂钩,使其固定于气管壁上。亦有不同型号的带膜支架可放置于气管或食管,用于治疗食管-气管瘘。

(2)Strecker 支架:由钽丝编织而成的网管状气囊扩张支架。导丝很细,通过纤维支气管镜置入,可把支架置入到很细的狭窄处。膨胀前直径为 6.0 ~ 7.4 mm,膨胀后 8 ~ 20 mm,膨胀前后长度无明显变化,直径有 20 ~ 80 mm 不同型号。该支架配有专用的递送导丝,经硬气管镜和纤维支气管镜放置。新产品有更小型号的支架和带膜支架。

(3)Wallstent 支架:由单根镍钛合金丝交叉编织的网管状支架,柔韧性好,对气管的剪切力小,极少引起管壁破裂。膨胀后长度变化较小,置入后允许用球囊扩张支架与管壁。

(4)Ultraflex 支架:镍钛合金网管状支架,与 Wallstent 支架编织方法不同,其柔韧性更好,能适应各种管腔,但对管壁支撑力不如 Wallstent 支架。膨胀前直径为 6.0 ~ 7.4 mm,膨胀后直径为 8 ~ 20 mm。该支架配有专用递送导丝。新产品有更小型号的支架,也有带膜的支架。

(5)Airway Wallstent 支架:带膜的 Wallstent 支架,带有聚氨酯包膜。膨胀性能良好。有不同型号,展开直径有 12 mm、14 mm、16 mm、18 mm 4 种,长度有 25 mm、30 mm、45 mm、60 mm 4 种。有 2 种支架置入工具:一种可屈曲管状传送装置,可把支架压缩变长后安放在传送器上,可在透视下放置。另一种为硬质性传送器,由一种特殊的硬质支气管镜置入。用于封闭瘘口或较细的狭窄。

(6)国产镍钛记忆合金支架:具有多种规格,也有带膜产品。备有支架置入器,可在纤维支气管镜下放置,效果良好,价格便宜。是较适合我国患者的气道支架。

3. 混合型支架

（1）Novastent 支架：是硅酮支架的改进型，该支架由较小的镍钛合金环和硅酮薄片组成。支架两端外壁上有硅酮带，用以防止支架置入后移位。放置后可自行膨胀至所设计的直径。该设计弥补了 Dumon 支架抵御高强度压力不足的缺点。该支架需要在全身麻醉下借助硬质支气管镜放置。

（2）Rush 支架：是 Y 型聚硅酮支架，气管前及侧壁有马蹄铁形钢质支撑架，支气管、气管隆嵴段为聚硅酮。支架相对柔软，形成类似气管的空气动力学作用，便于气管分泌物的排出。该支架需用特殊设置的硬质支气管镜下放置，价格较昂贵。

**（二）气管支架的适应证**

放置气管支架的目的是维持气管一定的口径，保障通气，保持正常的肺功能。故对于各种造成气管口径缩小，不能维持正常通气功能的气管狭窄，采用其他方法不能治疗或不适合治疗时，均可采用支架治疗。恶性肿瘤不适合手术及其他方法治疗时，置入支架可以维持通气，延长生命。良性气管狭窄的治疗原则是，无论在什么时候，只要手术治疗可行，则予以手术治疗。相当一部分良性狭窄的患者对激光、扩张疗法反应良好。良性气管狭窄置入支架在解决气道通气的同时，更应关注置入后的远期疗效，多主张选用能取出的支架，特别是对于预计生存期较长的年轻患者。

1. 恶性疾病所致的气管狭窄 气管恶性肿瘤、纵隔内转移淋巴结或纵隔肿瘤造成气管外压性狭窄，而又不适合于手术治疗者，由于气管黏膜正常，受压部分气管置入支架膨胀后，仍能发挥正常作用，疗效较好，而且支架造成的并发症不多。

恶性肿瘤浸润气管壁，向腔内生长造成狭窄而不适合手术者，对于肿瘤病变可先采用激光、冷冻、放射治疗，而后在原阻塞部位放置支架，维持气道的连续和通畅。放入支架后应继续接受气道内、外放射治疗，以维持疗效。

气管肿瘤或食管肿瘤并发食管-气管瘘，不适合手术治疗者，采用带膜支架置入可封堵瘘口。

2. 良性疾病所致的气管狭窄

（1）结核：气管内膜结核造成的狭窄是良性狭窄的常见原因，但发生率远低于支气管部位。患者多有结核病史并经过系统的抗结核药物治疗，在治疗后期或给药后逐渐出现呼吸困难，纤维支气管镜检查发现气管狭窄，可通过手术或置入支架获得良好的治疗效果。

（2）气管插管或切开：主要是由于气管导管对气道壁的长时间压迫造成气管壁缺血、溃疡、软骨损伤或急诊情况下插管造成创伤，愈合过程中肉芽组织增生或瘢痕形成导致狭窄。

（3）创伤：复杂的气道撕裂伤在愈合过程中形成瘢痕狭窄。气道热灼伤、化学试剂腐蚀、放射性损伤等造成气管狭窄。

（4）气管软骨软化：多见于手术中发现的局部气管软骨软化，如巨大甲状腺长期压迫，这种情况应在术中切开气管放置支架。少见的疾病有气管淀粉沉积症、多发性气管软骨炎、气管囊性纤维性骨炎等。

(5)食管-气管瘘:导致食管-气管瘘的良性疾病见于食管憩室炎、食管化学烧伤、食管结核等。

(6)其他:少见的气管狭窄原因有气管炎性肉芽肿、韦格纳肉芽肿、纵隔纤维化和肺移植后的气管吻合口狭窄等。亦有报道由于不同原因的肺动脉高压造成气管外压性狭窄。

3.气管狭窄的预防性治疗 术中出现气管管壁大块缺损者,可采用气管周围组织修补,为防止成形部位塌陷、狭窄,气管腔内可短期内留置支架。

自体组织再造气管手术为适应气管内压差变化,防止再造气管塌陷,常在腔内暂留置支架。

气管袖状切除术后吻合口部分裂开,因局部张力强,往往不适合再手术吻合。放置支架既能够封堵吻合口瘘,又具有防止肉芽组织向腔内生长造成狭窄的作用。

### (三)气管支架的放置方法

置入支架前首先通过胸部 X 射线摄影、CT、MRI 及纤维支气管镜测量患者气管的长度、口径,确定病变的部位、范围,病变下缘到气管隆嵴和支气管开口处的距离,病变上缘到声门的距离,以选择合适的支架。在支气管镜检查时要了解狭窄状况,将纤维支气管镜小心地通过狭窄处,或在局部轻轻扩张后进入。采取的麻醉方法主要是全身麻醉和咽部喷雾麻醉。用硬质支气管镜置入支架时应采取全身麻醉;在纤维支气管镜下操作可采用咽部喷雾麻醉。由于在支架置入过程中会出现气道完全阻塞失去通气作用,患者表现为通气功能暂停。所以为防止意外,操作时必须采取适当的措施,保证通气和氧合,同时应由训练有素的护士及技师协助。对声门下重度狭窄者,应备好气管切开包。置入支架开始前应加深麻醉,并吸入高浓度氧气以提高血氧饱和度。

气管支架置入主要采取 3 种放置方法:借助硬质支气管镜、借助纤维支气管镜和手术放置。

1.用硬质支气管镜放置支架

(1)聚硅酮支架:适用于多种类型的支架。放置支架前先用纤维支气管镜吸出气道内的分泌物及坏死组织,然后用一种特别设计的支架置入工具放置支架;也可以用气管插管或引流导管做推进杆来完成;或把支架套在硬质支气管镜的斜面末端,把硬质望远镜置于气管管腔内,达到适宜位置后,再推动望远镜把支架放置在狭窄部位。放置支架的两端应超出狭窄边缘 1 cm 左右,以防止肿瘤或肉芽组织过度增生造成再狭窄。支架放置后注意纠正位置,勿偏斜。如果支架扩展不全,则可用较小口径的硬质支气管镜或气囊导管进行扩张。有时支架处于不全扩张状态,在 24～48 h 后可逐渐展开。最好选择能置入的最大直径支架,这样可减少支架移位,如发现置入支架过小,不能很好固定在狭窄处,应及时更换。支架置入完成后,再进行一次纤维支气管镜检查,明确气道是否完全通畅、开放,有无出血,检测患者血流动力学稳定后,拔除硬质支气管镜,术后近期内给予糖皮质激素、抗生素治疗。

（2）金属支架:球囊扩张支架通常在硬质支气管镜下放置。插入硬质支气管镜后接呼吸机机械通气,通过硬质镜置入纤维支气管镜至狭窄部位,经纤维支气管镜送入金属导丝。借助导丝导入带球囊的支架至狭窄部位,定位准确后扩张球囊、膨胀支架。支架膨胀的全过程可在纤维支气管镜直视下进行。支架膨胀满意后,球囊减压、去除。再用纤维支气管镜观察,管腔畅通则完成操作,如远端仍有狭窄可再补加支架使管腔通畅。

2. 用纤维支气管镜放置支架

（1）聚硅酮支架:对不适合采取全麻时可采用此方法。仅适用于直管式支架。放置支架前应先对气管狭窄进行扩张。先把气管插管或引流管作为支架推进器套在纤维支气管镜上,再套入支架,用一根丝线系在支架远端,用于调整支架位置,该丝线附在支气管镜上。经口腔插入支气管镜,进镜到合适位置时,把支架推入到狭窄处。支架位置稳定后,再用支气管镜检查,明确支架位置是否妥当,支架过浅或过深均可用推进器和丝线再调整。支架位置合适后,退出纤维支气管镜、推进器和丝线。

（2）自膨胀金属支架:多经鼻腔插入纤维支气管镜,在 X 射线监视下根据纤维支气管镜进入深度进行气管狭窄部位近端和远端体表定位。自镜内进入导丝越过狭窄部位。将镍钛支架放于 0 ℃冰水中使其变软,沿导丝在 X 射线监视下送至狭窄部位。支架遇热膨胀后,再用纤维支气管镜观察支架是否膨胀良好。该方法简单、费用低,但对患者刺激较大,部分患者咳嗽反射强烈,易导致定位不准确,有一定危险,需引起高度重视。

3. 手术切开气管放置支架

（1）颈部气管切开放置支架:适用于聚硅酮 T 或 Y 型支架。因 T 型支架的一侧支需要经颈部气管切开处引出。多在局部麻醉下切开气管置入 T 型支架,可用止血钳先送入较长的一支,再折曲另一支置入。

（2）经颈纵隔或右侧剖胸气管切开放置支架:对于气管下段、隆突部肿瘤向腔内生长造成严重梗阻的患者,放置支架特别是采用不能回缩的聚硅酮支架,有出血和造成窒息的危险,如不能采用硬质支气管镜放置,可进行手术切开气管放置支架。该方法最大优点是,直视下在切除肿瘤的同时放置支架,部位可靠,安全性好。对于手术中证实不能切除的气管肿瘤,可在切除气管腔内肿瘤部分后,留置支架,减慢发生再狭窄的进程。

支架置入后注意临床观察,定期进行胸部 X 射线及纤维支气管镜检查,以便及时发现支架移位、肺不张或阻塞性肺炎。对痰液阻塞、肉芽组织过度生长、肿瘤长入等情况早期进行处理。支架置入后,嘱咐患者每天用生理盐水雾化吸入湿化气道,采用超声雾化方法更好,以减少气道分泌物阻塞,并能够增强呼吸道黏膜清除痰液的能力。

### （四）气管支架的并发症及处理

1. 术后近期并发症

（1）咯血:置入支架后患者会因为支架处气管黏膜撕裂,出现咳痰带血或小量咯血。咯血多在 1 周内消失,如发生反复性多量咯血,应进行纤维支气管镜检查,并采取止血措施。

（2）气胸或纵隔气肿:置入支架后患者喘憋症状很快好转,如果患者出现呼吸困难再加重,应考虑到发生气胸的可能。进行胸部 X 射线检查可发现胸膜腔内积气,一般积气量较少。积气量较多或患者呼吸困难明显时应进行胸膜腔穿刺或闭式引流。纵隔气肿的发生率要高于气胸,因气管撕裂处的纵隔胸膜多保留完整,表现为胸骨上窝、锁骨上区皮下气肿,气体可在几天后自行吸收。严重的纵隔气肿,患者呼吸困难,颈、颜面部甚至胸、腹部皮下多量积气,急救的方法是在胸骨上窝、锁骨上区皮下切开减压,同时吸氧,应用抗生素。预防的方法是对于较严重的浸润气管壁的肿瘤,宜选择直径较小的支架。

(3)支架移位:与选择支架过小、长度不足、未超出狭窄部位两端等因素有关。病情允许应在纤维支气管镜下观察,进行支架位置调整或补加支架。

(4)心力衰竭:与长期气道狭窄,置入支架时引起缺氧时间过长,全麻后心脏负荷增加有关。术后维持机械通气、抗心衰治疗多数能够治愈。

(5)支架置入后再狭窄:多见于肿瘤患者,支架置入 48 h 内,因支架膨胀后压迫肿瘤组织,造成坏死,局部分泌物滞留堵塞支架。纤维支气管镜下检查发现支架表面覆盖一层厚的白膜状坏死组织堵塞管腔,应紧急疏通支架内腔,改善通气。

2. 术后远期并发症　一般指置入支架 2 周以上发生的并发症,发生率高于近期并发症。

(1)支架移位:使用聚硅酮支架移位发生率明显高于金属自膨胀支架。原因有:气管肿瘤病变的发展,造成支架近端或远端形成再狭窄,挤压支架造成移位。部分恶性肿瘤化疗或放疗后体积缩小,支架也可以发生移位。无论良性病变或恶性肿瘤患者,剧烈、持续咳嗽均可以引起支架移位。另外,支架型号选择不对也是支架移位的常见原因之一。一般良性非肿瘤性气道狭窄比肿瘤性气道狭窄更易发生支架移位,这可能与肿瘤生长的挤压固定作用有关。支架移位一般不会立即危及生命。支架向远端移位,可造成狭窄复发或阻塞一侧支气管影响通气;支架向近端移位可出现咳嗽、声音嘶哑及失音等。有时支架被咳出,或卡在声带之间,此时应立即用硬质支气管镜或纤维支气管镜进行处理。发现支架移位,可进行复位,复位不成功时取出支架,需要时再置入,或更换其他类型支架。对于部分声门下狭窄,需要放置聚硅酮支架的患者,因为支架不易固定,采用缝线外固定,是一种防止支架移位的理想方法。

(2)支架腔内肉芽或肿瘤组织生长:主要发生于金属网状支架。增生的肉芽、肿瘤组织可通过支架壁上的网眼向管腔内生长,形成新的狭窄,尤其在继发感染情况下更易形成肉芽组织。使用金属带膜支架或聚硅酮支架亦可在支架两端形成肉芽肿,而且易发生分泌物滞留。当肉芽组织形成后,应用激光、电灼等消融技术可有效地去除这些多余组织。对于肿瘤过度生长者,镜下去除肿瘤,再配合管腔内放射治疗,效果较好。部分患者可采取再置入一个更大型号的支架来解除梗阻。

(3)支架远端分泌物阻塞:气管腔内置入的支架影响局部气管黏膜纤毛上皮运动和气道的舒缩功能,不利于分泌物的排出,可出现支架管腔被黏液性或脓性分泌物阻塞,同时可伴有支架远端气道、肺内炎症。其中以聚硅酮和带膜金属支架为多见。如果患者年龄大、肺内病变严重、肺功能差,则分泌物更难排出。因此,对于排痰无力者,尽早用纤维支气管镜吸痰,同时应用抗生素治疗。为了预防分泌物引起气道阻塞,应鼓励患者咳嗽,经常雾化吸入湿化气道。

(4)出血:支架的两端与气管黏膜摩擦,可引起咯血,一般量较小。而支架压迫周围大血管造成侵蚀、糜烂,可发生大出血,十分凶险。其中以金属支架发生率高,与选择的支架型号过大有关。该并发症死亡率极高,临床上只能预防,放置金属支架时宜选用型号相对小的金属支架,以减少支架过度膨胀造成对气管壁的损害。

(5)瘘管形成:与支架本身压力、感染、病变发展等有关,多见于金属网状支架。对瘘管多采用局部搔刮、瘘管切除等治疗措施,但有些患者因支架作为一个感染源存在,长时间不能治愈。

## 二、人工气管

成人气管自环状软骨下缘至气管隆嵴,长约 10 ~ 13 cm。气管因肿瘤或其他病变需要行环形切除时,一般认为气管切除长度,成人不超过气管全长1/2,儿童不超过1/3。成人气管切除 4 cm 以内,行端端吻合较为安全,而切除超过 6 cm,则需要用替代品来重建气管。气管替代手术大致分为 3 类:自体组织再造气管、人工气管和气管移植。

### (一)自体组织再造气管

1. 自体组织再造气管的研究　气管是由 C 型软骨环、环间韧带和膜部组成的管道,其功能主要是保障气体流通。气管的长度可随颈部屈伸而缩短与延长。管腔内压力亦随呼吸出现压差变化,管腔口径随之增大与变小,这种变化在深呼吸时更显著。气管的软骨环是管壁的支架,主要起到防止气管塌陷和过度膨胀的作用;环间韧带在气管伸缩功能上发挥主要作用;膜部主要参与气管口径的变化。机体除支气管与气管相似外,无其他组织在结构与功能上与气管类同。所以,采用自体组织替代气管往往需要经过整形,再造成为保证气体流通的管道。到目前为止,所选用的自体组织有筋膜、心包、硬脑膜、食管、肠管、软骨、皮瓣、肌皮瓣等,或采用复合的组织瓣,如肋骨骨膜肌瓣,空肠附加软骨环,空肠复合金属网等。

2. 自体组织再造气管的应用　自体组织再造气管具有组织愈后能力强,不存在排斥反应,血供良好,抗感染能力强等特点。临床上报道自体组织再造气管成功的病例,多是采用带蒂肌皮瓣、肋间肌骨膜瓣,而附加金属支架后结构和功能更接近自体气管。手术的主要并发症有再造气管塌陷、狭窄、腔内肉芽组织增生、气管黏膜不能爬行覆盖等。自体组织再造气管在临床上尽管有少数成功的报道,但仍然存在很多棘手的问题。

### (二)人工气管

应用人工材料置换气管实验选用过多种材料,到目前为止,应用最多较为理想的材料是硅酮橡胶和马来克司网(Marlex mesh)。硅酮橡胶无毒性、弹性好、抗负压作用强,可制成各种型号的人工气管。Marlex 网是一种金属网,可分为软质与硬质两种,固定成圆筒状,成为金属网状人工气管。

1. 人工气管的分类 人工气管壁分为无孔和有孔 2 种。无孔管壁可达到密封不漏气，但不易与周围组织融合，容易发生移位。有孔者纤维组织可通过孔隙长入，使代用品容易固定于周围组织内，但孔间不能通入腔内，以免漏气及细菌渗入。因此，人工气管管壁应采用多层、外壁多孔、内壁光滑的形式，以利于周围组织附着及减少痰液滞留。理想的人工材料气管应具备以下条件：①植入体与组织相容性好、反应小、无致癌及其他不良反应；②术后能够保持无菌状态，或并发感染可治愈；③有一定柔韧性、硬度、不造成对大血管的侵蚀；④管腔密闭不漏气；⑤气管黏膜上皮能沿管壁长入并覆盖。但是，到目前为止，尚无理想的人工气管。人们对植入材料不断地进行改进，试图增加人工材料与人体组织的相容性，增加管腔内呼吸道上皮覆盖的能力。

2. 人工气管的临床应用 人工气管已应用于临床并获得一定的成功，但有些并发症尚缺乏有效的防治措施。术后并发症主要有侵蚀性大出血，移植气管滑脱、移位，肉芽组织增生导致气道阻塞，反复发作性肺炎等。人工气管质地硬，与周围组织融合能力差，颈部屈伸时摩擦周围组织，易侵蚀大血管造成大出血。所以，对人工气管、吻合缝线处应采取隔离措施，可用人工血管、心包、胸膜等材料或组织，将大血管隔开或包裹，以避免发生大出血(图 1-6)。气管通过口、鼻腔与外界相通，植入的人工气管如果与气管床组织不能融合，则可成为存留的感染性异物，或植入体被周围组织包裹，形成一气管病变切除后，人工气管插入气管内，将管外涤纶环缝至气管上。用涤纶血管片包裹无名动脉，使之与人工气管隔开个纤维壳包绕的异体。局部感染增加植入体移位、吻合口裂开、反复发作性肺炎的机会。如何避免人工气管腔内被爬入的上皮覆盖，也是一个尚未得到解决的问题。人工硅酮胶气管腔内光滑，呼吸道上皮很难经两侧吻合部位长入。网状人工气管腔内也仅见到散在的上皮组织，因为管腔可见到肉芽组织生长，但人工气管植入 6~8 周，如果呼吸道上皮经两侧吻合口不能长入覆盖，管腔内将呈现为瘢痕状态。无上皮覆盖的人工气管其感染、移位发生率将会增加。

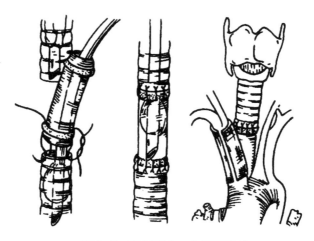

图 1-6 直管形人工气管置换术

## （三）气管移植

1. **气管移植的分类** 气管移植分为异体气管移植和自体气管移植 2 类。但是，后者实质上并非自体移植，它不同于身体其他器官移植，如自体肾移植，仍保留原器官进行移植。自体气管移植多采用主支气管替代气管，主支气管口径小于气管，而且长度有限，应用时常需要舍弃远端的肺组织。异体气管移植是气管移植的主流，主要的方法是同种异体气管移植。但是，到目前为止，动物实验中遇到很多问题尚未得到解决，临床上也仅有少数成功的报道。

2. **移植气管的成活** 气管血液供给具有阶段性特点，上段主要由甲状腺下动脉分支提供，下段来自支气管动脉分支。气管软骨本身无血管分布，其营养靠软骨膜上的血管供给。气管移植不论是异体气管还是自体气管，维持移植体的有效血液灌注，是移植手术成功的关键。

由于气管移植体上血管纤细，很难进行血管吻合，血液供给只能依靠与植入处周围组织重新建立血液循环。异体气管移植血供建立更要差于自体气管移植，因移植发生排斥反应时，微血管内的免疫细胞浸润，其细胞毒性物质沉积易引起血管栓塞。

3. **气管移植的排斥反应** 气管移植能否引起免疫排斥反应存在争议。目前认为气管是一种弱抗原组织，应用免疫抑制剂可降低免疫排斥反应，使移植段气管结构保持良好，狭窄程度降低。气管移植是黏膜、软骨、血管等复合组织的移植，移植早期多出现气管腔内上皮组织大片脱落现象，随后出现肉芽组织增生，管腔逐渐缩窄。软骨组织抗原性弱，但是移植后的免疫排斥反应使气管软骨的破坏亦很严重，常出现软骨坏死、溶解而失去支架作用。应用免疫抑制剂则使软骨坏死减少，气管狭窄率降低。为降低异体气管移植后的排斥反应，采用深低温保存气管，一组动物实验显示，冷冻存放 6 个月后，再进行移植手术，未见排斥反应发生。而对于新鲜气管，经过放射线照射，动物实验显示异体气管的抗原性明显降低。

# 第二章　食管外科疾病

## 第一节　先天性食管闭锁

食管闭锁指食管腔的狭窄或完全梗阻,如果食管盲端与气管交通,即可被称为食管气管瘘。在各种食管畸形中食管闭锁最常见,约占85%。先天性食管闭锁病例中约20%并有先天性心脏血管畸形,另10%并有肛门闭锁。发病率约为每3 000个活婴中发生1例,故并非罕见。发病男女无差别。本病若不能及时治疗,患者数日内即可死于肺部炎症和严重脱水。

### 一、病因及发病机制

气管和食管均从胚胎的原始前肠发育而来,食管的上部和气管上部由前肠的咽部衍化而来;食管和气管下部由前肠的胃部发育而来。上下两部分由下而上吻合连通。至胚胎第5周开始合拢。胚胎第8周时已经形成完整的咽部、食管和气管。若食管上下两盲端不在一个纵轴上,就不能相遇沟通。上部食管即成盲管,下部食管与气管相通,形成食管-气管瘘,瘘位于第4胸椎水平,即为Ⅲ型畸形,称为食管闭锁合并远端食管气管瘘,占食管闭锁畸形的85%以上。若食管下部未能与上部相通,也不与气管相通,下部食管发育不良逐渐被吸收而成纤维条索,此类畸形为Ⅰ型畸形,称为单纯性食管闭锁,占食管闭锁畸形的7%~8%。其他类型畸形极为罕见。食管闭锁可为节段性闭锁或隔膜闭锁,绝大多数病例存在远端食管-气管瘘,表现为食管气管异常连接。

超过30%的食管闭锁者合并其他先天性畸形,由于心血管畸形与鳃裂发育畸形属同源发育,所以食管闭锁常与先天性心脏病同时存在。另外原肠两端发育过程相似,均为管道上下穿通与管道分隔(直肠尿道分隔)过程,可能有同样原因使原肠两端发育过程受阻。所以食管闭锁可与肛管畸形同时存在。

### 二、分型

传统公认的食管闭锁病理分为5型。

Ⅰ型:远近端均为盲囊且两端距离较远,无食管-气管瘘形成。此型占7%左右。

Ⅱ型:近端与气管交通,远端为萎缩盲端,非常罕见,占1%左右。

Ⅲ型：食管近端扩大为盲囊，远端与气管杈相连通，形成食管-气管瘘。食管与气管相连接部呈尾状细管，位于第4胸椎水平。此型最常见，占85%以上。

Ⅳ型：上下两端食管均与气管相通。上下两瘘分开，存在一定距离。此型少见，占1%不到。

Ⅴ型：没有食管闭锁，有瘘管与气管连通，则为Ⅴ型或称H形，占4%～5%。

## 三、临床表现

食管闭锁的典型临床表现为唾液不能下咽，反流入口腔，出生后即流涎、吐白沫。每次哺乳时，由于乳汁不能下送入胃，溢流入呼吸道或乳汁直接进入气管，引起呛咳、呕吐，呈现呼吸困难、发绀，并易发生吸入性肺炎。食管下段与气管之间有食管-气管瘘的Ⅰ型和Ⅳ型病例则呼吸道空气可经瘘管进入胃肠道，引起腹胀，同时胃液亦可经食管-气管瘘返流入呼吸道，引致吸入性肺炎，呈现发热、气急。由于食物不能进入胃肠道，病婴呈现脱水、消瘦，如不及时治疗，数日内即可死于肺部炎症和严重脱水。体格检查常见脱水征象，口腔内积聚唾液。并发肺炎者，肺部可听到啰音，炎变区叩诊呈浊音。

## 四、诊断

若见新生儿唾液过多须经常吸引，或是喂养婴儿时诱发呛咳、发绀，应高度警惕本病的可能。此时切忌行所谓"诊断性喂食"，而应行食管插管检查，以避免肺炎发生及尽早明确诊断。经口或鼻腔放入一根细软导管，导管自口返折吐出，可以诊断为食管闭锁。X射线平片见鼻胃管返折的位置即为食管近端盲囊的高度，胃管返折的弧度即为食管近端盲囊的宽度，胃管返折弧与第4胸椎的距离即为食管上下盲端的间距。腹部有大量气体影即为Ⅲ型畸形，腹部无气影则为Ⅰ型食管闭锁畸形。

鉴别Ⅰ型和Ⅲ型一般不需要钡剂造影。因为Ⅰ型食管闭锁畸形时，吞咽钡餐受阻后钡剂反流至喉，恰好在吞咽后吸气时被吸入气管和肺。同样可使气管充钡而误诊为Ⅲ型。

如果疑诊为单纯气管瘘或单纯食管狭窄，不合并食管闭锁，确诊方法是吞服小量水溶性碘造影剂造影，判断有无食管-气管瘘或者仅仅只是食管狭窄。

患儿若有发绀、呛咳，应同时检查有无先天性心脏病。拟诊食管闭锁时，必须同时检查患儿肛管。

## 五、治疗

本病未经治疗出生后数日即死亡，因此明确诊断后即应尽早施行手术，纠治畸形。

术前应注意适量补液，纠正脱水和电解质失衡；半斜卧位，防止胃液反流，并置入鼻胃管持续吸引食管上部，清除积存的分泌物，防治吸入性肺炎；给予抗生素药物，保持正常体温等。

### （一）一期食管重建吻合手术

多用于Ⅲ型闭锁,新生儿无肺炎和其他严重先天畸形。手术采用经胸腔入路,步骤是:右侧第4肋间开胸,经胸膜内或胸膜外向椎旁分离,显露食管口腔侧盲端(可经口插肛管引导),再沿气管分叉显露食管-气管瘘及食管远端。必要时结扎奇静脉。游离下段食管时操作应轻柔,游离的范围亦不宜过长,以免影响下段食管的血液供应,一般不超过3 cm。上段食管血供较为丰富,宜充分游离以获得足够长度与下段食管做吻合术并减少吻合口张力。如果仍然不能直接做吻合或估计吻合后有张力,可在食管近端做螺旋形切开肌层使上端延长。在距气管后壁约3 mm处切断瘘管,用5-0缝线3~4针间断横向缝合气管后壁切口,再用邻近胸膜覆盖。将食管下部与上部直接行端端吻合术。吻合可以用可吸收性无损伤线全层间断吻合即可。外层可用细线间断加固数针。吻合时在对拢上下端时应轻柔牵拉牵引线,以免撕脱。也可采用经后纵隔胸膜外途径手术,优点是不进入胸腔,对呼吸功能影响较小,术后肺部并发症少,而且术后一旦有吻合口瘘,感染一般局限在胸膜外,可以从后纵隔直接引流,因而降低了手术死亡率。

1. 术后处理　一期手术后,术后护理十分重要,尤其是呼吸道管理,要保持呼吸道通畅,定时翻身、拍背、吸痰,及时吸净咽部及呼吸道内的分泌物。有明显呼吸困难者可使用呼吸机,维持呼吸道正压,以扩张肺泡,防止肺不张,改善通气。待术后1周左右经食管X射线检查证实吻合口已愈合后再拔除引流管。此后即可经口进食。

2. 术后并发症

(1)术后早期主要并发症为肺炎与硬肿症:多因术中保持温度不当,术中、术后体温不升,活动能力大减。再加上胸部手术抑制呼吸运动,肺不能完全张开,以致部分肺萎陷,继而发生肺炎。若再出现手术应激反应与硬肿症引起的播散性血管内凝血、肺出血,患儿则难以救活。因此术前、术中及术后均应注意体温与环境温度,注意保暖。术后患儿肺活量太小,可以每日3~4次吹氧使肺完全张开,避免肺萎陷与肺炎,促使患儿早日恢复。

(2)吻合口瘘:多在术后第3或4天出现。伤口表现感染并溢漏。食管造影可以确诊。如外溢很少,患儿不发热,一般哭闹、呼吸正常,则可从口腔插多孔管持续吸引,并在局部伤口感染处引流,几天内多可愈合。如漏出很多甚至吻合口断裂,则应立即开胸,闭合远端,并固定于胸壁原处。将近端提出至颈部行食管造瘘,待病情稳定后再行食管重建手术。

(3)食管吻合口狭窄:表现为患儿吞咽困难、吸奶慢、呛奶、反复发生肺炎。食管造影可以确诊,应及时进行食管扩张。

(4)胃食管反流:较常见,与胃排空不良有关,表现为夜间呕吐、呛咳,反复肺炎,婴儿45°半斜坡卧位可以减轻、减少发作。食管测压可以帮助诊断。治疗可多采用半斜坡位,至婴儿6个月以后,站立时间比睡卧时间多,病情可能好转。若不见改善,可行Nissen胃底折叠术。

食管闭锁畸形矫正以后,气管软骨缺陷或发育不良会导致以急性呼吸道梗阻为主的、危及生命的严重情况。遇到这种情况首先应行气管内插管,气管切开效果不佳。行磁共振检查可以确诊,应及时行急症剖胸手术,将无名动脉及主动脉悬吊于胸骨后缘,以减轻对气管的压迫。

### (二)分期手术

体重不及 2 kg、一般情况欠佳或合并有其他先天畸形的病例,需分期施行手术。一期手术切断、缝合食管-气管瘘。经腹部做胃造瘘术,以供应营养。经颈部做颈段食管造瘘术,以防止发生吸入性肺炎。数周后,待体重增加到 3 kg 左右再施行二期手术,吻合上、下段食管。食管上、下段均为盲端,无食管-气管瘘的病例,食管长度往往不足以做对端吻合术。此型病例亦须分期手术。一期手术将近段食管经颈部切口引出,切开近段食管盲端,引流唾液。另经腹部切口做胃造瘘术以供饮食。待儿童长到 3～4 岁时再做胃或结肠代食管术,经胸腔或胸骨后入路均可。

## 六、预后

早期诊断预后较好。新生儿食管手术损伤大,以前死亡率很高,随着围产医学、新生儿外科和重症监护学的发展,手术死亡率已有了很大的下降。

# 第二节　食管癌

食管癌是最常见的恶性肿瘤之一,中国是食管癌的高发区,每年新发食管癌病例占全世界新发病例的一半以上。

## 一、流行病学

1.区域性分布　食管癌的发病情况差异很大,具有很强的地域性,不同的国家、不同的地区发病率极其不同。发病率很高的"食管癌带"从中国北部一直延伸到中东地区,包括中国北部、日本、俄罗斯南部、伊朗的北部、里海地区、巴基斯坦、印度、中东、新加坡等,在世界很多地区,尤其是在一些发展中国家,食管癌是一种地方性疾病。

2.类型比差别　在食管癌高发区,食管癌的病理类型以鳞癌为主,占95%以上,但腺癌在某些低发区如北美和许多欧洲国家发病率正在升高,欧美地区食管癌发病率为3/10 万～10/10 万,仅占所有浸润性恶性疾病的 1.5%,占因恶性疾病死亡的 2%,但食管腺癌及贲门癌的发病率近年来提高很快,已接近甚至超过鳞癌。

3.年龄构成　食管鳞癌和腺癌均与年龄有关,发病率随年龄的增加而增高。35 岁以前构成比很小,35 岁以后构成比逐渐增高,约80%在 50 岁以上发病,以 60～64 岁组最高,其次为 65～69 岁组,70 岁以后发病逐渐降低。

4.性别差异　食管癌男女发病率国外报道相差悬殊,总体来说男多于女,男女之比为(11～17)∶1,但个别地区女性多于男性。在我国,比例总体约为20∶1,食管癌高发区性别比率差别小,低发区差别大。

5. 种族差别　国内外资料均显示,不同人种、民族食管癌发病率差别很大。在欧美,白色人种发病率低,且腺癌多见,而有色人种发病率明显高于白色人种,且以鳞癌多见。在我国,新疆哈萨克族人比其他民族食管癌死亡率高2～31倍,比全国平均死亡率高2.3倍,其食管癌调整死亡率达39.27/10万,而最低的苗族仅为1.09/10万。

6. 家族遗传倾向　我国高发区食管癌患者有家族史者可高达60%,一些家族的直系亲属中,亦常见同样罹患食管癌的情况。居民从食管癌高发区迁移到低发区,其发病率仍保持在较高水平。

## 二、病因和发病机制

食管癌的病因和发病机制目前尚不十分清楚,和其他实体瘤一样,食管癌的发病应是一个多步骤过程,可能与下列多种因素有关。

1. 亚硝胺类化合物　国内外对亚硝胺类化合物与肿瘤的关系进行了大量的研究,已肯定这类化合物具有很强的致癌性,证明其是食管癌发病的诱因之一,近年来更证实亚硝胺是所有食管癌致癌因素中最强、最稳定的成分,在动物实验中,只需小剂量即可诱发食管癌,目前已发现的能诱发食管癌的亚硝胺类化合物有20多种,它们主要存在于腌制的蔬菜和肉、鱼中,真菌污染这些食物后会增加亚硝胺类化合物的合成,在我国食管癌高发区,居民的食物和水源中常含有亚硝胺类化合物及其前体,人体可在体外或体内获得这类化合物,故体内的解毒机制尤为重要。

2. 饮食习惯和营养失衡　这在食管癌的发病中可能是最重要的因素之一,习惯于吃粗、硬、烫的食物,可反复刺激食管,引起慢性炎症,最后发生癌变。吃酸菜、咀嚼槟榔等亦可能与食管癌的发生有关。此外,食管癌高发区多在贫困不发达地区,人群中往往有特殊的营养不良情况,或饮食中含有致癌物。研究显示,富含碳水化合物而缺乏蛋白、绿色蔬菜和水果的饮食结构和食管癌发病有关。缺乏维生素(维生素A或其前体胡萝卜素,维生素C、维生素E、B族维生素及叶酸等)和某些微量元素(锌、硒、钼)等也是危险因素,根据已有的研究,缺乏钼、锌、铁、氟等对动物的生长、发育、组织的创伤修复有一定影响,也可能使植物中硝酸盐聚集,为合成亚硝胺提供前体,钼缺乏时,粮食易被真菌污染。我国食管癌高发区环境中钼、铜、铁、锌、镍等偏低,这些都可能直接或间接与食管癌的高发有关。

3. 饮酒和吸烟　临床和流行病学方面的研究均显示大量饮酒是食管鳞癌的诱发因素;新近的研究显示大量饮酒可能和食管腺癌的发病无显著相关。在我国食管癌高发地区,吸烟和种植烟草比较常见,但其与食管癌发病是否有关尚不清楚。饮酒会增加嗜烟者的高危性,因乙醇是一种高效溶剂,可促进烟草中有害物质侵入食管上皮,并可抑制细胞代谢活动及癌基因的解毒,促进细胞的氧化作用,从而增加了DNA的损伤及形成肿瘤的危险。如同时具备吸烟、饮酒两种嗜好,则食管癌的患病风险大大增加(>100倍),但每种因素各自起多大作用却无法确定。相反,不嗜烟酒者发病率明显降低,戒烟10年后发病率可降到非嗜烟者水平。

**4. 生物因素** 真菌引起的食管炎及食物污染,可能是诱发食管癌的主要途径之一。真菌广泛地存在于霉变的食品中,调查亦表明,我国食管癌高发区居民比低发区居民食用更多的发酵或霉变的食物。动物实验中,用霉变的食物可诱发大鼠或小鼠的癌前病变或鳞癌,从中分离出的白地霉菌、黄曲霉菌、根霉菌、芽枝霉菌等均能诱发肿瘤,有些还可与亚硝胺类协同,增强其致癌性。此外,病毒与食管癌的发病是否有关尚无定论,过去认为人乳头瘤病毒(HPV)与食管癌无关,但随着检测手段的发展,已发现约15%的食管癌患者感染有HPV16或HPV18病毒,约10%的瘤体中含有异常HPV基因型,亦有关于EB病毒诱发食管癌的报道。

**5. 食管原有疾病** 发生癌变食管本身存在的某些疾病最后可能演变成食管癌,在腐蚀性食管灼伤和狭窄、贲门失弛缓症、食管裂孔疝、食管憩室和反流性食管炎患者中,食管癌的发病率较一般人群为高,这可能与食管内食物等滞留致慢性炎症长期存在,形成溃疡或慢性刺激,食管反复修复,过度增生,最后导致癌变有关。食管鳞状上皮的不典型增生也可能发展为食管癌。Barrett食管为胃食管连接处以上至少3 cm长一段食管鳞状上皮被化生的柱状上皮所代替。

**6. 食管癌基因的研究** 随着分子生物学技术的广泛应用,人们发现大量的基因分子方面的改变与食管肿瘤和癌前病变有关。

(1)生长因子受体和原癌基因:对食管癌组织和癌旁组织的DNA进行分析发现,很多生长因子及其受体在食管均有不正常表达和扩增,其中一些似乎与癌的生物学及临床行为有关,主要包括:表皮生长因子受体(EGFR)erbB;基因 *Cyclin D1*、*HER1* 等。

(2)抑瘤基因:这是一类抑制细胞过度生长、繁殖从而遏制肿瘤形成的基因,当这种基因缺失或变异时,抑瘤功能丧失,导致肿瘤形成。目前发现的与食管癌发生有关的抑瘤基因主要有 Fragile Histidine Triad 基因、成视网膜细胞瘤基因、*p16* 基因、*p14* 基因、*p53* 基因等。

## 三、临床表现

症状食管癌的症状很复杂,可以有多种表现,主要取决于疾病的进展程度。症状的持续时间不一定与肿瘤的分期和可治愈性完全相关。

**1. 早期症状** 早期患者大都无任何症状或仅有轻微症状,癌肿常常是在常规体检或因其他疾病就诊时检查发现。近30%的黏膜内病变和60%黏膜下病变患者有早期症状,一般认为肿瘤侵犯小于1/3食管周径时可进普食,这类患者常见的主诉是轻微胸骨后疼痛、不适,以及进食时轻微的食物滞留感和异物感。以上症状并非特异性的,常间断出现,有些可持续较长时间,亦可缓慢地进行性加重。在本病的高发地区,因对食管癌的警惕性较高,可能有较多的患者自觉有症状,不能确诊时,应密切随诊,对轻微的症状也应进行彻底的检查。

2. **进展期症状**  当肿瘤增大超过食管周径的 2/3 时出现一系列症状,其程度与受累范围成正比。除上述早期症状明显加重外,最常见的是进行性吞咽困难(80%~95%),该症状一般首先在进食固体食物时出现,然后日渐加重,很多患者会借饮水来帮助强行咽下食物,最后当食管完全阻塞时,连饮水亦感困难。很多患者都拖延至吞咽困难已经很严重并已出现体重下降时才引起注意而去就诊。需要注意的是,吞咽困难可以因肿瘤的坏死脱落而暂时缓解,亦可因干硬食物的阻塞而很快加重,临床上可能造成假象。呕吐和食物反流也很常见,食管梗阻严重时,患者常在进食后发生呕吐,由于食管内潴留和刺激口腔分泌物增加,可有呕吐大量黏液样液体史,食管反流在患者夜间平卧时危害较大。液体反流可造成阵发性咳嗽、误吸甚至肺部感染。严重的误吸常发生在严重梗阻和高位食管癌患者。因进食困难、营养障碍和精神因素,约 70% 的患者体重明显下降。

3. **晚期症状**  背部肩胛间区持续性疼痛提示有食管外侵犯或压迫胸壁的肋间神经,预后不良。声音嘶哑是喉返神经受压或受侵的结果。左侧喉返神经受累较右侧更为常见,这是因为它在胸内走行的节段较长,而癌肿多数位于食管的中 1/3 段。右侧喉返神经麻痹提示肿瘤位于食管上段,或右侧胸顶或颈部淋巴结转移。侵犯膈神经时可引起呃逆或膈神经麻痹。当有肝、肺、脑、骨等器官的转移时,可相应出现腹痛、腹胀、肝大、肝区不适、腹水、呼吸困难、头痛、呕吐、骨痛、骨折等表现。食管-气管瘘或支气管瘘亦较常见,预后较差,可造成进食水呛咳、呼吸困难、发热、咯血等,可发展为肺炎或肺脓肿。此外,患者常因进行性营养不良造成极度消瘦、贫血、低蛋白血症和器官衰竭等恶病质表现。

食管癌无明显的特殊体征,一般情况下主要有体重下降、肌肉萎缩及脱水表现。胸部体格检查如果有肺炎表现,则提示有误吸或食管-气管瘘。患者常有大量吸烟史,故慢性阻塞性气道疾患的体征也可查到。另外,由于食管癌常转移到锁骨上淋巴结,故触诊锁骨上区有无肿大淋巴结也是查体所必须重视的。

## 四、实验室检查和特殊检查

1. **食管吞钡 X 射线检查**  本法简便易行,准确率亦较高,尤其在术前或放疗前的肿瘤定位方面具有指导意义。食管癌的早期表现为:①局限性黏膜皱襞增粗、迂曲、紊乱或中断,这主要是由肿瘤侵犯黏膜层或黏膜下层所造成,是早期诊断的重要依据;②管壁舒张度减低,常是癌肿局限于黏膜或黏膜下层的表现;管壁僵硬则提示癌肿已侵犯肌层;③小的充盈缺损,肿瘤以向腔内生长为主时可发现;④小溃疡龛影。这些早期癌的 X 射线征象可因投照技术的关系被遗漏或发生人为的假象,故诊断早期食管癌的准确率仅为 47%~56%,在有经验的放射科医师操作下准确率可达 70% 以上,注意 X 射线诊断早期癌不能作为独立的方法,必须结合细胞学和内镜检查。

中晚期表现:①不规则充盈缺损和管腔狭窄,主要是肿瘤突入管腔或侵犯肌层所致;②软组织块阴影,主要是肿瘤向食管壁外侵犯所致;③管壁僵硬、扩张受限、蠕动消失、黏膜紊乱、皱襞消失、大的溃疡龛影;④近侧食管扩张,因食管梗阻所致。中晚期食管癌的 X 射线征象明确,据其多可确诊。

2. 电子纤维内镜检查　是诊断食管癌较为可靠的方法,可以比较直观而全面地了解病变的部位、形态、范围,并可进行活检以明确病理诊断,对早期食管癌的诊断准确率可达80%,对中晚期食管癌的确诊率可达100%。目前已成为食管癌的常规辅助检查项目。应用活体染色和荧光显影技术,可明显提高早期食管癌的检出率,如内镜染色法,是诊断早期食管癌的一种比较有效的辅助方法。最常用的染色剂是卢戈碘溶液。非角化的鳞状细胞上皮由于含有糖原,可被染成暗褐色乃至黑色;而感染的、发育异常的以及恶性组织不被着色。另一种染色剂是甲苯胺蓝,它可以被恶性上皮的核酸成分吸收而着色。本方法可以帮助确定内镜活检的靶区,亦可有助于发现原发癌以外的受累部位,为确定放疗或手术切除的范围提供依据。随着光学、材料科学等技术的不断进步,相关设备的不断更新,纤维内镜在诊断和治疗方面的价值日渐凸显。

3. 食管脱落细胞学检查　这是早期发现食管癌最常用的普查手段,其取材方法主要有2种:①气囊拉网法,主要应用于我国;②海绵胶囊法,主要应用于日本。用上述方法获取食管脱落细胞,涂片行细胞病理学检查。对于有症状的食管癌患者,本法的敏感度可达73%~99%;对于无症状者,其准确率则有所降低。有研究显示,对于已经活检确诊的食管鳞癌,气囊拉网法的敏感性和特异性分别为44%和99%,海绵胶囊法则分别为10%和100%。

4. CT检查　CT检查能显示食管的全程,正常食管为其内充盈气体,薄壁的圆形管腔,一般管壁厚度不超过5 mm,边界清晰,多能看到食管旁脂肪与周围组织形成的交界面。CT检查对早期食管癌的诊断价值不大,中晚期食管癌则可能发现食管不规则增厚,食管腔变形,呈不规则或偏心性狭窄,软组织包块,如食管癌侵入外膜,则可见食管周围脂肪层消失。CT检查还可显示食管旁、纵隔内、膈角后、胃左动脉和腹腔动脉干淋巴结肿大情况。CT检查还有助于判断食管癌是否侵犯周围器官。气管、支气管如受侵则可见其受压、移位、狭窄,管壁局部增厚。

5. MRI检查　由于食管肌层与周围脂肪层对比良好,故在MRI的横断面上食管轮廓清楚,可较好地显示周围组织受侵犯的情况及有无转移。

6. 超声内镜检查术(endoscopic ultrasonography,EUS)　EUS是将内窥镜与超声技术合为一体的新型设备,一方面通过内镜直接观察食管腔内的形态改变,另一方面又可进行实时超声扫描,可获得食管层次的组织学特征及周围脏器的超声图像,可获得比X射线、CT和内镜检查更加丰富的信息,目前主要用于食管癌的T、N分期检查。该检查利用高频探头,产生高图形分辨率的影像,清晰分辨食管各层解剖轮廓,可将食管壁分为5层。传统的7.5 MHz的超声系统可以区分$T_1$和$T_2$病变,高频超声(最高可达20 MHz)可以区分黏膜层和黏膜下层病变,亦可区分上皮内癌($M_1$)、累及固有层的癌($M_2$)和浸润至黏膜肌层的癌。如果将内镜黏膜切除术作为备选的治疗方法,该检查结果就尤为重要。提示淋巴结转移的超声表现有:直径超过1 cm,高回声信号,边缘锐利,外形较圆。上述任一特征单独出现时,诊断转移淋巴结的准确性并不高;当全部4个特征均表现时,准确率可达80%,但只有25%的转移淋巴结同时具备全部4个特征性表现。有些学者发现随着淋巴结部位的不同,其诊断准确率也不同。食管旁淋巴结准确率最高,离食管纵轴的轴向距离越远,准确率就越低。EUS 对于癌肿局部分期诊断的准确性是毋庸置疑的,显著高于CT。EUS 的一个局限之处在于内窥镜有时无法通过肿瘤所致的梗阻部位,这种情况大约占所有患者的 1/3,而严重的梗阻往往提示原发肿瘤已达 T$_3$ 或 T$_4$,且已有淋巴结转移。

7.B 型超声检查　食管癌常见颈、腹部淋巴结及肝转移,故应予颈、腹部 B 超检查,以确定有无转移淋巴结和肝转移,超声波引导下颈淋巴结穿刺,可提高其准确率。

8.纤维支气管镜检查　食管和气管在解剖部分上紧密相邻,食管癌外侵常可累及气管、支气管。纤维支气管镜检查可以明确肿瘤是否累及气管和支气管,如已直接受侵则提示不能根治性切除,故对胸中上段中晚期食管癌患者应施行该项检查。

9.正电子发射体层摄影( positron emission tomograplay,PET ) 检查　PET 是 20 世纪90 年代发展起来的一项新的检查技术,其机理是利用正常细胞和肿瘤细胞对荧光脱氧葡萄糖( Fluoro-2-deoxy-D-glucose ) 的代谢不同而有不同的显像,属于基本能定位又能定性的检查,应用食管癌检查可发现局部病变及远处转移,其准确率高于 CT、骨扫描、超声波等,被认为在食管癌淋巴结转移上是最好的检查方法,但仍有一定的假阳性和假阴性,PET/CT 的应用,更提高了定位的准确性。由于该检查价格昂贵,目前尚难以推广。

## 五、诊断和鉴别诊断

1.诊断　主要依据病史、体格检查和辅助检查,中晚期病例不难确诊,但早期病例因其表现不典型,常易漏诊。对于年龄在 40 岁以上,有吞咽方面的症状,尤其是来自高发区的患者,要警惕本病的可能性,应行食管吞钡及电子纤维内镜检查,大部分患者可获确诊。有条件的医院,尚应行 CT 及 EUS 等检查以对疾病做出分期诊断。目前食管癌的分期诊断标准主要有以下两种。

(1)食管癌临床病理分期标准见表 2-1。

表 2-1　食管癌临床病理分期标准

| 分期 | 病变长度/cm | 病变范围 | 转移 |
|---|---|---|---|
| 早期 | | | |
| 0 | 未规定 | 限于黏膜层 | 无 |
| I | <3 | 侵入黏膜下层 | 无 |
| 中期 | | | |
| II | 3~5 | 侵入部分肌层 | 无 |
| III | >5 | 侵透肌层或有外侵 | 有局部淋巴结转移 |
| 晚期 | | | |
| IV | >5 | 明显外侵 | 有远处淋巴结或器官转移 |

（2）食管癌TNM分期标准见表2-2。

表2-2　食管癌TNM分期标准

| 分期 | 标准 |
|---|---|
| T分期标准<br>原发肿瘤 | $T_x$:原发肿瘤不能测定 |
| | $T_0$:无原发肿瘤证据 |
| | $T_{is}$:原位癌或重度不典型增生 |
| | $T_1$:肿瘤侵及黏膜固有层、黏膜肌层或黏膜下层 |
| | $T_{1a}$:肿瘤只侵及黏膜固有层和黏膜肌层 |
| | $T_{1b}$:肿瘤侵及黏膜下层 |
| | $T_2$:肿瘤侵及食管肌层 |
| | $T_3$:肿瘤侵及食管外膜 |
| | $T_4$:肿瘤侵及邻近结构 |
| | $T_{4a}$:侵及胸膜、心包、奇静脉、横膈 |
| | $T_{4b}$:侵及主动脉、颈动脉、气管、左主支气管、椎体 |
| N分期标准<br>区域淋巴结* | $N_x$:区域淋巴结不能测定 |
| | $N_0$:无区域淋巴结转移 |
| | $N_1$:区域淋巴结转移（1~2个） |
| | $N_2$:区域淋巴结转移（3~6个） |
| | $N_3$:区域淋巴结转移（7个以上） |
| M分期标准<br>远处转移 | $M_x$:远处转移不能测定 |
| | $M_0$:无远处转移 |
| | $M_1$:有远处转移 |

　*注:食管癌的区域淋巴结定义。颈段食管癌:颈部淋巴结,包括锁骨上淋巴结。胸段食管癌:纵隔及胃周淋巴结,不包括腹腔动脉旁淋巴结。

　　食管癌TNM分期与临床分期的关系见表2-3。

表2-3　TNM分期与临床分期的关系

| 临床分期 | TNM分期 |
|---|---|
| 0期 | $T_{is}N_0M_0$ |
| Ⅰ期 | $T_1N_0M_0$ |
| ⅡA期 | $T_2N_0M_0$ |
| ⅡB期 | $T_1N_1M_0$;$T_3N_0M_0$;$T_2N_1M_0$ |
| ⅢA期 | $T_{3~4a}N_{1a}M_0$ |

续表 2-3

| 临床分期 | TNM 分期 |
| --- | --- |
| ⅢB 期 | $T_{3\sim4a}N_{1b}M_0$ |
| Ⅳ期 | $T_{4b}N_0M_0$；任何 $TN_3M_0$；任何 T 任何 $NM_1$ |

基于治疗前所获得的分期证据的临床分期,包括体检、影像、内镜、活检、手术探查和其他检查等,应以 cTNM 分期为标记,而分期以病理检查为依据时,则应标以 pTNM 分期。

2.鉴别诊断　食管癌有时需与下列疾病相鉴别。

(1)食管炎:本病亦表现为吞咽不适、胸骨后烧灼感等,X 射线检查常无异常发现,行内镜活检或细胞学检查可见食管上皮呈炎症或增生等改变。亦可通过内镜染色和 EUS 检查进行鉴别。

(2)食管中下段憩室:本病也常有吞咽不适、胸骨后疼痛等表现,大部分通过食管吞钡检查即可鉴别,X 射线下表现为边缘光滑、盲端圆钝的龛影。内镜检查可排除癌变。

(3)功能性吞咽困难:如食管功能性痉挛、神经性吞咽困难(重症肌无力、帕金森病等),主要症状有异物感、梗阻感、吞咽困难,但食管吞钡及内镜检查均无异常发现。

(4)食管良性狭窄:本病主要表现为吞咽困难,常见原因为食管烫伤或化学性烧伤、消化性或反流性狭窄等,前者多见于儿童及年轻人,有吞服高温物质或化学品病史,病史一般较长。后者往往有长期的反流性食管炎症状,常伴有食管裂孔疝或先天性短食管,通过吞钡和内镜检查可鉴别,但需警惕并发食管癌的可能性。

(5)外压性食管梗阻:常见原因有纵隔肿瘤、胸内巨大淋巴结、肺部肿瘤、主动脉瘤、甲状腺肿大和胸内甲状腺、异位锁骨下动脉、双主动脉弓、心脏增大等,患者虽有吞咽困难,吞钡及内镜检查示黏膜正常,不难与食管癌鉴别。

(6)贲门失弛缓症:多见于年轻女性,吞咽困难可因情绪变化而间歇发作,可自行缓解,病程长,进展缓慢。吞钡检查可见狭窄段位于贲门,呈"鸟嘴"样狭窄,钡剂呈漏斗状通过贲门部,其上食管高度扩张,无收缩及蠕动,有时可伴有贲门癌,内镜检查可明确诊断。

(7)食管良性肿瘤:以食管平滑肌瘤和间质细胞瘤(旧统称食管平滑肌瘤)最多见,好发年龄为 21～60 岁,男女之比为(2～3):1,可发生于食管各段,吞咽困难症状轻而进展缓慢,病程长,亦可无症状,X 射线见表面光滑的半月形充盈缺损,钡剂通过顺利、蠕动正常,内镜检查可见隆起于正常黏膜下的圆形肿物。表面黏膜可有色泽改变,可有"滑动"现象,EUS 检查表现为境界清晰、外形光滑、轮廓完整的低回声图像。其次食管息肉亦较常见,多发于颈段食管,环咽肌附近。因起源于黏膜下层,常向腔内突出性生长,有蒂,X 射线检查在病变部位管腔梭形肿大,钡剂在肿瘤表面分流或偏一侧壁通过,管壁无僵硬,蠕动良好,内镜检查可助鉴别。其他食管良性肿瘤还有食管颗粒细胞肌母细胞瘤、食管血管瘤、食管腺瘤等,通过内镜检查和病理组织学检查可确诊。

（8）食管结核：较少见。多有进食哽噎史，发病年龄多较轻，X 射线表现可与食管癌相似，病变部分常有狭窄但程度轻，可有僵硬、黏膜紊乱、充盈缺损和较大溃疡，但脱落细胞等检查不能发现癌细胞，内镜活检病理检查可能发现典型结核表现，抗结核治疗有效。

（9）食管静脉曲张：吞咽困难较轻。X 射线可见食管黏膜皱襞增粗、迂曲、串珠状充盈缺损，边缘凹凸不平，但管壁柔软，管腔扩张度不受限，无局部狭窄或阻塞，内镜下可见典型的黏膜下迂曲血管。

（10）食管移行症：也称食管黏膜套入症或食管胃套叠，可有吞咽不顺症状，常见食管黏膜突入胃内，X 射线食管造影及内镜检查可助诊断。

（11）食管梅毒：甚为少见，多表现为缓慢进展的无痛性吞咽困难，主要因梅毒螺旋体所致食管黏膜炎症、糜烂、溃疡和水肿，组织坏死而形成瘢痕性狭窄。根据病史、血清学检查、内镜活检、病理学检查可予鉴别，抗梅毒治疗有效。

（12）食管白喉：罕见，为白喉杆菌引起的食管感染所致。在食管壁可形成假膜，假膜消退后出现食管狭窄，表现为吞咽障碍、反酸、胸骨后痛等，内镜检查根据假膜形态、细菌培养和病理结果可确诊。

## 六、治疗

1. 外科治疗　外科治疗是食管癌首选的治疗方法。食管癌外科治疗的一个重大发展是：由于分期方法、病例的选取水平和外科技术及支持治疗的进步，手术切除率明显提高而手术并发症的发生率和死亡率均有了显著的降低。

食管癌患者的外科治疗应包括分期、带有治愈目的的完全性切除手术（术后无瘤）和姑息性手术。外科手术应以争取达到完全切除为目的。对于那些明显不能切除的病例或通过非手术方法可有效缓解的晚期病例，应避免姑息性切除。单独手术治疗组和术前诱导治疗（术前放疗、术前化疗）组之间生存率没有显著性差异。

能否长期生存取决于患者就诊时的肿瘤分期。Ⅰ期、Ⅱ期、Ⅲ期的病例考虑有切除的可能。积极的术前分期（包括使用内镜超声、PET 和分子生物学技术）可以提高预后水平，提高手术病例的选取水平和整个生存率。

（1）手术适应证：首先，根据 UICC 食管癌 TNM 分期进行选择。

0 期：适合 $R_0$ 性切除手术，亦可行内镜下黏膜切除术或激光治疗。

Ⅰ期：适合 $R_0$ 性切除手术。

Ⅱ A 期：$T_2$ 者适合 $R_0$ 性切除手术；$T_3$ 位于气管隆嵴下者多可 $R_0$ 切除，位于气管隆嵴上者，不易 $R_0$ 切除。

Ⅱ B 期：尽量 $R_0$ 切除，淋巴结肿大并非手术禁忌，但与预后密切相关。

Ⅲ期：依其部位尽可能 $R_0$ 切除，$T_4$ 位于气管隆嵴上者不可能 $R_0$ 切除。放疗或化疗后有条件手术者，根据上述标准可选择结合手术治疗。

其次，应考虑肿瘤所在部位对手术的影响。

胸下段食管癌:较易 $R_0$ 切除,手术指征可适度放宽。

胸中段食管癌: $T_4$ 不能 $R_0$ 切除, $T_3$ 可尽量 $R_0$ 切除。

胸上段食管癌: $T_3$ 以上均难以 $R_0$ 切除,手术切除肿瘤可能增加手术并发症,应严格掌握。

颈段食管癌:是否手术切除一直有争议,因常需连咽喉一并切除,手术创伤大,并发症发生率高,生活质量下降,长期生存率与单纯放、化疗相近(5 年生存率20%),患者更易接受单纯放、化疗等因素使颈段食管癌的手术切除受限,但单纯放、化疗局控率多不满意。因此,视医院的技术水平和术者的手术经验,应采取手术切除病灶,术后辅以放、化疗,可望改善生存率。

最后,还应考虑患者的身体状况、对手术的耐受性等。一般来说,高龄并非手术禁忌证,对超过 70 岁的患者,如一般情况下估计可耐受手术者仍应积极考虑手术治疗。但此类患者多合并重要器官退行性改变或功能受限,术后并发症和死亡率明显增加。故手术应慎重施行,高龄患者远期生存与低龄者相近。

(2)手术禁忌证:①UICC 食管癌分期中的 Ⅱ 期患者。②Ⅲ期、$T_4$ 患者:临床、影像学、内镜超声、纤维支气管镜等检查证实肿瘤累及范围广泛,侵及相邻气管、支气管、主动脉、纵隔或心脏,已不可能切除者。③重要脏器严重功能低下,如严重心肺功能不全,不能耐受手术者。④已呈高度恶病质者。

(3)影响手术耐受力的相关因素

1)患者的营养状况:有报告显示,食管癌患者中,体重减轻>10% 者预后不良,因长期进食困难,患者常有明显消瘦、体重减轻、低蛋白血症、贫血等;同时,维生素、微量元素、电解质等都处于缺乏状态。由于患者多有脱水、血液浓缩等现象存在,血液化验检查常不能正确判断患者的实际营养状况,对此应予注意并进行科学分析。营养不良状况使患者抗感染能力降低,并影响吻合口和伤口的愈合,还易对心、肺、肝、肾功能产生不良影响,术前应予及时纠正,如输注血蛋白、血浆和其他营养成分等,必要时可予静脉高营养或经鼻肠管肠内营养支持等,营养状况改善后,患者手术耐受力可明显提高。

2)患者的心、肺、肝、肾功能:由于食管癌患者年龄常较大,重要脏器功能常有衰退,手术创伤又可能造成或加重心、肺、肝、肾功能损害,使手术耐受力下降。其中对心、肺功能的影响更大。一般来说,只要心脏功能尚好,半年内无心绞痛或心力衰竭发作者,经详细检查除外心脏严重器质性病变者,对手术耐受力较好。值得注意的是,患者常有多年的吸烟史,常伴有慢性支气管炎、慢性阻塞性肺疾病(COPD)、肺气肿等,易患肺功能障碍,术后肺部并发症明显增加,手术风险加大。因此,术前及时戒烟、服用解痉化痰药物、雾化吸入、呼吸功能锻炼等非常重要。对此类患者戒烟时间很短者,术前给予大剂量沐舒坦(盐酸氨溴索)静脉滴注 3 ~ 4 d,术后继续应用至 1 周,可明显减少肺部并发症的发生率,并缩短术前准备时间。

(4)影响食管癌手术切除率的相关因素

1)肿瘤病变长度:已知食管癌病变长度与预后关系不密切,故在手术选择上仅做参考,而其对判断切除率有一定意义。一般来说,中上段食管癌长度>6 cm,下段癌>7 cm 者切除率降低。

2)肿瘤的类型:蕈伞型和腔内型切除率较高,髓质型和溃疡型切除率较低,缩窄型切除率最低。

3)肿瘤的所在部位:上段食管癌切除率最低,中段食管癌切除率次之,下段食管癌切除率最高。

4)肿瘤周围软组织影:无软组织影或软组织影较小时切除率高,软组织影较大时切除率下降。

5)肿瘤溃疡龛影的位置和深度:龛影位置临近气管、支气管或主动脉,深度较深时切除率低,已超出食管壁界限则提示肿瘤即将外侵或已外侵至纵隔,难以切除。

6)肿瘤段食管的走行:食管造影显示食管癌所在部位食管走行明显扭曲杂乱,说明已有肿瘤明显外侵,或瘤体较大,或受融合成团的巨大淋巴结推移,切除率下降。

7)病程:病程与手术切除率有直接关系。有资料显示,病程<3 个月者切除率94.2%,<6 个月者切除率为85.5%,说明病程越长,切除率越低。

8)吞咽困难的程度:有严重吞咽困难者多说明食管癌已属晚期,手术切除率较低,进食完全梗阻者切除率更低。

9)疼痛:胸骨后或背部出现持续性疼痛说明肿瘤已外侵至纵隔壁层胸膜,上腹部疼痛可为食管下段癌外侵引起,疼痛剧烈不能入睡者切除可能性小。

10)声音嘶哑:常提示食管癌已直接外侵或淋巴结转移,多为癌肿直接侵犯喉返神经或淋巴结转移压迫喉返神经所致。手术切除率低。少数患者可能是误吸造成喉炎等所致,经治疗观察后声音嘶哑可好转,喉镜检查声带有无麻痹可助鉴别。

(5)手术路径的选择

1)左后外侧胸部切口:多于第6 肋间或肋床进胸,单个切口即可完成手术。对中段以下食管癌显露良好,切开左侧膈肌较易游离胃,清扫胃周贲门部,胃左血管周围淋巴结,主动脉显露良好,不易误伤,缺点是对主动脉弓后和弓上病变切除较困难,不易进行彻底的胸腔淋巴结清扫,病变位置较高时,安全切除距离不足。

2)左后外侧胸部和左颈部二联切口:主要用于肿瘤位置较高,左胸单一切口难以切除干净时,经左颈部进行食管切除重建,优缺点同左后外侧胸部切口,唯可切除距离较多。

3)腹部和右胸二联切口:Ivor-Lewis 切除术采用该种切口。腹部切口游离胃,胸部切口解剖食管,在上胸部进行胃食管吻合,可用于胸段食管位于任何部位的病变,亦便于腹部和胸部二野淋巴结清扫。但对于中上段食管癌切除范围常显不够。

4)右胸后外侧(或前外侧)腹部和颈部三联切口:可显露食管全长,显露良好。对中上段肿瘤切除尤为方便,易进行食管全长、胃或结肠等的解剖游离和胸、腹、颈三野淋巴结清扫术。将胃提至颈部进行食管胃吻合术亦减少了胸内吻合口瘘的危险。近年来,多推荐使用该手术途径。缺点是需二次调整体位,重新铺巾,略显麻烦而延长手术时间。

亦可采用右胸部前外侧切口进行胸部手术,一次性体位及铺巾并同时分颈部和腹部二组进行手术,明显缩短手术时间,但显露不如右后外侧切口,肿瘤明显外侵时不易做到 $R_0$ 切除,胸部淋巴结清扫亦不彻底,故不应常规使用。

5)非开胸颈腹二联切口:游离颈段食管和胃均较方便。胸段食管的游离可采用内翻拔脱法或使用手指或器械经颈部切口向下,腹部切口经食管膈肌裂孔向上钝性分离,前一方法适用于 0～Ⅰ期食管癌或颈段及腹段食管癌,后一方法亦可用于中段食管癌,但术中可发生大出血、气管撕裂等严重并发症。更重要的是该切口无法显露胸段食管,不能将病变组织及淋巴组织彻底切除,不符合 $R_0$ 手术原则。但由于其不开胸,术后患者恢复较快,故对心、肺功能很差,不能耐受经胸手术者,严格选择后可酌情应用。

6)经左侧胸腹联合切口:多经第 8 肋间进胸并切开膈肌进腹,对下段食管及上腹部的显露均很满意,便于游离及清扫腹部淋巴结,适用于下段食管癌累及胃底贲门,缺点是手术创伤较大,食管、胃吻合位置偏低,对略高部位的食管癌即不适用。

(6)食管癌替代器官的选择

1)胃:为最常用的替代器官,胃的血供丰富,血管网完整,只需要保留胃网膜右血管及血管弓即可保证游离胃的良好血运。物理强度高,长度足够提至需要进行吻合的任何部位,且解剖游离等操作简便,故多为首选。但胃代食管术因胃被提至胸腔甚至颈部,解剖位置大部改变,术后蠕动功能亦明显减弱,直接影响消化功能,同时由于大部胃位于胸腔,占据胸腔相应容积,且术后胃常因无张力而扩张,可压迫心肺等胸内脏器,引起患者胸闷、心悸、气促等不适。

2)结肠:亦较常应用,结肠长度充足,黏膜相容性好,血供较充足,胃的解剖位置无须改变,可保持较好的消化功能,同时由于结肠多不经胸内途径提到颈部,故对心肺功能影响较小。缺点是操作复杂烦琐,需进行结肠与食管、结肠与胃、结肠与结肠 3 个吻合,较易发生吻合瘘等,故结肠代食管手术的并发症及死亡率均比胃代食管高。通常多用于以前曾经接受过胃部手术或其他破坏胃部血运操作的患者。

3)空肠:较少应用,主要是因为空肠虽然与食管相容性好,但血供不够理想,可供游离长度不够,仅可用于中下段食管的吻合,应用受到很大限制。采用微血管技术行游离空肠段间置代食管术可有效延长空肠可利用长度,但术者需经过特殊培训,手术繁杂,延时较长,且仍存在一定比率的吻合血管血运障碍,可导致手术失败,故未能推广使用。

4)人工食管:近年来,人工食管研究取得较大进展,在动物实验中已取得一定成功,但距离应用于临床还有一段距离,但无疑是今后发展的方向。

(7)代食管移植路径的选择

1)胸内途径:包括经食管床途径和骑跨主动脉弓途径,前者路径最短,操作简便,后者主要为左胸切口行主动脉弓上或胸颈吻合及颈部吻合时应用,胸内途径虽较便利,但发生吻合口瘘时易引起脓胸等严重并发症,瘘亦较难愈合。

2)经胸骨后途径:在胸骨后游离形成隧道,代食管移植器官由该胸骨后隧道提至颈部与颈段食管进行吻合,其路径略长,因不与胸腔相通,发生吻合口瘘或吻合器官血运障碍坏死时较易处理,对心、肺等器官影响亦小。

3)经胸前皮下途径:为在胸前部皮下游离构成皮下隧道,代食管移植器官经该隧道提到颈部进行吻合,该路径较长,但发生并发症易于处理。主要缺点是移植器官途经处皮肤隆起,有时可见蠕动波,外观不易为患者接受,故临床应用很少。

(8)吻合部位的选择

1)胸内吻合:包括主动脉弓下吻合、主动脉弓上吻合和胸顶吻合等。由于弓下吻合可能因食管切除安全距离不够而导致食管残端癌残留,故原则上食管癌手术不应选择弓下吻合,弓上或胸顶吻合因吻合位置较高,显露较差,吻合常较困难。近年来,由于吻合器的广泛应用,使得高位吻合大为方便。吻合口瘘及狭窄的发生率亦大大减少。但如发生吻合口瘘,则治疗难度较大。

2)颈部吻合:对食管可有更广泛的切除,最大限度地减少了癌残留的可能性。吻合口瘘的发生率虽较高但易于处理,减少了与吻合口瘘相关的严重并发症。吻合口狭窄的发生率较高,通过改进吻合方法有望得到解决。喉返神经受到暂时或永久损害的可能性增加,可造成声带麻痹等。

3)食管与移植器官吻合方法的选择:可分为单层缝合和双层缝合两大类,具体吻合方法很多采用何种吻合方法主要视术者的经验和习惯而定,一般在胸内吻合多采用双层缝合吻合法,颈部吻合多采用单层缝合吻合法。多选用间断缝合法,亦可采用连续缝合法,但后者吻合口狭窄的发生率较高。吻合器吻合法多用于胸内的吻合,其简化了操作程序,缩短了吻合时间,减少了吻合口瘘和狭窄等并发症。吻合器和切割缝合器在颈部吻合中亦可选用,亦有望明显减少颈部吻合口瘘和狭窄的发生率。

(9)食管癌三野淋巴清扫术

一野(腹区):清扫范围下至胰上缘,上至膈肌裂孔,左至脾门,右至肝十二指肠韧带和胃右动脉根部,后至腹主动脉前方。

二野(胸区):清扫范围可分为3种。①常规淋巴结切除:包括全胸段食管旁、气管隆嵴下和左右支气管淋巴结。②扩大淋巴结切除:包括常规淋巴结加右胸顶、喉返神经旁和气管旁淋巴结。③全淋巴结切除:包括扩大切除加左胸顶、喉返神经旁和左上纵隔淋巴结清扫术,清除所有淋巴结及周围组织。

三野(颈区):清扫左右颈内血管内侧气管食管沟内的颈段食管旁淋巴结及两侧颈内血管外侧斜角肌前方的颈深淋巴结,清扫上至肩胛舌骨肌,下至锁骨下静脉,内至颈内血管鞘,外至颈外静脉范围内的脂肪及淋巴结。

(10)食管癌电视胸腔镜外科手术的选择:随着电视胸腔镜外科手术(VATS)技术的发展,国内外已有越来越多的胸外科医师将VATS应用于食管癌的手术治疗。与传统开胸手术相比,VATS具有创伤小、出血少、术后疼痛轻、并发症少、恢复快等优点,但由于无法进行扩大淋巴清扫,对外侵严重的食管癌难以完全切除,故实际应用上存在较大争议。目前主要适用于Ⅰ~Ⅱ期食管癌或一般情况或心肺功能不能耐受开胸手术的部分Ⅲ期患者。

2. 放射治疗 放射治疗(简称放疗)是治疗食管癌的主要方法之一,按其治疗目的可分为根治性放疗、姑息性放疗和辅助性放疗。

(1)根治性放疗:目的在于治愈患者并改善生活质量,常用剂量为 50~80 Gy,1.8~2.0 Gy/d,其适应证的选择主要依据患者的全身情况、原发肿瘤部位及侵犯程度、食管梗阻程度、有无出血及穿孔征象、有无淋巴结和远处转移、患者主观是否接受手术等。归纳如下:①癌肿外侵明显,估计手术无法切除,无远处转移,无侵犯气管,食管无穿孔和出血征象,患者全身情况尚可,能进食流质;②较早期食管癌,适宜并能够耐受手术,但患者拒绝接受手术;③颈段食管癌,手术创伤大,并发症发生率较高,且往往需要合并全喉切除,术后丧失正常功能,患者大多难以接受,故常选择放疗。

根治性放疗的疗效与放疗的剂量密切相关,有关研究表明,放疗剂量<40 Gy 的无瘤率约为 5%,≥40 Gy 时>20%,疗效增加非常明显,但由于放疗的疗效与并发症均随放疗剂量的增大而提高,故不应过分强调大剂量,目前最常用的放疗剂量是 50~60 Gy 1 个疗程。

此外,放疗的疗效还与癌肿的敏感性有关,一般来说,放疗对鳞癌的效果较好,对腺癌效果不佳,癌肿分化程度越低,放疗的效果越显著。即使同样病理类型的癌肿,其对放疗的敏感性亦有差异,如个别食管鳞癌放疗剂量仅为 10 Gy 时即达到无瘤。

其他可供选择的放射疗法(例如乏氧细胞增敏和高分割)尚未显示出生存方面的优势。可用术中放疗代替外放射,但这方面的经验比较有限。适形和调强放疗目前正处于研究之中。

(2)姑息性放疗:常用于晚期食管癌不能接受根治性放疗的患者,其目的主要在于缓解症状,提高患者生活质量,如减轻食管梗阻、改善进食困难、止痛等,并可能延长患者生存期。晚期食管癌原发病灶局部侵犯范围比较广泛,无食管穿孔及活动性出血,全身情况能耐受放疗者,可给予姑息性放疗。如经姑息放疗肿瘤得到缓解缩小,患者全身情况尚可,无明显远处转移征象,可根据病情随时调整治疗策略,加大剂量,争取达到根治目的,最大限度地延长患者生存期。

(3)辅助性放疗:目前主要作为手术的辅助手段,按其与手术之间的先后顺序可分为术前放疗、术中放疗和术后放疗。

1)术前放疗:亦称新辅助放疗,主要用于食管鳞癌,常用剂量为 40 Gy,2 Gy/d,疗程结束后 2~4 周手术。理论上来说,术前放疗能够使肿瘤体积缩小,提高肿瘤的切除率,还可使肿瘤周围小血管和淋巴管闭塞,减少肿瘤的血供,降低癌细胞活性,并能降低手术过程中癌细胞的转移概率。

2)术中放疗:目前仅在部分医院试行以替代外放射,但这方面的经验有限,因为此类治疗的要求条件较高,难以完成大组病例分析,疗效的评价较困难,故其疗效尚不能明确。

3)术后放疗:可用于完全性或姑息性食管癌切除术后,其目的是消灭术后可能或确实残留的癌组织。放射野包括瘤床和局部淋巴引流区,一般于术后 4~6 周开始放疗,常用剂量为 45～55 Gy。术后做放疗与不做放疗相比,前者可明显减少姑息性手术的术后局部复发率,但增加了出血等并发症,这些并发症降低了术后放疗的生存期,使两者的5 年生存率相比并无显著性差异,相反易引起吻合口狭窄、消化道出血等并发症而影响患者的生存质量。因此,目前大部分人认为,完全性切除术后不必要行单纯预防性照射,只有癌肿或淋巴结未得到完全性切除或疑有癌残留者,才给予术后放疗。对术中发现残端可疑癌残留或局部淋巴结怀疑转移而未能彻底清扫者,术中应予银夹定位,以提高放疗定位准确性。

3. 化学治疗　手术和放疗作为局部治疗手段,对于食管癌的远处转移是无效的。化疗作为一种全身治疗手段,可以弥补手术和放疗的不足。但食管癌细胞增生较不活跃,增生细胞所占比例较小,非增生细胞比例较大,故对化疗药物敏感性较差。因此,化疗目前主要用于具有远处转移而无法手术和放疗的晚期病例,或和手术或放疗联合应用。

目前已经证明对食管癌有效的化疗药物约有十几种,顺铂被看作是效果最好的药物之一。其他药物中如 5-FU、丝裂霉素、博来霉素、甲氨蝶呤、阿霉素,以及长春花碱对食管癌具有一定的效果。在新药中,紫杉醇、多西紫杉醇、长春地辛、奥沙利铂(与 5-FU 联用)对食管癌显示出抗癌活性。联合化疗方案较多,主要以顺铂和氟尿嘧啶为主,常用的有:顺铂+氟尿嘧啶、顺铂+博来霉素、紫杉醇+顺铂、紫杉醇+卡铂、紫杉醇+顺铂+氟尿嘧啶、顺铂+甲氨蝶呤+博来霉素、顺铂+博来霉素+依托泊苷等。5-FU 加顺铂的联合化疗被认为是一种可行的方案,这是研究最多的、最常用的食管癌化疗方案。此外,依立替康(CPT-11)与顺铂联用也表现出一定的抗癌活性,尤其是对于食管鳞癌更为明显。

术前(新辅助)化疗主要用于肿瘤外侵明显、估计手术难以完全切除的病例,其目的是使肿瘤分期下调,提高局部控制率并尽早控制手术切除范围以外的亚临床转移灶(微转移)。

术后(辅助)化疗对食管癌患者的有效性一直也是争议较大而未能解决的问题。理论上,术后化疗可以控制可能存在的局部癌残留或微转移灶,从而预防和治疗全身转移。但已有的临床试验均以顺铂、氟尿嘧啶等传统药物作为治疗方案,目前尚无结合手术应用紫杉醇等新药辅助化疗的大宗病例报告。因此,对于接受了完全性切除手术的患者,术后系统化疗不宜作为治疗规范,但可以作为临床试验,进行前瞻性随机对照研究。

4. 同期放化疗　某些化疗药物,如顺铂、卡铂、氟尿嘧啶、紫杉醇、博来霉素等,具有放射增敏作用。将上述药物与放疗同期应用,可增加癌细胞对放疗的敏感性,提高食管癌的局部控制率,减少放疗剂量以降低毒性反应,提高治疗的依从性,同时可以兼顾肿瘤局部和可能存在的微转移灶,减少远处转移和延长生存期。

5. 内镜治疗　对很早期的食管黏膜内癌灶,可通过内镜下黏膜切除术进行治疗并取得了理想的效果。对晚期食管癌患者,可以用非创伤性的手段来处理梗阻、吞咽困难、食管气管瘘以及消化道出血。对于伴有吞咽困难的无法手术或无法治愈的癌症患者,最有实际意义的目标是缓解症状,使患者改善营养状况、拥有健康的感觉以及整体生活质量。

目前可用于解除吞咽困难的内镜姑息疗法包括:球囊或探条扩张术、热凝固术(激光）、酒精或化疗药物注射、光动力学治疗、腔内照射、塑料或可膨胀金属支架置入术。对大部分伴有梗阻的不可切除的食管癌,光动力学治疗与可膨胀支架的联用可获得最佳的缓解。

置入表面覆有硅酮的可自行膨胀金属支架通常能够有效治疗食管-气管瘘,这样对大部分患者可以避免行姑息性食管离断及旁路手术。

## 七、预后

总体来讲,食管癌预后较差,症状出现后,如未经治疗,生存期一般不超过 1 年。

食管癌手术切除的预后受很多因素的影响,患者的 TNM 分期、手术切除范围是否达到 $R_0$、肿瘤浸润深度、是否有淋巴结转移及其数目一直被认为是反映手术后的长期预后的重要指标。淋巴结的阳性率,即阳性淋巴结数目与所有切除的淋巴结数目的比值,也可以提示预后情况。

接受放疗的病例由于其就诊时病情进展程度不一,故预后差别也较大,5 年生存率为 0 ~ 30% 。化疗对食管癌预后的影响尚缺乏大样本前瞻性随机对照研究,现有资料未能证实其具有生存期延长方面的优势。

目前非手术治疗的热点已转移至同期放化疗,对早期食管癌同期放化疗可能达到与手术相同的预后效果,对 $T_4$ 和锁骨上淋巴结转移($M_1$)的晚期食管癌患者亦达到了 23% 的 3 年生存率。

# 第三节　食管平滑肌瘤

## 一、流行病学

食管平滑肌瘤(esophageal leiomyoma)是起源于食管平滑肌的良性肿瘤,发病率低,占食管肿瘤的 0.4% ~ 1.0% ,但它是最常见的食管良性肿瘤,占食管良性肿瘤的 67% ~ 80% 。食管平滑肌瘤的体积一般都比较小,患者常常无临床症状。本病发病年龄多见于 20 ~ 50 岁,但任何年龄均可发病。男性多于女性,约为 2 : 1。食管平滑肌瘤可发生于食管的任何部位,但多见于食管下段,其次是中段及上段。

## 二、分子生物学

随着免疫组织化学应用,临床及病理工作者正在改变对食管间叶源性肿瘤(gastrointestinal mesenchymal tumors,GIMT)的认识。食管平滑肌瘤是区别于食管间质细胞瘤的间叶源性肿瘤,它对原癌基因 C-kit 表达产物 CD117、CD34 是没有免疫活性的。

食管平滑肌瘤瘤组织中可有神经组织,有时与神经鞘瘤难以区别,两者均可见到栅栏状排列,依靠免疫组化染色平滑肌瘤肌间蛋白 Desmin 呈阳性,而神经鞘瘤 S-100 蛋白和神经元特异性烯醇化酶(NSE)呈阳性,可鉴别两者。

### 三、病因病理

食管平滑肌瘤发病原因尚不清楚,发生于食管固有肌层,也可来自食管壁内的血管肌层和迷走的胚胎肌组织。肿瘤数目绝大多数为单发,少数为多发,多发的数目不定,2~10余个。由于病程长短不同,大小差别很大。肿瘤呈膨胀性向腔内、外生长,97%的肿瘤为壁内生长,2%的肿瘤向纵隔生长,1%肿瘤突入食管腔,带蒂如息肉。起源于内环行肌的平滑肌瘤多沿食管长径在肌肉内生长,因食管黏膜和黏膜下层阻力低而向腔内突出。起源于外纵行肌的平滑肌瘤可向食管外生长,有时被误认为纵隔肿物。镜检为纵横交错的平滑肌组织,混有数量不定的纤维组织。食管平滑肌瘤恶变的甚少。

### 四、临床表现

约50%的平滑肌瘤患者完全没有症状,是因其他疾病行胸部 X 射线检查或胃肠道造影检查发现的。吞咽困难最常见的是轻度下咽不畅,很少影响正常饮食。病程可达数月至10多年,即使肿瘤已相当大,因其发展很慢,梗阻症状也不重,这点在鉴别诊断上有重要意义,与食管癌所致的短期内进行性吞咽困难不大相同。进食哽噎还可能是间歇性的,其严重程度与肿瘤大小和部位并不完全平行,主要取决于肿瘤环绕管腔生长的情况,与肿瘤表面黏膜水肿、糜烂及精神因素也有关。

1. 疼痛　是比较常见的症状之一,约占病例总数的38.6%,部位多在胸骨后、背部、上腹部、胸部,呈隐痛、钝痛或压迫感,很少剧烈疼痛。

2. 消化功能紊乱　约30%的患者出现胃灼热感、嗳气、恶心、呕吐、腹胀或饭后不适。

3. 其他　肿瘤巨大或者邻近其他器官者,可能出现咳嗽、气促和呼吸困难。

### 五、辅助检查

1. 胸部 X 射线平片检查　向食管生长较大的平滑肌瘤顶出纵隔胸膜至肺野中,可以从肺部 X 射线平片上见到软组织阴影,在纵隔肿瘤的鉴别诊断上要考虑到本病。

2. 食管钡剂检查　是本病的主要诊断方法,结合临床表现,往往可以一次造影确诊。其特征性影像为:腔内充盈缺损为主要表现,缺损呈新月形,边缘光滑锐利,黏膜光滑,与正常食管分界清楚。充盈缺损上下端与正常食管交界角随肿瘤突入管腔多少而呈锐角或轻度钝角。正位时与食管长轴垂直的肿瘤轮廓由于钡剂的对比显示为半圆形阴影,出现"环形征"。肿瘤处黏膜被顶出,皱襞消失,该处钡剂较周围少,成一薄层,形成"瀑布征"或"涂抹征",如果继发食管梗阻、溃疡和炎症,提示为手术适应证。需与食管外压性改变鉴别。食管钡剂检查也可发现其他并发症,如食管憩室、裂孔疝等。

3. CT 及 MRI 检查　食管钡剂及纤维食管镜检查后大部分诊断可以明确,少数病例,特别是中段平滑肌瘤,有时与主动脉瘤、血管压迫或畸形相混,行 CT 及 MRI 检查有助于鉴别诊断。CT 还可以了解肿物向管外扩展的情况及准确部位,有助于手术方案及切口的设计。

4.纤维食管镜检查　大部分平滑肌瘤可经过食管钡剂诊断,加上纤维食管镜检查,检查准确率可达 90% 以上,可了解肿瘤的部位、大小、数目及形状等。其特征为:可见食管黏膜完整,光滑,局部有管腔外压迹,或黏膜下包块,无确实的管腔狭窄,食管镜可通过,瘤体多触之活动。如果内镜或造影提示平滑肌瘤可能,不宜对黏膜完整者做活检,因为活检后的溃疡、炎症及黏膜与肿瘤的粘连,会增加手术的难度。

5.超声内镜(EUS)检查　可以显示肿瘤的轮廓、与黏膜有无粘连及邻近大血管的情况。并提示肿瘤是否来源食管肌层。也有报道称通过超声内镜进行活检,这种做法存在争议。

## 六、诊断及鉴别诊断

1.诊断　食管平滑肌瘤常是无症状或轻微的吞咽不适或胸骨后疼痛,或者因其他疾病做胸部或胃肠道 X 射线检查时意外发现。做食管钡剂造影一般都能发现典型的征象,肿块阴影与食管壁近端及远端呈锐角,环行征及"瀑布征"等是确诊的主要依据。

2.鉴别诊断

(1)食管间质瘤:食管间质瘤(GIST)与平滑肌肿瘤虽然具有不同的病理学特征,但是临床上不易鉴别。GIST 是原发于消化道的间质肿瘤,特征性地表达 KIT 受体酪氨酸CD117 和 CD34。两者可通过免疫组化鉴别,GIST 中 CD117、CD34 阳性和平滑肌肌动蛋白(SMA)阴性,食管平滑肌瘤中 CD117、CD34 阴性和 SMA 阳性。

(2)神经鞘瘤:在临床症状与影像学表现上,神经鞘瘤与食管平滑肌瘤难以区分,神经鞘瘤 S-100 蛋白和神经元特异性烯醇化酶(NSE)呈阳性。而在食管平滑肌瘤则为阴性。

(3)食管平滑肌肉瘤:平滑肌肉瘤一般肿块较大,可能溃疡龛影形成且黏膜破坏,且有恶性肿瘤的特征。食管平滑肌瘤较小光整圆形的充盈缺损和"环形征"为较典型的征象,可与平滑肌肉瘤鉴别。

(4)食管癌:多发性平滑肌瘤或不规则形的肿块环抱食管,致管腔凹凸不平,黏膜显示不清而与食管癌难以鉴别。食管癌可见管壁僵硬,充盈缺损不规则、黏膜破坏及龛影等黏膜肿瘤的特征。有的腔内型食管癌或癌肉瘤可以与平滑肌瘤相似,但仔细观察可见黏膜不整,而且腔外无软组织块影。较大的食管平滑肌瘤累及的食管较长,病变区黏膜较薄,并可伴有充血等表现,故在食管造影时易误认为黏膜有破坏而诊断为食管癌。

(5)纵隔肿瘤:体积较大的食管平滑肌瘤向壁外生长时可造成纵隔内软组织影,易被误认为纵隔肿瘤。因此,对后下纵隔与食管关系密切的肿块,不要满足于纵隔肿瘤的诊断,应警惕食管平滑肌瘤的存在。

(6)纵隔淋巴结增大或炎性包块:因食管平滑肌瘤的症状表现为吞咽困难,钡剂检查示食管中段有充盈缺损,食管镜检显示食管中段有光滑球形病灶,这在纵隔淋巴结增大或炎性包块的病例中也有类似表现。此时若在食管钡剂造影的同时拍摄侧位 X 射线片或行 CT 扫描,则可能明确为外压性食管梗阻而明确诊断。

（7）生理变异:如右迷走锁骨下动脉或囊状动脉瘤的外压,左主支气管、主动脉弓产生的光滑压迹区,另也需与较少见的椎体附件压迫相鉴别。可以通过食管钡剂和胸部增强 CT 检查进行鉴别。

## 七、治疗

由于 GIST 有潜在恶性的风险,需要尽早实施摘除术和食管切除术。而可疑的食管平滑肌瘤不能通过术前活检证实,因此,不能在术前区分 GIST 与食管平滑肌瘤。有学者建议肿瘤<1 cm,并且没有症状的患者,由于手术也比较难定肿瘤位置,因此建议观察治疗,而>1 cm 的平滑肌瘤患者,在没有手术禁忌的情况下尽早手术。也有学者建议肿瘤<2 cm 观察治疗,肿瘤>2 cm,无手术禁忌可行手术。

手术方式如下。

1. 黏膜外肿瘤摘除加肌层修补术　该术式适用于瘤体小、肿瘤与黏膜无粘连者,是公认的理想术式,即进胸后游离肿瘤所在部位的一段局部食管,再纵行剖开肿瘤处的食管肌层与肿瘤包膜,在黏膜外完整摘除肿瘤,之后间断缝合肌层切口。

2. 电视胸腔镜外科手术(video-assisted thoracoscopicsurgery,VATS)黏膜外肿瘤摘除术　对诊断明确的食管平滑肌瘤,也可经 VATS 摘除。良性平滑肌瘤大小在 1~5 cm 者均可经 VATS 摘除,有个案报道通过 VATS 切除直径 8 cm 的肿瘤。术中辅以电视食管镜监测黏膜有无破损,同时通过内镜充气协助胸内解剖游离平滑肌瘤,适用于瘤体小、肿瘤与黏膜无粘连且胸腔亦无粘连者,优点为手术损伤小,术后恢复快,但手术操作有一定难度。

3. 纤维食管镜平滑肌瘤摘除术　由于创伤小,痛苦轻,恢复快,安全性高,纤维食管镜在食管平滑肌瘤的治疗中越来越多地得到应用,并取得了良好的效果。但由于其操作对食管黏膜损伤较大,对平滑肌瘤的大小有局限,因此应用受到限制。

4. 食管部分切除术和胃食管吻合术　对肿瘤较大,呈环形生长并与食管黏膜有严重粘连者以及术中食管黏膜损伤较重、修补有困难者;巨大的食管平滑肌瘤常见于食管下段,并能延伸到贲门或胃,与胃黏膜形成严重粘连,局部胃黏膜有溃疡,应扩大切除范围,施行食管部分切除术或胃食管部分切除术。肿瘤有恶变者,也需要施行食管或胃部分切除术。其主要手术适应证为:①某些多发性或弥漫性食管平滑肌瘤或术中冷冻切片平滑肌瘤恶变者;②巨大食管平滑肌瘤合并食管巨大憩室者;③肿瘤累及食管胃接合部,施行单纯黏膜外肿瘤摘除术有困难者;④肿瘤与食管黏膜形成致密粘连,无法从黏膜外分离并摘除肿瘤的病例;⑤并发其他食管疾病如食管癌。

## 八、并发症

1. 食管胸膜瘘　是术中损伤了食管黏膜而修补不良或损伤黏膜后未能发现者,术后容易并发食管瘘而造成严重后果,患者如在术后出现高热、呼吸困难、脉率快、胸腔积液或液气胸,多提示并发食管瘘,行食管碘油造影检查或口服亚甲蓝(美蓝)溶液后进行胸腔穿刺检查,便能证实诊断,应及时进行处理,食管瘘口小者,经胸腔闭式引流,禁食,抗感染及胃肠道外营养,瘘口多能逐渐愈合;食管瘘口大的患者,如果早期发现,患者条件允许,应及时剖胸行瘘口修补术或食管部分切除、胃食管胸内吻合术。

2. 食管狭窄　体积较大的食管平滑肌瘤摘除术后,因局部食管肌层薄弱以及发生瘢痕粘连,可能会并发食管腔狭窄或假性食管憩室,因此,术中应避免不必要的手术创伤,减少对肿瘤部位食管肌层的手术创伤,仔细修补食管壁的缺损。患者因食管瘢痕狭窄而有吞咽困难症状者,往往需要施行食管扩张术。

## 九、预后

食管平滑肌瘤预后良好,彻底切除后少复发。但位于膈肌裂孔处的食管平滑肌瘤术后,偶发反流性食管炎。

# 第四节　食管憩室

食管憩室,即食管壁的一部分向外膨出,形成一囊袋,较大者其内可储留食物,久后可并发炎症、感染或溃疡出血,偶尔发生恶性变。食管憩室在临床上发病率不高,偶可遇到。食管憩室的分类较为复杂,按憩室所在的部位,可有咽食管憩室、支气管旁憩室和膈上憩室。这些憩室分别位于咽与食管交接处,气管分叉处和膈上数厘米以内。根据憩室的结构将其分为真性憩室和假性憩室,真性憩室是有食管壁的全层构成的憩室,假性憩室是仅由食管黏膜构成憩室壁。

## 一、分型

根据多数学者的意见,食管憩室的分类以下面最常用。

1. 颈部憩室　①咽食管憩室(Zenker 憩室,膨出性、假性、咽下憩室);②先天性憩室(壁内、壁外);③创伤性。

2. 胸上段憩室　①支气管旁憩室(Rokitansky 憩室,外牵性、真性、结核性憩室);②膨出性-外牵性憩室;③先天性。

3. 胸下段憩室　①膈上食管憩室;②功能性和继发性憩室。

本节主要介绍咽食管憩室、支气管旁食管憩室、膈上食管憩室。

## 二、咽食管憩室

### (一)病因

这种类型的憩室位于斜形的咽下缩肌与横形的环咽缩肌之间,中线偏后,又有人称为 Killian 三角。此区结构先天性薄弱,不能抵御每次吞咽时的压力,肌纤维逐渐伸长变薄,膨出形成囊袋。部分食物可潴留于囊袋内,随着食物重量下坠,使囊袋扩张,体积增大并下垂,将食管推向前方。囊袋的口径也随之扩大,使得咽下的食物直接进入囊袋内,进入食管的食物量减少,除非借助外力压迫,如用手按压局部,才能将囊袋内的食物推入食管。

创伤所致咽部憩室有的是因为爆震伤,有的是行器械摘取异物后引起,还有的是战争中弹片伤的后遗症。先天性生理异常产生憩室仍有争论,有人认为食管上括约肌长时间不松弛,食团在咽部产生向四方的压力,在食管壁上部的环咽部结构最薄弱又缺乏保护,最容易发生扩张,形成憩室。

### (二)病理

食管憩室的壁主要由黏膜鳞状上皮、黏膜下层以及散在的肌纤维,缺乏真正的食管肌层。术中常见到憩室被疏松的结缔组织所包绕,很少有增厚的结缔组织。显微镜下憩室壁内衬的上皮呈现慢性炎症表现,囊壁有急性和慢性炎症细胞浸润,并含有增生的血管。

### (三)症状

咽食管憩室的症状决定于憩室发展的不同阶段。咽食管憩室的发生发展分三个阶段。初期,仅有黏膜和黏膜下层通过咽食管交接处的薄弱三角区,向外膨出。此时除了食物暂时潴留的症状外,患者没有任何表现。第二阶段球形囊袋已经形成并向后下方膨出,憩室的开口与食管腔的轴线不在垂直线上,因而食团仍可直接进入食管。此时的症状主要是因囊袋内潴留食物、液体和黏液所致,患者没有任何食管梗阻的表现。有时食管痉挛可造成吞咽疼痛。偶尔夜间可有食物和液体反流。发展到第三阶段,憩室的大小无明显改变,但是咽部向下开口直接通向憩室,真正的食管腔开口移位被推向前侧方。此阶段的发展机制是憩室变狭长,并被环咽肌所固定,随着其内潴留物的重力越来越大,憩室朝着纵隔方向逐渐向下。这种异常的解剖关系,使得食物团直接进入憩室而不是进入食管。在这一期除了上述症状外,出现不同程度食管梗阻,同时充满食物团和液体的憩室对远侧食管的压迫,梗阻的症状越来越明显。

咽部憩室的症状主要因憩室炎症、感染,囊壁溃疡,继之产生狭窄梗阻,并发症包括有憩室穿孔、出血或并发恶性肿瘤。小的憩室虽然开口较小,却可能产生严重的症状,大的憩室其开口也大,食物液体可自由出入,暂时可以无明显症状,但是随着憩室体积增大,潴留液体和食物增多,症状的严重性也在增加。此外,食管上括约肌功能不协调和痉挛对于症状的出现和严重性起了较大的作用。症状持续的时间变异很大,从开始出现症状到需要药物治疗,需要很长的时间。咽部食管憩室的症状变化很大,有的憩室内存有食物,仅有咽喉处感觉不舒服,有的则出现食管完全梗阻不通。一少部分食物停在憩室很小的开口处,令患者咽喉后部时常有刺激感、异物感,患者不断分泌过多的唾液,有时还伴随吞咽不畅。食物已经有潴留,症状决定于潴留物的多少、憩室排空的程度以及有无误吸。吞咽不畅或多或少变得越来越严重,但是最突出的是反流症状,有时进食或饮水后马上就有反流,偶尔弯腰或躺下时发生反流。有时夜间反流和误吸为患者的主要症状,储存于憩室内的食物和液体反流使患者从梦中憋醒。很多患者憩室很小也无食管症状,却出现呼吸道的并发症,长期检查或处理却没有发现食管憩室。肺部并发症包括邻近肺叶受累、肺脓肿、支气管扩张症和肺结核。呼吸道的主要症状是咳嗽和支气管炎,其他还有呼吸困难等。吞咽时喉部有声响是另一个常见症状,多出现于憩室已经形成,随着吞咽食物和饮水,空气也被吞下进入憩室,随咽下空气量的多少,发出了各种不同的声响。咽食管憩室最常见、最明显的症状包括吞咽不畅、反流、吞咽时有声响、咳嗽、憋气等,其他的还有唾液多、口臭、不思饮食、恶心和声嘶。有时可发现进食时颈部起包块,患者按压局部使食物排空包块消失。有的扭转头部也可使包块消失。憩室出血发生少见。憩室增大而致食管梗阻后,可有体重减轻,完全梗阻则有营养不良。

### (四)诊断

放射学检查食管憩室表现为食管壁向外膨出,外形轮廓清楚,位置恒定,随食管弹性和蠕动而有大小、形态和方向改变。这些特点可帮助与假性憩室和第三蠕动波相鉴别。为确切诊断需要重复显示憩室的形态。一般来讲,放射学检查基本上可以做出食管憩室的诊断。咽食管憩室最初表现为在咽与食管交接处很小的向外膨出,位于后侧,故侧位片最能清楚显示,随着憩室增大,在正位片上也能显示出伸长的充满钡剂的憩室,其下缘呈圆形。但是仍应摄侧位片,以除外此处的狭窄病变或食管蹼。憩室体积增大,其开口本身被推移向前,侧位片上可见到钡剂从憩室的顶部在固定的环咽水平排出。憩室较大可见到气管向前移位。咽食管憩室内壁光滑规则,黏膜有炎症也可致内壁呈轻度不规则,当见到内壁明显不规则时,应考虑到憩室内发生恶性病变可能。

内镜检查并非绝对必需的诊断方法,缺乏经验的医师可能因未辨识清楚憩室下端是一盲袋,进行内镜检查可能发生憩室穿孔。当怀疑存在憩室并发症,像食管狭窄、食管蹼或憩室癌时,则必须进行纤维胃镜检查。咽食管憩室患者内镜检查时,从内镜看直接连通下咽的是憩室,内镜很容易进入,狭长的裂隙则是正常食管。较大的咽食管憩室在内镜检查时,辨识食管腔可能有一定的困难。

### (五)并发症

食管憩室,特别是咽食管憩室最常合并有肺部病变。此外,还可并发食管裂孔疝、贲门失弛缓症。弥漫性食管痉挛病例可合并真性憩室和假性憩室。较为重要的是食管憩室并发食管鳞状上皮细胞癌。

### (六)治疗

食管憩室有临床症状者,特别出现食管梗阻或误吸,均应手术治疗。所有的憩室都会逐渐增大,迟早会出现临床症状,有的还可能发生并发症。除了有并发症者术前需要准备外,一般不需要任何特殊准备。因进食梗阻造成营养不良,可行鼻饲营养,不必行胃造瘘。有肺部并发症时应予治疗。其他并发症则针对不同情况进行相应的处理。手术切口一般在颈部,左侧或右侧均可满意显露,临床多用左侧胸锁乳突肌斜形切口。解剖出憩室后,在其颈部切断,仔细缝合黏膜并对合缝合肌层,局部置引流。另外,有人对于小的咽食管憩室采用悬吊固定而不切除方法亦取得良好效果。术中应注意避免损伤喉返神经,尤其是损伤双侧喉返神经时,术后需行永久性气管造口。

术后留置鼻胃管,早期可行吸引,后期行胃饲营养。何时开始经口进食,争论较大,一般术后1周即可进食。术后应常规给予抗生素。

手术并发症主要有食管瘘,多在1周左右发生,自颈部切口漏出唾液即可诊断。憩室切除术后发生的食管瘘,经充分引流,胃肠内或胃肠外维持营养,多能自行闭合。术中若损伤了一侧喉返神经可造成术后患者声音嘶哑,这是最常见的并发症。术中憩室黏膜切除过多,缝合后可致食管狭窄,食管狭窄可行扩张治疗,扩张失败需再次手术。

## 三、支气管旁食管憩室

### (一)病因

此种类型的食管憩室的位于气管分叉处或分叉附近。病变病理分为急性和慢性两组,急性病变变化较大,从轻度圆细胞浸润到坏死,淋巴结坏死可穿透食管壁。慢性病变呈愈合过程,表现为食管黏膜上皮细胞向穿透的淋巴结增生。急性期病变严重时,可产生食管穿孔,形成脓腔,随着愈合过程,食管黏膜上皮长入并衬在脓腔壁内,产生了憩室。

除了炎症感染引起食管憩室以外,还有先天性支气管旁食管憩室。此类憩室发生相似于食管-气管瘘一样,因为在某些支气管旁憩室周围找不到淋巴结也看不到感染的征象。气管分叉部的憩室,均位于前方从食管向下朝向气管,可能系未形成好的食管-气管瘘。组织学上憩室含鳞状上皮和胃黏膜上皮,以及异位的胰腺组织。

### (二)组织学

支气管旁憩室通常向前向右侧,或呈水平或稍微向上,所以容易排空。外牵型憩室的囊壁含有食管的各层结构,憩室顶部和周围炎症反应变异较大,可能很明显也可能很轻微。某些情况下憩室或多或少被埋在成团的淋巴结之中,其他情况下淋巴结完全愈合,体积缩小,成为支气管旁憩室病变的一个部分。

### (三)症状

无并发症的支气管旁外牵性憩室,一般无明显临床症状,因为憩室排空容易。症状的出现决定于食物存留于憩室内的时间,以及感染的程度。通常情况下支气管旁憩室没有临床症状,若有症状则为胸骨后疼痛、吞咽不畅,少见的可有出血。

### (四)诊断

位于气管分叉或主支气管附近的憩室可能是外牵性憩室也可能是膨出性憩室。放射学上前者开口较宽,憩室呈横形,容易排空。而膨出性憩室形状呈球形,开口较小,并朝向下方,与上述类型相比,不易排空。外牵型憩室向前向右伸展,恰在气管分叉水平,因为这里淋巴结最容易受到结核侵犯,检查时可同时发现有淋巴结钙化或肺内结核表现。左前斜位胸片最容易发现这类憩室。另一个最常见的憩室部位是位于三角区的膨出性憩室,所谓的三角区是主动脉弓、降主动脉和左主支气管围成的空间。中段食管外牵性憩室在食管镜检查时可见到向前向右膨出的囊袋。经食管测压发现中段食管憩室均有食管动力学的异常,有的是弥漫性痉挛,有的则是失弛缓。

### (五)并发症

外牵性憩室最常见的并发症是穿孔,穿孔后可造成食管与支气管、胸膜腔、肺、心包、肺动脉,以及主动脉的瘘形成,确切瘘的发生率则难以估计,报道最多的瘘是食管-支气管瘘。临床上食管瘘的诊断是主要问题,因为炎症改变,诊断有一定困难,极少见食管瘘极小而没有临床症状,诊断更难。食管-支气管瘘形成后,进食后特别是水或液体可经瘘进入气管支气管树,引起剧烈咳嗽,最终出现肺部并发症。当怀疑食管瘘时,吞服碘油或水溶性造影剂可帮助诊断。内镜检查对诊断有一定作用,食管镜下可看到憩室和瘘的开口,但是纤维支气管镜更容易窥及瘘口。临床上一种简单的诊断方法是,吞服亚甲蓝后经口咳出,即可予以诊断。

支气管旁食管憩室也可合并癌的发生。憩室癌的常见症状包括有吞咽困难、憩室内容易反流、呕血和疼痛。绝大多数病例行单纯憩室切除,1/3 行食管部分切除。笔者曾经治 1 例,术前诊断为食管憩室,术中发现憩室颈部有硬性包块,切除后冷冻切片病理报告为"鳞癌",遂行食管部分切除,手术结果满意。

### (六)治疗

一般认为,无并发症、无症状的支气管旁憩室,不需要手术切除。外牵性憩室很小且无明显症状,不需要行手术治疗,其主要理由是因以前的淋巴结炎症粘连,纤维组织增生瘢痕,外牵性小的憩室手术时不易发现,手术也可能对食管产生不必要的损伤。外牵性憩室切除手术无特别之处,根据术前造影憩室突向的方向分析,选择左侧或右侧开胸入路。外牵性憩室病变多在气管分叉处,小心解剖粘连和瘢痕,辨清支气管、憩室与周围的关系,将憩室于基底部切除,仔细缝合黏膜,依憩室的形态可横形或纵形缝合黏膜,肌层也需牢固缝合,最后用纵隔胸膜缝合加固。有人提出小的憩室,食管壁粘连不重,可做一荷包缝合将憩室埋入食管内,也不失为一种简单有效的手术方法。术后处理与一般开胸食管切除术相同。进食时间决定于手术范围大小,食管腔未破者,术后次日即可进食,食管黏膜已切破,需行胃肠减压,多在术后 4~5 d 进食流食和液体。

## 四、膈上食管憩室

膈上食管憩室恰位于横膈之上,通常为膨出性憩室,也可为外牵性,或两种兼之。

## （一）病因

膈上食管憩室的确切发生原因尚不完全清楚，此处食管壁先天性薄弱是其可能的发病原因。膈上食管憩室还可因食管痉挛而致的功能性憩室。许多疾病可合并膈上食管憩室并成为其发生原因之一。此外有食管裂孔疝合并膈上憩室的报道，罕见的家族性膈上食管憩室也有报道。病理上，膈上食管憩室与咽下憩室相似，憩室壁仅含有黏膜和黏膜下层，只有散在的肌纤维或根本没有肌纤维组织。

## （二）症状

膈上食管憩室，特别是膨出性憩室，因排空不像外牵性憩室那样容易，多有临床症状。症状包括有吞咽困难、剑突下疼痛不适、恶心、呕吐或憩室内容物反流、胸骨后憋闷感、嗳气、体重减轻、咳嗽、烧心、呕血和呃逆。上述这些症状多为偶尔发生，持续的症状主要是吞咽不畅和胸骨后疼痛，可放射到背部两肩胛骨之间。较大的憩室可产生吞咽困难和憩室内容物反流，反流出隔夜食物。更大的憩室潴留更多的食物，可能压迫下端食管造成梗阻。

## （三）诊断

胸内食管下部分最常见的憩室是膈上膨出性憩室，其部位就位于膈上几厘米的食管上，它多突向右侧，也可突向左向前。憩室可以膨胀相当大仍可容易排空，但是随着憩室体积越来越大，憩室逐渐下垂，类似咽下憩室。膈上食管憩室常有下部食管异常收缩运动，或是第三蠕动波或是很长一段食管痉挛。放射学食管造影显示憩室存在，但应除外贲门失弛缓症和食管裂孔疝。罕见的是憩室发生在贲门部或腹段食管。食管镜检查的目的是除外合并其他食管病变。

## （四）并发症

膈上食管憩室同时并发有咽下憩室，或合并有支气管旁憩室，或同时合并两个憩室。此外，膈上食管憩室最多合并的病变是贲门失弛缓症、食管裂孔疝和食管癌。在切除的膈上憩室壁上还发现有良性肿瘤，如纤维瘤和平滑肌瘤。

## （五）治疗

膈上膨出性憩室出现临床症状或有并发症时，应当手术切除。经胸膈上食管憩室切除可从右或左侧开胸，为便于同时处理并发症，如食管裂孔疝、贲门失弛缓症或弥漫性食管痉挛，多数从左侧进胸。辨明憩室确切大小后，于憩室颈部切除，需注意勿切除黏膜过多，以免术后发生食管狭窄。

# 第五节 贲门癌

贲门部除作为消化通道外，还起到抗反流这一重要的生理功能。这源于食管下端，胃连接处存在一高压区,该区跨在膈食管裂孔上、下各 $1 \sim 2$ cm,其静止压力约 3.33 kPa,比胃内压高 $0.67 \sim 1.33$ kPa,从而起到抗反流作用。参与构成抗反流高压区的重要结构包括食管下端增厚的环行肌、贲门缩肌、胃斜悬吊韧带、胃食管角,膈食管韧带、膈食管裂孔周围的膈肌脚纤维束、贲门切迹黏膜瓣等。平静呼吸状态下,胸腔为负压,高压区以外的食管腔亦为负压;腹腔及胃为正压,但低于高压区的压力。在吞咽过程中,蠕动波到达后,食管下端生理性括约肌松弛,压力下降。食团通过后,括约肌回复正常张力状态。即使在吞咽过程中生理括约肌松弛,但高压区下降后的压力最低时亦高于胃内压,从而起到单向阀门作用。神经、体液因素对生理性括约肌有调控作用:迷走神经可调控生理性括约肌的张力,胃泌素、铃蟾肽可收缩生理性括约肌,从而增加高压区压力。某些药物如甲氧氯普胺、乙丹酰甲胆碱、乌拉坦碱等亦起相同作用。而缩胆囊素、抑胃肽、胰高血糖素、抗胆碱药物、吸烟及喝酒均可使高压区压力下降。

由于贲门癌解剖部位、组织学和生理特点上的特殊性,虽然可以说它是胃癌的特殊类型,和食管下段癌截然不同,但在解剖组织学、发病情况、细胞学等方面有许多与胃癌不同的特征,更具有本身独特的临床表现、诊断和治疗方法,其治疗效果亦远不如胃癌,故许多学者都认为应将贲门癌作为一个单独的疾病进行分析研究。

## 一、流行病学

贲门癌作为独立疾病进行流行病学的调查很少,部分学者将其归入胃癌内进行调查分析。世界上日本、韩国、中国、波兰、智利、冰岛等国家和地区是胃癌的高发区,欧美和非洲地区发病率较低,远离赤道的国家发病率较高,社会经济层次低下者较社会经济层次较高的人群易患胃癌。胃贲门癌流行病学情况可能与胃癌相似。

世界上许多食管癌高发区人群常伴有较高的贲门癌发生率,同样,贲门癌的高发区在我国与食管癌高发区类似,以华北太行山地区至四川盆地西北部地区,呈不规则分布,广东沿海由东北部向西南部发病率逐步降低。

## 二、病因和发病机制

贲门癌发病地区的自然环境与居民饮食习惯、营养状况与食管癌均很相似。其中亚硝胺作为一种强致癌物已得到大多数学者认同。另外一些常见真菌,如白地霉菌、黄曲霉等可将硝酸盐还原为亚硝胺盐,促进亚硝胺的产生。国外 Abnet 等学者在随访研究中发现,牙齿脱落亦为贲门癌的危险因素,这可能与口腔内菌群改变导致口腔内致癌物质如亚硝胺的增加有关。另外维生素 A、维生素 $B_2$、维生素 C 缺乏,以及一些微量元素如铁、锌、钼等的缺乏亦可促进癌变的发生。一些不良的饮食习惯,如喜欢吃热汤热粥、粗硬食物、烈酒等刺激食物,暴饮暴食均容易造成黏膜破坏。另外,新鲜蔬菜、水果的摄入及饮用绿茶可减少贲门癌的发生,而高脂饮食是贲门癌的危险因素。

一些良性病变,如贲门失弛缓症、反流性炎症等,均可使贲门黏膜反复受到炎性刺激引起增生等异常状态,诱发贲门癌病变。另外肥胖者的发病率为非肥胖者的 3 倍,可能与肥胖者腹内压升高导致胃内容物反流增加,从而导致贲门上皮肠化及 Barrett 食管发生增加有关。

贲门溃疡和贲门部息肉亦可能与贲门癌的发生有一定关系,二者都可恶变为贲门癌,但其发病率都很低,在贲门癌的病因学上重要性不显著。

贲门癌的发病机制目前亦不是很清楚,可能与胃癌有相似之处,有学者通过研究早期贲门癌,认为不典型增生与贲门癌的发生有明显关系,是贲门癌真正的癌前病变,也是溃疡、息肉、萎缩性炎症等各种可能与贲门癌有一定关系疾病所可能共有的关键性病理过程。

贲门癌最初起源于贲门腺颈部干细胞,由于干细胞具有多向分化的潜能,在癌变过程中可向不同方向分化,形成具有贲门不同特点的腺癌,一些早期、中晚期贲门癌或胃癌在光学显微镜或电子显微镜下及免疫组织化学研究中都表明多数癌呈混合性,均支持该论点。

此外,在多种致癌因素作用下,贲门癌癌变过程可呈同一区域多中心改变,有部分还可表现为同一器官或邻近器官多发癌。

### 三、临床表现

早期贲门癌由于病变局限于黏膜层或黏膜下层,其疼痛症状多不明显;因为贲门部喇叭状的解剖结构,亦不容易出现梗阻症状,故早期贲门癌患者无明显特征性症状,可表现为食欲减退、心窝及上腹部隐痛不适,少量进食后即饱胀、嗳气等,尤以进食时剑突下烧灼感和隐痛多见,这与贲门癌表面溃疡组织受胃酸侵蚀刺激有关,因症状轻微,患者常常误以为是胃溃疡而往往不予重视。患者就诊时亦易被误诊为溃疡病、反流性食管炎等,直至出现梗阻症状时,已进展至中晚期。

贲门癌吞咽困难的症状出现较迟,直至贲门全周受累,肿瘤阻塞贲门口时,才有明显吞咽阻挡感,但其进展往往较慢,程度亦较食管癌患者为轻。贲门癌糜烂出血亦较常见,多为慢性少量出血,仅表现为大便潜血阳性,临床上不易发现,故常导致患者贫血时方来就诊,当癌肿侵犯较大血管引起出血时,可出现明显的黑便,甚至发生呕血。由于菜花型呈管腔内生长,当侵及食管下段时,梗阻症状常较明显,而溃疡型则以出血、营养不良明显,可在进食较多或吃较硬食物时出现轻度哽噎感,且常间歇性出现,亦可逐渐加重,至很晚期亦可无明显吞咽困难症状。

晚期患者出现腹水、严重贫血、恶病质,当肿瘤外侵至腹膜后结构,可有持续性腰腹部疼痛。当血行转移至各脏器时出现相关症状:肺转移可有咳嗽、胸痛、咯血、胸腔积液等症状;脑转移可有头痛、呕吐等颅内压增高症状及肢体运动障碍;骨转移可有腰痛、病理性骨折等症状;肝转移可有肝区疼痛、腹水、黄疸等症状。当肿瘤侵犯血管发生消化道大出血时,可危及生命。

早期贲门癌,一般并无特殊阳性体征,当腹部剑突下可触及肿块时,往往提示已达晚

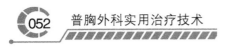 

期。同时应注意有无黄疸,锁骨上淋巴结有无肿大,腹部有无移动性浊音及直肠指检了解盆腔有无转移结节等。阳性发现均提示贲门癌已发展至晚期,丧失手术治疗机会,同时患者常有明显消瘦、贫血、水肿、恶病质等。

## 四、辅助检查

1. 常规化验检查　主要包括血常规、大便常规、潜血试验、肝肾功能、电解质、甲胎蛋白及癌胚抗原等,有腹水者可穿刺行细胞学检查及鉴别渗出液或漏出液。

2. X 射线检查　是诊断贲门癌的主要手段之一,一般通过气钡双重对比 X 射线造影进行检查,患者先采用站立右前斜位,观察食管下段及胃贲门黏膜缘;接着取俯卧左后斜位,观察贲门黏膜及胃底充盈情况和胃小弯及胃的前后壁;再取右侧卧位,观察食管胃连接部轴位,检查贲门及胃底;取左前斜半立位,观察贲门轴位影像,显示贲门癌及胃小弯影像;最后取站立位,观察钡剂通过贲门、胃小弯、胃体及幽门等过程,以明确病变范围。

(1) 早期贲门癌征象:黏膜皱襞变粗、中断、不规则甚至消失,可有小龛影、小充盈缺损及局部痉挛性狭窄。

(2) 中晚期贲门癌征象:贲门管腔、胃腔可见软组织肿块影突出,双重对比造影可见肿块表面涂布钡剂,在胃泡中空气对比下显示其全貌。溃疡型贲门癌显示大小、深浅不一致龛影,形态不规则,龛影周围黏膜有破坏及充盈缺损。当贲门癌累及食管下段时,可见食管下段狭窄、黏膜破坏及充盈缺损。贲门受浸润有僵硬及狭窄,钡剂通过时可有分流及呈喷射状进入胃腔。胃底及小弯侧受侵时,胃底不规则增厚,胃泡减小、变形;胃小弯僵硬,可有充盈缺损、龛影、充气不能扩张、胃体缩小等。当膈肌亦受累时,可与胃底、贲门处肿块融和成一个更大的块影。

3. CT 扫描检查　CT 主要显示贲门癌肿块及其邻近胃壁情况,可见胃底、贲门边缘不规整,贲门部胃壁增厚,可见软组织肿块影,有时向胃腔内突出,同时 CT 扫描可判断肿瘤的大小、外侵的程度,有无邻近器官如肝、脾、胰腺及膈肌转移情况,并且在增强扫描下能显示贲门旁及胃左动脉旁淋巴结的情况,当淋巴结大于 1 cm 或多个融合成团时,考虑为转移淋巴结,这有助于评估能否完全切除病灶。

4. 纤维胃镜检查　目前作为确诊贲门癌的最重要手段,可通过肉眼观察贲门情况,并可直视下行病理学检查,提高早期贲门癌的检出率。早期贲门癌表现为黏膜浅表糜烂或局限性充血、水肿,可有小溃疡、小结节及乳头状新生物,可有黏膜僵硬、充气时贲门舒张度差、贲门痉挛等征象。当至中晚期,贲门癌肿块突入贲门腔或食管下段受累,贲门狭窄,通过胃镜能清楚观察,并进行活检确诊。相对于拉网细胞学普查,其优点在于得到组织学诊断,确定肿瘤部位、范围及浸润深度,辅以食管黏膜染色及指示性多点活检病理组织学检查,可提高检出率。

5. 细胞学检查　虽然简易,但由于检出率低,在临床上较少进行。目前采用带网或有网状结构的气囊作为采集器,采集细胞时让被检查者吞下,注入空气后,拉至贲门附近放气至 25 mL 左右,使其通过贲门区,在贲门区上下反复拉动 3 次,通过与贲门区黏膜摩擦取得新鲜足量的细胞,以获取较高阳性率。以往,这在高发区常作为筛查手段。最近研究表明:细胞学拉网筛查目前仍是一种经济、实用、有效的方法,其对癌前病变的检出率高于普通胃镜,但由于只能获取细胞学结果,故仍需胃镜检查病理组织学确诊,并且该检查痛苦较大,患者接受程度亦越来越低。另外内镜刷检及腹水也可做细胞学检查。

6. **超声内镜(EUS)检查**　通过胃镜将微型超声探头送至消化道做超声扫描,有助于判断食管受累情况和贲门癌的浸润深度、范围,以及与周围重要器官的关系,并且能清晰显示周围肿大淋巴结,这对于术前 TNM 分期、可切除性评估有重要指导意义。

7. **吞水音图检查**　对早期贲门癌的诊断灵敏度、特异性高,并且无创、方便,可作为筛选工具之一。

8. **PET 检查**　有助于贲门癌的诊断及了解有无远处转移情况,有条件可施行,但费用高,短期内不易推广。

由于贲门癌的发病率、死亡率不断增高,故早期发现、早期诊断及早期治疗显得非常重要。因此,以内镜普查作为早期发现、早期诊断及早期治疗为主体的二级预防,成为食管癌、贲门癌预防及控制的主要研究方向。

## 五、诊断和鉴别诊断

1. **诊断依据**　根据上述临床表现进行下述检查确诊。

(1)X 射线检查:是诊断贲门癌最重要的方法之一,主要通过气钡双重对比上消化道造影 X 射线检查进行诊断,对早期贲门癌可能发现病变,对中晚期贲门癌诊断帮助较大。

(2)纤维胃镜检查:为最重要的确诊手段,对中晚期贲门癌,通过直接观察及活检获取病理诊断很易确诊;对早期贲门癌通过仔细检查和多处活检病理检查,亦常可做到正确诊断。

(3)腹部 CT 检查:对早期贲门癌诊断帮助不大,对中晚期贲门癌可助诊,主要用于检查肿块大小、范围、外侵程度、淋巴结转移情况及有无邻近脏器受侵及转移等,评估手术治疗的可行性。

(4)内镜超声:不作为常规检查,有条件时可施行,有助于贲门癌可切除性评估。

2. **临床病理分期**　贲门癌的分期标准参照胃癌 TNM 分期标准,经部分调整,在临床上试用(表 2-4)。

表 2-4　贲门癌分期标准

| 分类分期 | 标准 |
|---|---|
| T 分期 | T:原发肿瘤 |
| | $T_{is}$:原位癌 |
| | $T_1$:肿瘤侵及固有层或黏膜下层 |
| | $T_2$:肿瘤侵及肌层或浆膜下 |

续表2-4

| 分类分期 | 标准 |
|---|---|
| T分期 | $T_3$:肿瘤穿透浆膜(脏腹膜)但未侵及邻近结构 |
|  | $T_4$:肿瘤侵及邻近组织(肝脏、脾脏、胰腺、膈肌等脏器) |
| N分期 | N:区域淋巴结 |
|  | $N_1$:1~4组 |
|  | $N_2$:5~11组 |
|  | $N_3$:12、13、14、110、111组 |
|  | $N_4$:15、16、100、101、102、103、104、105、106、107、109组 |
|  | (贲门癌$N_3$、$N_4$均包括了胸内的淋巴结) |
| M分期 | $M_0$:无远处转移 |
|  | $M_1$:有远处转移 |

注:①肿瘤可穿透肌层,扩展到胃结肠韧带、肝胃韧带、大网膜、小网膜,但若不穿透覆盖这些组织的脏腹膜,则仍属$T_2$,如果肿瘤穿出这些脏腹膜则归为$T_3$;②壁内扩展到十二指肠或食管则根据包括胃在内的三者中肿瘤浸润的最大深度分类。

3. 贲门癌的转移规律(图2-1)

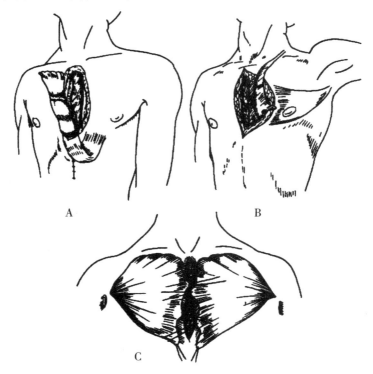

图2-1　贲门癌的转移规律

（1）直接浸润蔓延：贲门癌可向上侵犯食管下段和向下侵犯胃上部分，亦可外侵至腹部其他脏器，如膈肌、肝左叶、肝胃韧带、胰尾、脾脏及其他腹膜后结构。

（2）淋巴道转移：贲门壁内，尤其黏膜下层及浆膜下层均有丰富的淋巴网与食管的淋巴网交通，汇集成壁外淋巴管，向上引流至纵隔，向下引流至腹腔丛，最终引流至胸导管。目前认为贲门有 3 条淋巴引流系统：①升干，沿食管壁向上引流至纵隔；②右干，从胃小弯沿胃左血管和贲门食管支到腹腔动脉旁淋巴管；③左干，从后壁沿大弯到胰上缘至腹膜后淋巴管。又可分为 3 条径路：大弯支，从大弯沿胃短动脉、脾门和脾动脉到腹腔动脉旁淋巴管；后胃支，从胃后壁沿食管胃后升支在胰腺上缘进入脾动脉系统淋巴管；膈支，从贲门左沿左膈下动脉贲门食管支进入主动脉旁淋巴管。

（3）属第一站淋巴结：是左、右贲门旁淋巴结、下段食管旁淋巴结及胃小弯淋巴结。第二站淋巴结是胃左动脉旁淋巴结、脾血管旁淋巴结及网膜淋巴结。远处转移淋巴结指腹腔动脉淋巴结、腹主动脉旁淋巴结、肝门区淋巴结、纵隔及锁骨上淋巴结。

（4）血行转移：可发生于肝、肺、脑、肾上腺、脊柱等器官。其转移途径：①贲门癌细胞通过胃静脉经门静脉进入肝脏，然后经肝静脉、下腔静脉、右心系统进入体循环播散。这是常见的转移通路；②直接经器官间静脉侧支进入肺或体循环播散。

（5）种植性转移：晚期贲门癌浸润穿透浆膜，脱落种植到腹膜、网膜、肠系膜、盆腔等处，造成腹腔积液甚至血性腹水。

**4.鉴别诊断**

（1）食管下段癌：进食困难症状常出现较早，亦较明显，但由于食管下段癌可侵及贲门，而贲门癌晚期亦常累及食管下段，故有时鉴别有一定困难。从病理上来看，因食管上皮可化生为腺癌贲门部上皮亦可化生为鳞癌，诊断上常很难确定，由于我国绝大多数食管癌均为鳞癌，故在我国习惯于将位于食管贲门交界部的鳞癌归于食管下段癌累及贲门，而将腺癌诊断为贲门癌累及食管下段。

（2）贲门失弛缓症：多见于青年女性，主要症状为进食不畅，胸骨后阻塞感、异物感等，进展缓慢，病程长，反复发作，严重时可出现明显的进食梗阻症状，服用解痉药物可得到一定程度缓解。食管造影可见食管明显扩张，食管下端如鸟嘴状狭窄，狭窄处边缘光滑。纤维胃镜检查可顺利通过贲门，无明显肿块，病理检查阴性可助鉴别，应注意有无合并贲门癌发生。

（3）食管裂孔疝：病程较长，反复出现体位性返酸症状，胸骨后疼痛、不适感，亦可有进食时吞咽困难和局部出血等，严重时可有进食时呕吐。主要通过上消化道钡餐检查鉴别，当改变体位（头低脚高位时）或增加腹压可见贲门及部分胃疝入胸腔，从而明确诊断。

（4）贲门部良性肿瘤：间质细胞瘤为最常见的贲门部良性肿瘤，其特点是多无明显自觉症状，病程长，进展慢，当肿瘤压迫出现贲门管腔狭窄时才出现吞咽不畅和进食哽噎感。上消化道钡餐检查可见黏膜光滑无破坏，有弧形外压影突入管腔内。行胃镜检查可见黏膜无破坏，肿物外压狭窄，但可滑动。不应行活检，以免损伤黏膜，不利于手术中黏膜外摘除肿物。EUS 检查有助于判断肿瘤位于黏膜外肌层。

（5）食管炎：可有吞咽后胸骨后烧灼不适感，难以与早期贲门癌鉴别，但通常有反流性食管炎症状，通过食管拉网细胞学检查和纤维胃镜检查有助于鉴别诊断，但常需随诊和定期复查以免遗漏。

（6）胃底静脉曲张：X射线检查可见胃底及贲门附近充盈缺损，胃壁边缘不规则，有时需与贲门癌鉴别，但其常有肝硬化病史，无吞咽困难，上消化道造影见管壁柔软无僵硬可助诊断。

## 六、治疗

### （一）外科治疗

贲门癌的首选治疗方式为手术治疗。其原则是：①包括全部肿瘤范围的完全性切除和相关引流淋巴区域的清扫；②符合生理要求的消化道重建。

1. 手术适应证　①分期为0、Ⅰ、Ⅱ期及Ⅲ期的部分患者；②患者一般情况良好，心肺功能可耐受全麻及手术；③由于外侵严重不能完全切除的患者，可予姑息性切除，或行短路手术、造瘘术等方式以解除梗阻和溃疡面出血情况，提高生存质量，延长生存时间。

2. 手术禁忌证　①Ⅳ期患者；②不能有效切除的部分Ⅲ期患者；③患者一般情况差，恶病质或心肺功能不全，不能耐受全麻及手术。

到目前为止，术前判断贲门癌能否完全切除仍是个难题，为了不使患者失去治疗的机会，除非有明确的远处转移证据，均应探查，争取切除病灶及恢复消化道的通畅。

3. 术前准备　全面了解病史及体格检查，并行血常规、血液生化、上消化道钡餐、心电图、腹部B超、肺功能、胸片、胃镜等常规检查，有条件者应行腹部增强CT及内镜超声检查，使术前对病变范围及局部淋巴是否有转移等征象做一客观评估，必要时亦可行全身骨扫描，了解有无骨转移征象。另外，一些患者术前存在水电解质紊乱，营养状况不良，应积极予以纠正。糖尿病患者，术前应常规使用胰岛素控制血糖在6～9 mmol/L范围方可手术，术中及术后监测血糖，使用胰岛素使血糖控制平稳。高血压、心功能不全患者，术前需请专科医师评估给予治疗使达到手术要求。做好呼吸道及肠道准备。术前训练患者主动咳嗽，对合并有呼吸道感染者，先予控制感染。吸烟患者最好戒烟2周后方予手术。笔者所在单位对吸烟、肺部炎症患者，术前4 d常规予大剂量盐酸氨溴索注射液静脉滴注，术后继续雾化及大剂量盐酸氨溴索注射液静脉滴注3 d，发现可明显缩短术前戒烟准备时间，对减少术后肺部并发症有一定作用。

4. 术后处理　术后动态观察患者呼吸、心率、血氧饱和度、心律、胸管引流量等指标，注意体位，通常患者清醒后保持半坐卧位，以利引流。另外，保持胃肠减压管通畅，注意引流物的性状及水电解质平衡，合理使用抗生素，推广使用肠道内营养。注意呼吸道的管理，包括口腔护理、雾化吸入，督促、协助患者咳嗽，以利排痰及肺复张，从而减少肺部并发症的发生。如患者出现肺不张，在有条件单位可尽早使用纤维支气管镜吸痰。

对于糖尿病患者，术后仍应积极控制血糖水平在6～9 mmol/L范围，降低感染及术后切口愈合不良的发生率。另外,应大力倡导经硬膜外给药或其他有效的术后镇痛方式,只要镇痛效果确切,术后患者多能积极配合咳嗽排痰,从而减少肺部并发症的发生。

5. 手术途径

(1)经左胸后外侧切口贲门癌切除术:又称左胸-膈联合切口,为大多数胸外科医师所习惯采用的手术途径。经第7或第8肋间进胸,在左膈顶以食管为轴心行辐射切口开腹。该切口对贲门区暴露充分,足以行次全或全胃切除,胃左血管区淋巴结清扫,必要时可向前下延伸切口至上腹壁,便于切断左肋软骨及膈肌,很方便地变成胸腹联合切口,扩大切除范围,行全胃切除及复合脏器切除等。

(2)经腹切口贲门癌切除术:上腹部正中或旁正中切口,由于不开胸,痛苦及创伤小,适合年老心肺功能欠佳的患者,并对腹腔受累脏器的切除、腹腔淋巴结的清扫有利。但是贲门癌通常为腺癌,有侵犯食管下段及下食管旁淋巴结转移的倾向,腹部正中切口对食管切除长度有一定限制,虽可游离部分食管下段,但仍有较高的近侧残端阳性率。另外,亦不能行膈上淋巴结清扫,勉强行高位吻合,容易出现术后吻合口瘘。故目前不倾向单独采用该切口,可作为胸部切口有困难时的辅助切口。

(3)联合胸骨正中切口及上腹正中切口贲门癌切除术:先行腹部正中切口探查肿瘤的可切除性,如能完全切除,即向上延伸至第3肋水平做胸骨正中切口,并横切断胸骨(左第3前肋水平),切除剑突,将心包自膈面游离,牵开肝左叶,切开膈肌至食管裂孔,显露后纵隔,游离7~10 cm长的下段食管,常规贲门癌及食管下段切除,将残胃在后纵隔与食管吻合(必要时做全胃切除,行食管空肠吻合)。由于术中一般不损伤胸膜,非开胸下对心肺功能不全的患者有利,并且能切除下段食管,故较单纯腹部正中切口术式,减少近侧切缘阳性的可能,但辅加胸骨劈开,创伤大,出血增多,如胸骨术后感染亦较麻烦。对后纵隔显露有限,故后纵隔淋巴清除及行食管胃吻合又不如经胸切口便利。

(4)经颈、腹部两切口,非开胸食管内翻拔脱,部分胃切除,食管胃颈部吻合术:先行腹部正中或旁正中切口开腹探查,如为可切除病灶,并残胃足够长可与颈段食管做吻合后,于颈部另做一切口,游离颈段食管。将食管探条从腹段食管送至颈部食管吻合处,并予牢靠固定后,切断吻合口处食管,由腹部切口持续均匀用力牵拉探条,使食管自上而下内翻拔脱,然后将切除后的残胃缩缝呈管状,经食管床提至颈部做吻合。如残胃不够长,不足以提到颈部做吻合,可利用结肠代食管术。其优点在于非开胸,创伤小,对心肺功能不全患者特别有利。但由于胃的切除范围有限且有可能撕裂气管、支气管膜部,需剖胸修补,不清扫胸内淋巴结,故临床上仅适用于心肺功能低下的年老患者。

(5)经胸腹联合切口贲门癌切除术:将左胸前外侧切口继续向前下延伸,切断肋弓,切开膈肌至食管裂孔并向上腹部延伸至腹部正中切口,故又称左胸-膈-腹联合切口。(亦有自肋弓以下向下延长成上腹正中切口或左腹直肌切口)该切口术野暴露充分,胸、腹腔操作皆直视下进行,腹部做全胃、联合脏器切除,淋巴结清扫,胸内做食管、胃吻合或食管空肠吻合等均便利。但由于创伤重,对术后患者的恢复影响较大,尤其是术后对呼吸系统的干扰明显,患者术后常难以主动咳嗽排痰,影响通气功能,增加了肺部感染的机会,故临床上应用受到一定限制。由于贲门癌的解剖位置特点,以及术前的影像学检查仍难以准确提供切除范围、可切除性的判定,故经胸术组或经腹术组在术中发现病变超出术野范围时,为达到完全性切除,均可采用该术式完成手术。

(6)手术切除范围:早期贲门癌手术切缘距病灶至少在 3 cm 以上,而进展期,则胃切缘应距肿瘤边缘 5 cm 以上,食管切缘则应距肿瘤边缘 5~7 cm。因此,贲门癌的切除方式有以下 3 种:①食管下段+近端胃部分切除;②食管下段+近端胃大部分切除;③食管下段+全胃切除术。目前对贲门癌做全胃切除的指征意见不一,一般认为贲门癌侵犯胃小弯侧 1/2 时行全胃切除。另外残胃癌及残胃过小,吻合口张力较大时亦宜行全胃切除。

**6. 消化道重建方法**

行近端胃部分及大部分切除后消化道重建方式:①食管、残胃吻合:切除足够长度食管及胃后,无张力下行吻合,为目前最常用的重建方式。由于重建后食物仍经原消化道途径,消化功能容易适应。②食管残胃间结肠间置:分别利用结肠中动脉或回结肠动脉作为供血动脉,取一段横结肠或回结肠代食管与颈段食管及残胃吻合,重建消化道完整(原结肠断端做对端吻合)。③食管残胃间带蒂空肠移植术:取带蒂空肠 25~30 cm,分别与残胃和胸段食管或颈段食管做吻合(原空肠断端做对端吻合)。

行全胃切除后消化道的重建方式如下。

(1)食管空肠吻合(结肠前或结肠后)

• Lahey 法:在距屈氏韧带 35~40 cm 处,空肠在结肠前方与食管行端侧吻合,在距屈氏韧带 8 cm 处行空肠间侧侧吻合,吻合口 6~8 cm 宽。

• Graham 法:在距离屈氏韧带 35~40 cm 处,空肠在结肠前方与食管行端侧吻合,并用空肠输入段加强吻合前后壁,在距屈氏韧带 8 cm 处行空肠侧侧吻合。

• Roux-en-Y 法:对预计行 Lahey 法或 Graham 法时,吻合口张力大的患者,则多使用 Roux-en-Y 法,在距屈氏韧带 20 cm 处切开空肠系膜,并结扎 1~2 支空肠系膜血管分支后切除空肠,将其远端经剪开的结肠系膜孔道上提与食管行对端吻合,再将输入段空肠与输出段空肠行端侧吻合。

(2)食管、十二指肠吻合术:将十二指肠断端与食管行对端吻合。

(3)代胃术:其目的在于模拟近似的解剖生理状态,有利于食物的消化吸收。

• 空肠单腔代胃术:距屈氏韧带 40 cm 以下处取一段 30 cm 长的带血管蒂空肠,原切断空肠的远近断端行对端吻合,带血管蒂空肠于结肠上近端与食管、远端与十二指肠行对端吻合。

• 空肠双腔代胃术:取带血管蒂空肠同上法,闭锁游离空肠近端,远端与十二指肠行对端吻合,食管与游离空肠中点行端侧吻合,然后将吻合口下方两等长空肠段行侧侧吻合。

• P 形空肠代胃术:取距屈氏韧带 20 cm 处的带蒂空肠 40~60 cm,将游离的近端 20 cm 空肠做成 P 形环状部,食管与环形部行端侧吻合,离断空肠远端与原空肠近侧断端行端侧吻合。

- 食管空肠端侧吻合代胃术（Roux-en-Y 吻合）。
- 结肠代胃术：游离一段结肠，近端与食管，远端对十二指肠行对端吻合。原结肠断端行对端吻合。

### （二）综合治疗

对不能切除的病灶，为了进行肠内营养，解除梗阻症状，可行食管胃转流术，胃、空肠造瘘术，激光、电化学治疗，光动力学治疗及安置记忆金属支架等。通过各种途径使患者营养状况得以改善，提高其生活质量，同时为进一步化、放疗等提供必需的条件。

过去一直认为腺癌对化疗、放疗不敏感，贲门癌的唯一根治性方法为手术治疗，所以长期以来，贲门癌的治疗一直以手术为主要手段。但由于贲门部的解剖部位特殊，喇叭状结构使得患者较晚出现梗阻症状，确诊时已多属晚期，故手术疗效差强人意。现实的残酷性使得肿瘤学家希望通过多种治疗手段来提高贲门癌的疗效。

（1）化疗：包括根治性化疗及辅助化疗。现有证据表明，根治性化疗未能显示出化疗的优势，达不到根治性的疗效，而术后化疗已被证明能使一部分患者获取益处，现已列入美国国立综合癌症网络（NCCN）贲门癌指南中：对于完全性切除、分期为 $T_3N_0$ 患者推荐术后化疗；分期为 $T_2N_0$ 患者，可予术后观察或予术后化疗/放疗；对于不完全性切除患者，更应予术后放疗及化疗；对于高危人群，如组织学分化差，淋巴血管有侵犯或神经血管有侵犯，年轻患者，更主张术后辅以化疗和放疗。

在术中虽然肉眼下为完全性切除病灶，但有可能出现镜下残留或癌细胞在术中脱落播散，或者术前已存在微转移灶，这些都是术后出现复发和转移的重要原因，也是术后化疗的重要指征之一。

为了提高手术疗效，包括提高手术切除率、术后 5 年生存率及改善患者的生存质量，可于术前、术中使用化学药物，通过化疗的作用，使得病灶缩小，抑制术前已有的微转移灶或术中脱落播散的癌细胞，从而提高疗效。目前认为影响完全性切除术后远期生存率的关键因素为手术前体内已存在微小转移灶，由于癌灶越小，对化疗越敏感，发生抗药性突变的可能性越小。术前通过化疗杀灭微小转移灶，手术完全性切除病灶，从而提高远期生存率，故目前术前化疗为一研究热点。

贲门癌的化疗还包括动脉灌注化疗。动脉灌注化疗的关键在于胃左动脉选择性置管（为贲门癌主要供血动脉），与静脉化疗相比，由于靶向给药，局部药物浓度高，且药物直接接触肿瘤时间长，对缩小瘤体有利，从而为下一步局部治疗提供便利，而其毒副反应，较静脉化疗为低。

多年以来，虽然出现了许多新的化疗药物，但总体疗效欠佳。紫杉醇作为新一代广谱抗肿瘤新药，在治疗上消化道肿瘤方面有一定疗效。梅静峰等使用紫杉醇联合顺铂，治疗中晚期复治性贲门癌、食管癌，近期疗效满意，但缓解期较短（中位缓解期 4.6 个月），中位生存期仅 6.5 个月。故目前多采用化疗联合放疗或化疗联合手术等综合治疗，期望对可能出现的远处转移病灶有较好的预防及治疗作用，同时又可能提高局部控制率。

（2）放疗：放射治疗亦是贲门癌治疗中的重要手段。既往认为贲门腺癌对放疗不太敏感，且放疗反应较大，患者常难以耐受，故仅作为贲门癌晚期患者的姑息性治疗或不愿手术患者的治疗手段。其照射范围包括食管下段、贲门区、胃底及胃左血管淋巴结，照射剂量肿瘤区可达 60~70 Gy。

目前放疗常作为不完全性切除的贲门癌患者术后辅助治疗手段之一，但总体疗效欠佳。作为贲门癌综合治疗的重要手段，放疗可与手术联合，做术前放疗，消灭或抑制增生活跃的癌细胞，缩小病灶，减轻外侵程度及降低淋巴结转移率，从而提高手术完全性切除率及远期疗效。

## 七、预后

早期贲门癌疗效较好，但由于大多数贲门癌患者就诊时已属中晚期，故总体疗效欠佳。

影响贲门癌远期生存与以下因素有关。①肿瘤大小：肿瘤直径≥7 cm 者，较直径<7 cm 者预后差。②肿瘤浸润深度：肿瘤侵透浆膜层者预后较差，而在黏膜下层以内者预后较好。③有淋巴结转移患者远期生存率较无淋巴结转移患者差，多站淋巴结转移者疗效更差。④手术性质：完全性切除术疗效较姑息性切除术疗效为佳。⑤组织学类型及分化程度。⑥癌旁及引流区淋巴结免疫反应。⑦年龄：40~50 岁患者较年龄大患者预后差。

# 第三章　肺外科疾病

## 第一节　肺动静脉瘘

肺动静脉瘘(pulmonary arteriovenous fistula,PAVF)的特征是肺动脉和肺静脉之间存在着异常交通,使部分血流不经肺泡毛细血管床而直接回到心脏,造成不同程度的右向左分流。本病可以单发,也可以多发。其大小不一致,可以仅有少数扩张血管——肺毛细血管扩张症,也可以是巨大的海绵状畸形,甚至占据一侧全肺。

### 一、流行病学

1897 年 Chuion 第一次描述尸检中发现的肺动静脉瘘。Simith 和 Hoton 于 1939 年首次在患者生前做出肺动静脉瘘的诊断。

肺动静脉瘘患者中,50% 患者伴有单一或多重肺的缺陷,但无身体其他部位血管的异常。而另 50% 患者伴有皮肤、黏膜和内部器官的毛细血管扩张症,这现象由 Rendu、Osler、Weber 3 位医师分别于 1896 年、1901 年及 1907 年报道,因此,本病称 Rendu-Osler-Weber 病,也称遗传性出血性毛细血管扩张症,或称家族性毛细血管扩张症。Goldman 于 1948 年报道本病为常染色体的显性遗传病,无性别的差异,常染色体 9q 异常者比常染色体 9q 正常者更容易患本病。少数患者合并有心脏畸形。

### 二、病因病理

1. 胚胎学　胚胎发育时,向前肠咽囊内部生长的间充质将发育成肺血管系统,在血管的发育过程中,原始动静脉之间的联系产生了血流。此后血管系统经过不断改造才形成正常的血管发育模式。此病多为先天性,这种动静脉之间的异常交通是在动静脉间形成网状交通的血管丛阶段,由一些未知刺激所导致的,其胚胎发生有 3 种:①肺芽时期动静脉丛之间原始连接的间隔有病变,到胚胎第二个月,由于血管间隔不完全变性而形成肺动静脉瘘;②在单个输入动脉与输出静脉之间缺乏末梢毛细血管袢,形成腔大壁薄的血管囊;③许多营养动脉和引流静脉构成复杂的动脉瘤,可包括一个肺段或肺叶的血管,甚至有来自胸壁或邻近肺脏的血管。

后天性者少见,可继发于创伤、血吸虫病、肝硬化、放线菌病或转移癌,妊娠及风湿性

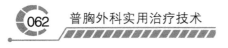

心脏瓣膜病均可加重本病病情。

2.病理　病变多为单侧,常在中叶,8%～20%为双侧;有30%左右的病例呈多发性。病理形态分为弥漫性肺小动静脉瘘型和囊状PAVF两种。后者又分为单纯和复杂两个亚型,单纯型为1支供血肺动脉与1支引流肺静脉直接相沟通,瘤囊无分隔;复杂型为供血肺动脉与引流肺静脉分别为2支以上,瘤囊常有分隔。囊状PAVF可表现为单发或多发。

弥漫性肺小动静脉瘘型的病变广泛,呈弥漫多发,可布满一侧全肺,甚至两侧肺均有病变,主要发生在靠近毛细血管的小动静脉上。肉眼可见肺表面有散在的扩张、迂曲的小血管,镜下见肺间质血管呈明显不规则的迂曲畸形,管壁厚薄不均,但不能明确见到动静脉瘘的改变。若对切除肺的动静脉及支气管做灌注铸型,用手术显微镜放大3.5～7.5倍进行观察,则可见到肺各部的小动静脉,普遍呈不规则的柱状或囊状扩张,且以不同的相互沟通方式,形成弥漫性的动静脉瘘。有的部位以静脉迂曲为主,有的部位以动脉迂曲为主,有的部位两者兼有。其沟通吻合成瘘的主要形态是:二者如树枝样直接连通或不规则地盘曲成团,扭曲在一起而连通。动静脉瘘吻合的口径为0.2～1.2 mm不等。由于此型的病变范围广,故血液分流量大。

囊状PAVF发生在近心端较粗的肺动静脉分支上,由于高压而使吻合瘘呈瘤样囊腔,大小不一,一般为1～5 cm,可单发或多发。通往瘘的动脉多为1支,或1支动脉于分叉后于两个部位进入囊腔内。从囊腔引出的静脉多为1～2支。由于本型是孤立性的单发或多发,故比前者的分流血量少。单发者较多发者多见,病变的部位可发生在各个肺叶,下叶肺的发生率较高。

瘘囊由扩张而壁薄的传入动脉和传出静脉组成,动静脉之间形成小腔的迷宫样血管。受累动脉常呈弯曲状,有时累及一个以上的肺段血管。大小不等的动静脉瘘可直接位于胸膜下,也可深在肺实质内,但在肺实质者少见。一侧肺内,可见大小不同的瘘,偶尔也见巨大的肺动静脉瘘完全占据一侧肺。

显微镜下,病变由许多互相交通的腔组成,腔内衬以内皮。瘘的囊壁甚薄,结构与静脉壁相似,为内皮、弹力纤维和少量平滑肌纤维所构成。可存在以透明变和纤维化为主的区域。某些区域可有机化血栓。不论瘘的大小如何,均可发生自发性破裂,继而形成局限性含铁血黄素沉着症。

瘤囊腔内压力较低,管壁仅轻度增厚。肺动脉高压少见。静脉往往迂曲、扩张,有变性或钙化。瘘口内如有血栓形成或细菌性内膜炎,可导致脑或周围转移性脓肿。由于存在瘘口,大量血液直接从肺动脉分流到肺静脉,造成右到左的分流,这是本病最主要的病理生理改变。临床症状与瘘口大小、数目和分流量多少有关,瘘口小,分流量少,可无症状;瘘口大于2 cm,或分流量多于20%,可出现发绀、杵状指(趾)和红细胞增多症等,后二者是长期缺氧的继发改变。

## 三、临床表现

本病男性较多,因系先天性疾患,多在10岁以前发病,半数以上在婴幼儿期就夭折了。由于存在异常动静脉交通,形成右到左的分流,低氧血未经肺泡毛细血管氧合就分流入左心房,因而产生相应的症状。单个大瘘或多个小瘘都可形成明显的分流,因此可引起劳动后呼吸困难、发绀、红细胞增多症和杵状指(趾)等临床表现。气短、呼吸困难为最常见症状,甚至可产生急性呼吸衰竭。病初为运动后呼吸困难,随着年龄增加,瘘的增大,静息时也发生呼吸困难。本病患者常有平卧呼吸(platypnea),即端坐或站立时的气短及呼吸困难,在平卧时可得以缓解。其发生机制是由于站立时胸部血流因重力作用动静脉瘘的血流增加,而平卧时即可消除。

咯血为第二常见的症状。由于囊壁甚薄,瘘囊可能破入肺或胸腔内,引起大咯血或血胸,严重者可导致死亡。

如合并有末梢血管扩张症,则皮肤、口腔黏膜、鼻黏膜或消化道易发生出血。红细胞增多易诱发脑血栓形成,出现眩晕、复视、意识障碍,甚至昏迷等中枢神经症状,或并发脑脓肿、偏瘫等。血红蛋白及红细胞高于正常,血氧饱和度低于正常。

体征:体征主要取决于肺动静脉瘘的大小及数目,如肺内右至左的分流大,体征明显,反之体征不明显。常见体征如遗传性毛细血管扩张,可见面部、前胸或大腿,有鲜红色、圆形散在或聚集的蜘蛛痣,这是扩张的动脉与毛细血管的交通。扩张的毛细血管脆,尤在暴露部位易出血。患者常有面部潮红,犹如醉酒状。

相应病灶的胸壁可听到传导性血管杂音,其性质为持续性,于心脏收缩后期或舒张早期之间,站立及深吸气时增强,侧卧及深呼气时降低,甚至消失。杂音发生与瘘的数目有关。若瘘较小或远离胸壁,则杂音不易听到。肺动脉第二音可以亢进并有震颤。妊娠能使病情加重,这可能与血流量增加或激素有关。

常见的并发症有 2 种。

(1)脑症状:轻者有头痛、眩晕、耳鸣、麻木或吞咽困难,重者有偏瘫、晕厥或抽搐。有的由于红细胞增多及血栓形成,引起脑栓塞或脑脓肿。

(2)出血:表现为反复鼻衄、血尿、便血或咯血。突然出现血胸合并休克,可能是瘘口破裂的征象。

## 四、辅助检查

本病一般不引起血流动力学改变,故心率、血压、心电图、心脏指数、心内压力和肺血管阻力多属正常。慢性缺氧可导致红细胞、网织红细胞、血红蛋白及红细胞压积升高。在 R-O-W 病时由于反复严重鼻衄,红细胞可减少。

1. 肺功能与血气分析　有学者研究过肺动静脉瘘患者的肺功能,显示 $FEV_1/FVC$ 及弥散功能基本正常。生理无效腔稍增大,分流明显增多;当右向左分流量>20% 有发绀及杵状指。血气分析:$PaO_2$ 降低明显,平均为 6.27 kPa(47 mmHg),$SaO_2$ 平均为 79%,由坐位转为仰卧位 $PaO_2$ 平均增加 1.33 kPa(10 mmHg)。先天性及获得性肺动静瘘患者可使体循环血管阻力降低,心排出量、血容量增加,并可发展为高排性心力衰竭。由于肺血管分流,因此肺血管阻力未增高。

2.影像学检查

（1）X射线平片：囊状PAVF通常具有典型X射线平片征象，表现为孤立或多发的类圆形阴影，阴影直径大小不等，密度均匀，边缘清晰，或有浅分叶；扩张增粗的供血动脉及引流静脉连于阴影，供血动脉与肺门相连，表现为粗大索条状阴影通向肺门。该阴影一般不增大或仅缓慢增大。肋骨凹陷处常是肋间动脉供血的来源部位。有时与肺癌很难鉴别。根据上述特点，结合临床资料部分囊状PAVF可做出诊断，不典型者平片诊断有一定困难，例如复杂型多支供血囊状肺动静脉瘘，平片表现为大片致密影，很难根据平片做出正确诊断。弥漫型肺小动静脉瘘，多缺乏典型X射线平片征象，可表现为肺叶或肺段分布斑点状阴影，也可表现为肺纹理增强、扭曲，有的病例平片无阳性所见。因此，弥漫型肺小动静脉瘘，X射线平片诊断困难。

（2）CT检查：CT平扫，病变呈软组织密度，其形态改变与平片相似。增强扫描，圆形或椭圆形结构及索条状结构均显著强化，呈血管密度，后者即为供养血管。在CT上根据这种特殊的形态改变和密度特征一般即可确诊。但如果需要手术切除或栓塞治疗的患者，需进一步行肺动脉造影证实诊断，以发现并存的其他肺血管畸形及正确估计供养血管的大小。CT能准确定位病变存在的肺段，CTA尚能通过重建协助诊断，但是患者接受射线，血管重建图像质量不及MRI。

（3）MRI检查：MRI的诊断优势近年来逐渐显示出来，它具有视野广、无创伤的特点，用于鉴别血管畸形（血管瘤、静脉畸形及动静脉畸形）结果相当准确。现在，MRI和MRA可准确地诊断滋养血管、多发病变以及解剖关系。在常规序列中，局限性肺动静脉瘘表现为局限性的流空信号或者为等信号的软组织块影，但其成像质量不及造影增强的MRA，在CE-MRA序列经MIP重建后，则可以非常清晰显示流入动脉及回流静脉，与心血管造影相差无几。但是在诊断弥漫性肺动静脉瘘和小的局限性肺动静脉瘘时有困难。

（4）肺动脉造影：肺动脉造影是确诊PAVF的可靠方法。肺动脉造影可明确病变部位、形态、累及的范围及程度，为临床治疗方法的选择提供依据，甚至可以同期栓塞治疗。造影方法分为肺动脉总干及左右肺动脉选择性造影。正位投照，投照时要包括两肺整个肺野，以免遗漏病变。选择性主肺动脉造影后，视情况决定超选择性肺动脉造影。囊状PAVF可见瘘囊随肺动脉的充盈显影，引流肺静脉显影早于正常肺静脉，供血动脉及引流静脉迂曲扩张，仅见1支供血动脉及引流静脉连于瘘囊，较大的瘘囊可见对比剂排空延迟；若瘘囊多发的PAVF除上述征象外，瘘囊可见分隔，2支或多支供血动脉及引流静脉连于瘘囊，瘘囊对比剂排空明显延迟。弥漫型肺小动静脉瘘均表现为多发"葡萄串"样小血池充盈，血管扭曲紊乱，肺静脉及左心房显影较早。

3.其他检查

（1）漂浮导管检查：除用以测定分流指数和血氧外，还可以暂时堵塞瘘口，并用以对将来的手术疗效做出评价。

（2）超声心动图：是确定PAVF最方便且无创的检查方法。在肘前静脉注射经振荡后含微泡的盐水，正常情况下微气泡不能通过毛细血管网，待右室显影3s后若超声微泡在左心出现,则可确定肺内有右向左分流。

（3）核素检查:是一种迅速、安全而准确的检查方法。静脉注射$^{99m}$Tc-MAA($^{99m}$Tc 标记的大颗粒聚合白蛋白),如肺野内有长期聚集的"热点",应考虑此病。

超声心动图声学造影及肺灌注核素扫描能够对 PAVF 做出正确诊断,但前者无法确定病变的部位和范围,后者虽可确定病变的部位和范围,但无法观察具体解剖细节。

### 五、诊断和鉴别诊断

1. 诊断　当患者有气短、平卧呼吸、发绀、杵状指(趾)、红细胞增多症、胸壁局部能听到连续收缩期血管杂音,以及可见毛细血管扩张症及低氧血症时,应考虑有本病的可能。经摄胸片、血气分析、测定肺内的分流量,必要可行 MRI 检查,当高度怀疑本病时,可行肺动脉血管造影,一般诊断可以确定。

2. 鉴别诊断　造影显示肺野内有连接血管,可与肺内结核,良、恶性肿瘤,肺实质出血,肺梗死,组织胞浆菌病或球孢子菌病区别。有发绀者,若心电图及心导管检查均属正常范围,可与先天性发绀型心脏病区别。真性红细胞增多症有白细胞增高,血液有不成熟细胞,脾大,动脉血氧饱和度正常。

肝硬化合并动静脉瘘的文献报告逐渐增多,其可能机制为肝硬化引起肺内分流和门-肺分流,后者是门静脉通过食管旁静脉、纵隔静脉、奇静脉、支气管静脉和肺静脉相通形成的分流,当发生门静脉高压,并与肺静脉压力梯度大于 2.67 kPa(22 mmHg)时就有可能产生。而肺内分流的发生则与肝硬化时舒、缩血管物质平衡失调有关。肝硬化时,包括前列腺素 $E_2$、血栓素 $A_2$、还原铁蛋白、组胺、血管活性肠肽(VIP)和缓激肽等一些肠源性物质在肝内灭活障碍,或经门体分流和淋巴通道进入肺循环,从而产生异常调节,导致原关闭的无功能性肺毛细血管前交通支开放,以及本属正常的低氨氧性肺血管收缩功能发生障碍,和多发性肺小动静脉交通,由此产生肺内分流。此种肺动静脉瘘更多的是功能性改变而非病理形态学改变。

### 六、治疗

肺动静脉瘘若不治疗,可并发细菌性心内膜炎、动脉内膜炎、出血、脑栓塞或脑脓肿。PAVF 可采用外科手术方法或导管栓塞方法进行治疗,目的是改善缺氧和乏力症状,预防脑栓塞,治疗致死并发症如咯血、胸腔出血等。外科手术是根治性治疗措施,传统方法包括瘘囊摘除术、肺楔形或肺段切除术、肺叶或全肺切除术,主要针对囊状 PAVF;两肺弥漫型肺小动静脉瘘可行肺移植,但手术操作复杂,创伤大,并发症发生率高。瘘血管结扎术效果不佳,现已弃用。

随着介入放射学技术的进展,首选的治疗方法也从外科手术逐渐趋向于栓塞疗法,利用球囊、弹簧、线圈以及可形成血栓的物质进行治疗,均取得了初步的成功,因为栓塞法使患者免除了开胸手术,而且至少在短期随访中可以有效地减少右向左分流,改善心衰症状,所以目前认为是一线疗法。导管栓塞操作简单,效果可靠,并发症少,可以最大限度地保留正常肺组织及其功能。栓塞物可以使用弹簧钢圈及可脱落球囊等。囊状 PAVF 可达到完全栓塞。弥漫型肺小动静脉瘘,仅能够进行部分有效栓塞,达到姑息治疗目的。导管栓塞治疗的缺点是部分病例可以再通或潜在的 PAVF 开放,需行再次治疗。因此对于较大而单发的 PAVF,还是以手术为主,远期效果良好。

外科治疗主要针对有症状、分流量大、病变较局限、栓塞治疗失败或者复发的病例。单发的囊状 PAVF 最适合手术治疗,疗效最佳。对于一些巨大的动静脉瘘,栓塞后手术切除病变组织最为适宜,因为可以避免巨大梗死的肺组织发生感染。若采用手术治疗多发和弥漫型的 PAVF,则术中应首先切除病变最集中的肺叶,其他肺周的小病灶可局部切除,避免全肺切除。

手术的原则是彻底切除肺动静脉瘘,但要最大限度地保留肺组织。通过肺血管造影了解到的肺动静脉瘘的部位、形态、大小及数目,剖胸探查时可见异常的肺表面血管明显扩张弯曲,状似蚯蚓,病灶呈暗红色,湿变,弹性差,这与患肺的高灌注状态及高度扩张的肺小血管压迫肺泡或与肺泡表面活性物质的生成减少有关。PAVF 往往位于脏层胸膜下,且瘘周围组织非常薄,很容易破裂出血,必须仔细解剖,轻柔操作。

手术方法依病变类型、部位、范围而定。若为多发性瘘,仅切除主要病变就能缓解发绀。在切除可见病变之后,小瘘或以前未查出的瘘可以变得更为明显。

注意:术前应根据肺血管造影结果仔细探查,防止遗漏小的动静脉瘘而造成术后复发。必须结扎供应血管。结扎肺静脉之前,先控制肺与胸壁之间的侧支循环,以防肺充血或出血。注意畸形及变异的肺静脉引流,细心解剖,防止误扎血管做不必要的全肺切除。密切注意术后遗留的小瘘管复发。

## 七、预后

本病自然预后不良,未接受治疗者多死于出血、脑血栓或脑脓肿。囊状 PAVF 切除后预后较好,发绀、杵状指及红细胞增多症均可消退。弥漫型术后症状缓解不如前者,部分病例仍需做进一步治疗,术后短期内可仍有低氧血症。接受栓塞疗法的病例,可因潜在的 PAVF 开放或栓塞再通而影响远期疗效。

# 第二节 肺结核

## 一、流行病学

20 世纪 70 年代,我国结核病的发病率比新中国成立前下降了 1/5。但 20 世纪 80 年代后期以来,全球结核病疫情逐渐上升,形成卷土重来之势,结核病再次成为严重的公共卫生问题,逐渐在国际上被确认为一个社会和政治问题。我国先后进行的 4 次全国性结核病流行病学抽样调查也表明,我国结核病疫情下降缓慢,与世界其他国家相比,严重性仅次于印度,位居全球第二。人类免疫缺陷病毒(HIV)感染者的迅速增加促使结核病发病率回升,并在某些地区出现多重耐药菌的爆发与医院内的传播。而且随着短程化学疗法的广泛应用,老年患者、耐药患者、合并糖尿病、免疫损害等肺结核患者的增多,使肺结核的诊治日趋复杂,因此,要控制结核病的流行,还需要做许多工作。

## 二、诊断和鉴别诊断

国家 2017 年发布的标准结核病分类法如下。

(1)原发型肺结核(Ⅰ):为原发结核感染所致的临床病症,包括原发综合征及胸内淋巴结结核。

(2)血行播散型肺结核(Ⅱ):包括急性血行播散型肺结核(急性粟粒型肺结核)及亚急性、慢性血行播散型肺结核。

(3)继发型肺结核(Ⅲ):是肺结核中的一个主要类型,包括浸润性、纤维空洞及干酪性肺炎等。

(4)结核性胸膜炎(Ⅳ):临床上已排除其他原因引起的胸膜炎。包括结核性干性胸膜炎、结核性渗出性胸膜炎、结核性脓胸。

(5)肺外结核(Ⅴ):按部位及脏器命名,如骨关节结核、结核性脑膜炎、肾结核、肠结核等。

WHO 提倡凡有呼吸道症状在 2 周以上者均应查痰找结核分枝杆菌,有条件时应做胸部 X 射线检查。凡有不明原因高热持续 2 周以上,即使无呼吸道症状均应拍摄胸片。

## 三、治疗

在有效的抗结核药物链霉素(1944 年)、对氨基水杨酸钠(1946 年)及异烟肼(1950 年)、利福平(1963 年)及乙胺丁醇(1961 年)被发现后,选择性切除结核病灶才能安全进行。近年耐药菌株逐渐增多,肺结核的内科治愈率有所下降。结核内科医师对空洞型肺结核和结核球患者采用经皮肺结核空洞穿刺和经支气管镜注药等介入治疗,近期疗效明显提高,但是不足之处在于治疗过程长或反复治疗,病灶吸收慢且不彻底,甚至在肺穿刺过程中,易合并大咯血和气胸,仍需外科处理。外科手术作为肺结核治疗的一部分,目前仍是我国消灭传染源和解决部分肺结核患者复治失败以及严重后遗症的一种有效的治疗手段。目前,最常用的手术疗法是肺切除术,只是少数患者仍以胸廓成形术为宜,至于其他萎陷疗法,在 20 世纪 60 年代以后已极少应用。

### (一)肺切除术

1.肺切除术适应证　肺切除术主要用于对药物无效或毁损的结核病灶。

(1)空洞性肺结核的手术适应证目前定为:①初治或复治者经抗结核药物规则治疗

(约 18 个月)空洞无明显变化或增大,痰菌阳性者;②痰菌阴性,但有明显临床症状,如反复咯血、继发感染(包括霉菌感染)等,药物治疗无效者;③不能排除癌性空洞者。

经长期或不规则化疗失败的病例,结核分枝杆菌耐药,手术并发症高,故肺结核患者经过一定疗程药物治疗仍无痊愈可能且病情适合手术治疗的,应说服患者不失时机地转外科手术治疗,以免失去有利时机。有些结核空洞往往继发霉菌感染,形成肺曲菌球,出现反复咯血,此类病变继续抗结核治疗已无价值,应以手术治疗为主。空洞性肺结核与癌性空洞难以鉴别时,可行剖胸探查术,术中冰冻病理检查,以确定是否做纵隔淋巴结清扫。有关手术方式,如病变仅累及一个肺叶而其他肺叶无病变,则以肺叶切除为主要术式,术后疗效很好。全肺切除的并发症和病死率均高于肺叶切除。肺叶切除后附加胸廓成形术的合理指征是术中胸腔污染、术后胸腔感染或可疑感染的支气管胸膜瘘。

(2)肺结核并发支气管扩张症或狭窄:在慢性肺结核病患者,与病灶相通的支气管可并发结核,也可由于肺门淋巴结结核压迫、穿破支气管壁形成溃疡,此后瘢痕增生,造成支气管完全梗阻,引起肺不张。如部分梗阻,可形成张力性空洞。严重者引起支气管扩张症,常呈现咳痰咯血等症状,应做肺切除术。

(3)结核球:结核球是一圆形或椭圆形的干酪样坏死组织或结核肉芽组织,周围绕以纤维组织,一般与支气管不通,治疗意见尚不一致。有研究者认为,只要痰菌持续阴性,不一定做手术治疗。小的结核球一般经长期药物治疗,可逐渐吸收或纤维化、钙化,终至愈合。较大的结核球(直径 2 cm 以上)有时会溶解液化,形成空洞。如将切下的病灶做显微镜检查,即使术前某阶段痰菌阴性,也有约 89% 的标本含有抗酸杆菌。所以,对较大的结核球,周围有纤维包膜,坏死组织内又无血管,药物难以渗入病灶,如并发咯血、痰菌阳转时,说明病灶已活动或溃破,应施行肺切除术。

(4)肺结核病灶与肺癌并存:肺结核是肺癌发病的一个危险因素,其原因为:钙化的淋巴结直接刺激毗邻的支气管导致癌变;瘢痕体内和陈旧性病变中含胆固醇肉芽,其是主要的致癌物质;空洞壁的柱状上皮增殖性变化导致鳞状上皮化生致癌,等等。尤其是 20 年以上病史的肺结核患者发生肺癌的危险性是一般人群 2.5 倍以上,且多为老年患者。当肺结核患者出现下列情况时应警惕并存肺癌:持续咳嗽,顽固血痰,肺内病变难以解释的气短且逐渐加重者;胸腔积液患者出现剧烈胸痛且积液增长迅速者;炎性改变于同一部位反复出现者。行支气管纤维镜检查很有必要。对于手术治疗老年肺结核合并肺癌的患者应积极、谨慎,在全身情况允许的条件下,对行肺叶切除可根治的患者应尽力争取手术。

(5)毁损肺:有广泛的干酪病变和空洞及纤维化的陈旧肺结核病,病肺功能已大部分丧失,成为感染源,还可以引起咯血,并发支气管扩张症及继发感染,应根据病情做肺叶或全肺切除。

(6)反复大咯血:咯血多由于空洞溃破,使支气管动脉破裂出血,大量咯血可危及生命。大量咯血指 24 h 出血量超过 600 mL,而严重咯血为 24 h 超过 200 mL。窒息是咯血致死的常见原因,而并非血容量减少。出血部位几乎均为空洞病灶,而出血来源于灌注肺空洞区的丰富的支气管循环动脉。为挽救患者,要及早用X射线检查或支气管镜检查判定出血部位,急诊做肺切除术。在施行肺切除术之前,可通过用双腔气管插管或在支气管镜检查时放入气囊导管选择性阻断一侧主支气管,也可急诊做支气管动脉造影注入明胶海绵,栓塞破裂的支气管动脉止血,再做肺切除术。

(7)胸廓成形术后无效的病例:这些病例术后经长期休养及药物治疗,空洞仍不闭合,持续排菌或有咯血等,应建议肺切除术。

(8)并有结核性慢性脓胸:要考虑脓胸、肺切除或胸膜纤维板剥脱术。

2. 肺切除术禁忌证

(1)结核病活动期:对侧肺或同侧其他肺叶有浸润性病变,大量排菌。体温、血沉不正常,则不宜手术,应先行药物治疗,以免术后发生血行播散。所有计划做肺切除的患者术前均应做支气管镜检查以排出活动性近端支气管内膜结核,因为活动性支气管内膜结核会影响支气管残端的愈合,通常内膜结核可在术前经过化疗痊愈。

(2)术前要做肺功能测定:全肺切除者应做分侧肺功能测定。要根据平地行走的速度、上楼梯等临床指征,结合仪器测定的结果,全面估价肺功能。肺功能的可靠指标是最大通气量,术前最大通气量高于正常预计值的70%,手术较安全。术前最大通气量低于60%时,应慎重考虑肺切除术。

有严重心脏病,如冠心病、哮喘及重度肺气肿;广泛的肺外结核病,药物难以控制者;某些重症患者全身情况难以改善及不能延长寿命者均不应做肺切除术。

3. 手术的选择　术前准备要充分,尽一切努力使患者痰菌阴转,但不宜拖延,以免出现耐药菌株。应包括围手术期使用抗结核药物。合适的手术时机是药物治疗后6~8个月,在此段时间内,大部分可逆性病变已愈合或消退。

手术的原则是尽可能切除病灶及保留最大量的健肺组织。具体手术操作与非结核性病变无多大差别。手术类型的选择要根据X射线检查及术中探查决定。楔形切除术适合于小的结核球及1 cm以下的病灶。肺段切除术适用于局限性残余空洞及纤维干酪样病变。病变局限于一个肺叶的做肺叶切除术,累及同侧肺的几个肺段或两肺的不同肺叶和肺段,可做多段切除,多叶或肺叶加肺段切除术,常用者为左肺上叶及下叶背段切除术;双侧上叶肺有空洞时,用药物控制后,可同期或分期做上叶切除术。一侧损毁肺,若有持续痰菌阳性,反复咯血或继发感染的病例,应做全肺切除术。上叶和下叶肺切除后,仅留存中叶,术后易并发胸腔积液及肺不张也应考虑全肺切除术。

预防术后并发症的一个重要因素是使肺在术后尽快复张。壁、脏层胸膜之间的粘连要用电灼分离切断止血,切除增厚的脏层胸膜,使余肺松解及舒张。肺剥离面要用胸膜缝盖以减少漏气及胸膜腔感染。有无敏感性药物也是决定手术治疗效果的条件之一,围手术期使用4~8周化学疗法可大幅提高手术成功率。

在为结核患者开展肺叶切除术早期,因顾虑术后余肺过度膨胀及肺内已静止的病灶复活,曾有人主张同期常规加做胸廓成形。后来,大量临床实践证明,术后余肺可能代偿性扩张,但并无严重肺气肿的组织学改变。胸廓成形术除造成脊椎侧弯外,还损害肺功能及增加术后并发症。目前,多数人不建议在肺切除后同期常规做胸廓成形术。肺切除后遗留的残腔,一般无症状,多数在几周或几个月后消失。只是少数病例在上叶切除后,余肺也有结核病灶,粘连较重,难以松解时才考虑做局部胸廓成形术,即切除第 2 ~ 4 肋骨的后外侧段,保留前段,也保留第 1 肋骨,以避免胸廓过度畸形。为避免因切除肋骨后胸廓畸形,在肺叶切除术后,亦可同期做胸膜成形术,即在胸膜外剥离壁层胸膜,使胸膜内残腔变为胸膜外腔(不切除肋骨),渗血可贮留在此腔内,维持纵隔在正中位,可有效地限制余肺过度膨胀。

4. 术后并发症    除开胸术后一般并发症外,肺结核病肺切除术后可能出现支气管胸膜瘘及结核播散。

(1)支气管胸膜瘘:其发生率较非结核性肺切除术高,约占 5% ~ 10%,多因支气管残端内膜结核,缝合不周所造成。肺切除术后,如发现胸腔引流管持续漏气超过 10 ~ 14 d,应怀疑并发支气管胸膜瘘;于胸膜腔内注入亚甲蓝液 1 ~ 2 mL,如患者咳出带有蓝色的痰液,即可确诊。术后早期发生支气管胸膜瘘时,患者可突感呼吸困难、呛咳、痰量增多并有少量咯血。如吸入胸腔积液,可引起窒息,应置患者于侧卧位,术侧在下,直至安置胸腔闭式引流。应用广谱抗生素,加强全身支持疗法,约 20% 的病例瘘管可能闭合。如瘘管不愈,应改为开放引流。后期治疗包括胸廓成形术,通常分二期完成。

(2)结核播散:麻醉操作,患者体位,术后不能有效排痰及发生支气管胸膜瘘,都可引起结核播散。通常可用药物控制,围手术期合理应用抗结核药物可减少此并发症。

### (二)萎陷疗法

萎陷疗法即通过各种手段松弛及压缩病肺组织,使其得以静息,有利于组织愈合。同时,减缓该部血液和淋巴回流,减少毒素吸收,并产生局部缺氧,不利于结核分枝杆菌繁殖;压缩肺可使空洞壁靠合,促使组织愈合。胸廓成形术也是一种萎陷疗法,即切除多根肋骨,使胸壁向病肺塌陷。胸廓成形术的适应证为上叶空洞,对侧无明显病变或已稳定。双侧上叶空洞也可考虑分期做双侧胸廓成形术。厚壁空洞、张力空洞、下叶空洞、结核球及合并支气管内膜结核的病例,均不宜做胸廓成形术。其原因是难以达到压缩的目的,或是因压缩病肺,使支气管移位、扭曲,造成更严重的梗阻。现在,胸廓成形术已极少像过去那样作为肺结核的首选治疗,但椎旁胸廓成形术对一些结核性支气管胸膜瘘和脓胸仍然是一种理想术式,尤其对于免疫功能受损患者(如 AIDS 患者),这类患者有很多出现了支气管胸膜瘘和脓胸,而且他们对化疗反应差,又因太虚弱以致不能承受肺切除手术。典型的胸廓成形术要求切除足够的骨质胸壁,使空洞周围的肺组织萎陷。对上肺空洞,要切除第 1 ~ 7 根肋骨。上 3 根肋骨的前切端要包括部分肋软骨,以下逐渐缩短,后端要切除胸椎横突及肋骨颈部,以达到充分的塌陷。为预防反常呼吸运动,应分二期进行,每期切除肋骨不超过 4 根,自上而下进行,相隔 10 ~ 14 d 完成。为避免分期手术,曾有某些改进手术,但远期疗效不如典型手术好。

### (三)病灶清除术

肺结核外科治疗从过去采取萎陷疗法到现在的肺切除术,其手术模式也在逐渐改变。外科治疗现已逐渐引入微创观念,因此现阶段的肺结核外科治疗方法也包括,在确保肺断面内或支气管残端内无活动病灶的情况下,小范围的清除病灶或切除肺叶,这样能极大地保留患者的肺功能,尤其是对那些肺功能差的患者。

肺叶切除术是经典的外科治疗肺结核方法,而腋下切口病灶清除术治疗空洞型肺结核和结核球,一直是大家讨论的焦点,关键问题是术后是否容易形成支气管胸膜瘘、复发及再手术。

1. 空洞型肺结核和结核球病灶清除术的理论依据 肺结核形成纤维厚壁空洞是体内免疫力与结核分枝杆菌的毒力、数量达到相对制衡的状态,而这时大多数患者已经经历相当长时间的抗结核治疗,结核分枝杆菌耐药性的产生在所难免,坚厚的空洞壁也阻挡着药物对空洞内结核分枝杆菌的杀灭。同时细菌学和病理学也证实,纤维空洞内的坏死组织中和坏死层内有结核分枝杆菌,而纤维层和肺不张层无结核分枝杆菌存在,在这种病变相对"静止"状态下,对局部病变给予局部病灶清除,创伤小且效果显著。肺内空洞清除后,可防止结核病继续恶化等不良后果。肺结核球的发病机理和纤维空洞型肺结核有相似之处,病理早已证实,病灶外化,消除咯血、排菌、发热的病因,解除因消耗造成的营养不良,以及继发的免疫功能缺陷有一较厚的纤维组织包膜,阻挡了病灶对药物的吸收。在这种状态下,对其进行病灶清除,不过多地切除其余肺组织,效果应是满意的。

2. 术中应注意的问题 由于该术式像脊柱结核病灶清除术一样,为开放性手术,易于传染。因此,术中应采取严格的隔离措施,防止病灶内容物进入其他区域,关胸前要彻底冲洗胸腔,注入抗结核药物。

(1)病例选择:①位于上叶或下叶背段靠近周边的纤维厚壁空洞,而周围肺组织无病灶者;②不适合行肺切除及萎陷手术者;③结核球直径<3 cm,靠近肺周边,周围肺组织无卫星灶。虽然选择的病例病变多在外周,距肺门较远,但处理此支气管残端应十分慎重。在清除完病灶后,分别用过氧化氢和5%碳酸氢钠及生理盐水冲洗,然后再用碘酒、酒精消毒。找到支气管残端后提起,先单纯结扎,然后用周围组织缝扎包埋残端;术中如发现小的肺动脉分支,分别结扎缝合;但肺结核球中很少见到小支气管。同时应尽量选择单纯空洞型肺结核(空洞周围多无结核病变)与周围胸壁粘连不紧密的病例。对于合并肺膨胀不良、与胸壁粘连紧密、靠近肺门、肺内病变广泛者,还是行肺叶切除比较稳妥。对于因严重心肺功能不全或其他基础疾病不能承受肺切除或萎陷疗法等手术的患者,也不适合做空洞病灶清除术。因为这种患者可能免疫力低下,手术使免疫力下降,不利于全身结核病的治疗。术后应鼓励患者加强呼吸功能锻炼,同时术后亦应加强抗结核和抗感染治疗,加速余肺病灶的吸收愈合。

(2)病灶清除术手术步骤:腋下斜形切口,长8~15 cm。沿胸大肌后缘与背阔肌前缘之间切开筋膜,暴露前锯肌。视病灶位置于相应部位顺肌纤维方向分开而不切断前锯肌,沿相应肋间入胸。两把肺叶钳于最靠近病灶处将肺提起,用电刀沿空洞长径切开脏层胸膜及空洞外周肺组织,打开空洞,即见大量干酪样结核肉芽组织或脓液,用刮匙彻底刮除病灶及完整切除包裹病灶的纤维组织包膜,用碘酒、酒精消毒,5%碳酸氢钠冲洗。

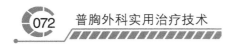

分离引流支气管,缝扎后再间断重叠缝合,关闭残腔,最后一层用带有脏层胸膜的肺组织缝合。伴咯血者需先结扎相应肺段动脉支,再行空洞清除。

## 四、预后

外科手术作为肺结核治疗的一部分,目前仍是我国消灭传染源和解决部分肺结核患者复治失败以及严重后遗症的有效治疗手段。如果掌握了手术时机,并根据手术适应证选择了适当的手术方式,可收到很好的治疗效果,预后较好。

# 第三节　肺气肿

## 一、流行病学

阻塞性肺气肿是一种严重威胁人类健康的慢性阻塞性肺疾病(chronic obstructive pulmonary disease,COPD)。

## 二、病因和发病机制

肺气肿是各种原因引起的呼吸性细支气管、肺泡管、肺泡囊和肺泡过度充气膨胀而引起肺组织弹性减弱,容积增大的疾病。根据发病原因可将肺气肿分为老年性、代偿性、间质性和阻塞性4种,老年性肺气肿是由肺泡组织弹性减退引起的;代偿性肺气肿是由部分肺组织损坏或手术切除,余下部分肺膨胀所致;间质性肺气肿则是因肺泡破裂后气体逸入肺间质所致。阻塞性肺气肿最常见,也是本文讨论的重点,肺减容手术(lung volume reduction surgery,LVRS)作为终末期阻塞性肺气肿的一种新的外科治疗方法,正在引起全球医学界的重视,此手术目的是通过切除病变最严重的部分,恢复剩余组织的弹性回缩力和减小胸廓体积,改善呼吸功能。

## 三、辅助检查

对于拟施行肺减容术的患者,检查和筛选有以下几个方面。

### (一)详细地询问病史和体格检查
可根据以下两项指标对患者呼吸困难程度进行量化。
1.呼吸困难评分　依据修订的医学研究委员会标准评分(表3-1)。

表 3-1　修订的医学研究委员会标准评分

| 分数 | 表现 |
| --- | --- |
| 0 | 剧烈运动时呼吸困难 |
| 1 | 平地快步走或步行上斜坡时感气促 |
| 2 | 因气促或正常行走时需停下喘气,较同龄人平地行走慢 |

2.6 分钟步行试验　在室外平地上测量出一段 30 m 的距离,嘱患者在这段距离内往返行走 6 分钟,尽其最大可能的速度。如果不能耐受,可以停下休息,可以吸氧,但不予鼓励。到 6 分钟末,记录患者行走的总距离。

（二）实验室检查

包括血、尿常规、肝肾功能电解质。乙肝表面抗原等,有助于评价患者各主要脏器功能。

（三）影像学检查

影像学对指导 LVRS 有重要意义,它对明确病变严重程度、筛选病例、评估预后都帮助很大,随着 LVRS 的发展,影像学检查趋于精确、量化,使临床医师用更为明晰的指标来衡量病变。

1. 胸部 X 射线检查　是最基本的影像学检查,首先可了解肺气肿病变的程度,即肺过度充气的程度和肺组织破坏的程度。通过拍摄最大吸气位和最大呼气位的正、侧位胸片,可了解胸廓和膈肌的运动能力,以及根据肺纹理的变化,了解病变的大致分布。同时可除外其他的心肺疾患,如肿瘤和肺动脉高压。胸片是较为粗略的检查,但有学者以量化评分标准来分析胸片所提供的信息,使得胸片对指导手术的意义增大。Baldwin 等提出可根据术前胸片体现出病变的异质性来预测术后肺功能的改善。方法是:后前位胸部 X 射线平片,上起胸腔顶水平,下至左膈面水平,沿纵轴做一垂直线,过其中点再做一水平线,将肺野分成 4 个肺区。肺气肿征定义为血管纹理减少和肺纹理稀疏,若某一肺区内不出现肺气肿征,则该肺区记 0 分,若肺气肿征占 1/4 记 1 分,2/4 记 2 分,依此类推,最高 4 分。以两个最高分之和减去两个最低分之和,所得差值作为肺气肿异质性指数（heterogeneity index, HI）,取值范围 0～8,值越大肺气肿病变的异质性越显著。HI>3 者行 LVRS 手术效果较理想,术后 $FEV_1$ 可望较术前有显著增加。

2. CT 检查　CT 较其他检查更直观,特别是胸部高分辨率 CT（high resolution CT, HRCT）,是目前运用最多的肺气肿评价手段,其扫描层厚 1 mm,可获得高质量的肺组织影像,是判断病变程度、范围、均质性及除外其他病变的最重要手段。CT 检查最主要内容是确定靶区以及明确肺气肿病变是否均一,即异质性的大小。

（1）肺实质改变:病变区肺实质密度减低是肺气肿最基本的 CT 表现。肺末梢气腔过度膨胀,局部肺组织的破坏、减少,在 CT 图像上都表现为密度减低。肺气肿时肺内密度

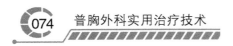

呈不均匀性分布,比较不同部位的密度变化多能确定气肿区。

肺外围小血管的变化是诊断肺气肿的重要依据。早期主要表现为气肿区血管变细,走行迂曲。正常肺区血液灌流代偿性增加使小血管增粗,与气肿区形成明显对比。中、晚期肺气肿肺组织(包括毛细血管床)破坏逐渐加重,破坏区显示为极低密度区,小血管除变细、扭曲外,数量显著减少。有的部位表现为完全无血管及肺组织的含气结构(大疱区)。近肺门侧残留中等大小的血管,管径增粗,分支稀少,呈枯枝状改变。在其他肺区可见到由于间质内胶原纤维或网状纤维增生引起的不规则密度增高,常呈"乱麻团"状、不规则索条状或粗网状改变。

肺大疱、肺气囊及肺小疱,在肺气肿也比较常见,肺大疱表现为圆形或椭圆形含气结构。CT值与空气密度相同,其内无肺组织或小血管结构,周边由压缩肺泡壁构成的薄层边缘,厚度不足 1 mm。有些肺大疱具有一定张力,其周围的血管呈伸直状或因受压移位呈聚拢状。在 CT 图像上不能区别肺大疱与肺气囊,二者都表现为含气空腔,只是形成机制和空腔壁的成分不同。肺大疱是由肺泡破裂后相互融合而成,代表呈膨胀状态的一个或一组肺小叶,其壁由压缩的肺泡构成,多见于全小叶型肺气肿。肺气囊虽然也是含气空腔,但其壁内衬以细支气管上皮或纤维组织。肺小疱是位于脏胸膜与肺实质之间的肺泡外气腔,为气体在脏层胸膜下间质内聚集,容积较小,一般没有张力,不伴有肺组织的破坏。由于胸膜侧仅为一层极薄的脏层胸膜,破裂后易引起气胸。有时肺大疱继发感染腔内可见液体潴留,形成液-气平面或液-液平面,空腔壁增厚或厚薄不均,有的呈不规则增厚,周围尚有肺泡浸润性改变。

(2)心脏和大血管改变:肺气肿患者左心室与右心室改变恰好相反。左心室由于室壁萎缩变薄而变小,右心室由于心肌肥厚而增大。在代偿期心脏体积的净效应不论绝对值还是相对值(与胸腔大小相比)都小于正常。在失代偿期,由于右心室扩大使心脏的总体积大于正常。以上表现只见于中、重度肺气肿。轻度肺气肿心脏一般无异常改变。

肺动脉主干,左、右肺动脉及其中心较大分支扩张增粗。这是由于肺周围小血管破坏、减少,肺动脉压力升高所致。中心肺动脉显著扩张。外周分支明显减少,管径变细,形成"残根"状改变。这一表现亦可见于其他原因的肺动脉高压。但原发性肺动脉高压或由心血管疾病引起的肺动脉高压,周围小血管往往以管径变细为主,数量减少常不明显,而肺气肿引起的肺动脉高压,周围肺小血管数量显著减少,并多伴有肺组织破坏区。

(3)胸腔和膈肌改变:肺气肿时肺组织过度充气膨胀,胸腔容积增大,主要表现为膈肌降低,胸腔前后径增大,纵隔前联合线和后联合线均明显变薄、拉长。这一 CT 表现与普通胸片所见到的胸骨后透亮间隙和心脏后透亮间隙增大意义相同。

(4)其他改变:肺气肿常伴发肺部慢性炎症,在 CT 图像上呈现为局部灶性粗网状阴影或蜂窝样改变。局限性肺气肿或病变程度不同的弥漫性肺气肿,由于不同部位的肺组织损害程度不一致,肺组织破坏区由于血管床减少,血液将转移到肺实质相对正常或损害较轻的部位,因而在 CT 上可见局部小血管增多、增粗,肺组织密度升高。

不同类型肺气肿的 CT 表现如下。

1）小叶中心型：早期病变主要累及两肺上叶。在 CT 上表现为许多大小不等的泡性透亮区或密度减低区。肺外围组织内小血管数量减少，走行迂曲，管径变细。高分辨率 CT 扫描可见小叶中心直径 0.5～1 cm 的圆形透亮区，没有壁，与含气囊肿不同。肺大疱极少见。由于血流灌注在肺内重新分布，肺下叶小血管增粗，肺实质密度增高。晚期病变扩展可累及全肺，但病处分布不均，仍表现为许多大小不等、互相独立的小灶状低密度区。

2）全小叶型：主要累及肺下叶，或病变从下叶开始均匀性向全肺扩展。气肿区呈大片状或按肺段分布。抗胰蛋白酶缺乏引起的肺气肿常为两肺下叶对称性分布，肺组织破坏区和肺大疱较常见，肺小血管的破坏较显著，小血管数量明显减少，过度膨胀的肺组织呈粗网状改变。由于血流重新分布，肺上叶小血管增粗，肺组织 CT 值增高。

CT 显示病变区为肺内无壁的异常低密度区，笔者将 CT 扫描数据（选择层厚 3 mm）转移到工作站，使用密度阈值经软件技术计算重建肺的三维图像，可以获得对拟行手术靶区的更为立体的影像，对指导手术意义很大。

此法可增加对比分辨率，更准确地识别中心气道，确定异常低或高的肺 CT 值，并以此识别局灶性肺气肿、囊肿和气体潴留，能更为直观地区别均质型与非均质型病变，为术前确定手术靶区提供了立体图像。我们对拟接受肺减容术患者术前均行 CT 检查并进行三维重建，图像所显示的病变区域和术中所见非常吻合。肺 CT 三维重建显示的病变区域和患者的肺灌注成像是相匹配的，术中所见也证实了三维重建对靶区选择的准确性，而且三维重建的图像质量优于肺灌注成像。三维重建的另一个优点，是可以再利用量化软件，从立体图形上模拟并计算减容量，从而在术前对靶区有更精确的预计。三维技术重建的图像对扫描、重建技术要求较高，重建图像的质量主要取决于原始扫描数据，受约于扫描层厚、螺距、间隔及重建间隔，若参数选择不当易产生假象。为此，就要在床速一定的情况下选择薄层（层厚为 3 mm）。层厚及扫描间隔越小，重建图像越细腻，伪影越少。作为术前检查，CT 扫描并三维重建有着其他检查不可比拟的优势，有着广阔的运用前景，也有学者对 CT 图像进行量化评分，取吸气末 6 个平面（头臂干平面、主动脉平面、主肺动脉干平面、中叶支气管平面、心室腔平面、膈上 1 cm 平面）扫描。依据每个扫描平面中肺气肿病变所占比例进行肺气肿严重程度（severity of emphysema，ES）评分：当肺气肿病变面积占每个 HRCT 平面面积 0～25% 时记 1 分，26%～50% 时记 2 分，51%～75% 对记 3 分，>75% 时记 4 分。用一侧肺中 3 个最大 ES 评分的平均数减去同侧肺中 3 个最小 ES 评分的平均数，所得差值即代表该侧肺的异质性程度（degree of heterogeneity，DHT），取值范围为 0～3，DHT 值越大异质性越强，LVRS 术后效果越好。

根据此评分还可为选择是单侧肺减容还是双侧肺减容提供参考指标。分别将每侧肺 6 个 ES 评分相加，将较大的和除以较小的和，所得比值代表肺气肿在双侧肺中分布的不对称率（asymmetric ratio of emdhysema，ARE），取值范围 1～6，ARE 值越大说明肺气肿在双侧肺中的分布越不对称。ARE≥1.3 时单侧肺减容术后 $FEV_1$ 增加更显著。

评价的方法还可以 HRCT 为依据，将各层面中低于某一值（如-900HU）的像素占全部肺组织的像素的比例进行对比,把各层面病变程度的差别量化,虽精确,但对设备要求高,不易实现。

3. **核医学** 核医学检查提供了评价各部分肺组织生理功能的直观手段,包括同位素通气显像和灌注显像,以后者更为重要。肺核素灌注成像(lung peiusion scintigraphy,LPS)多使用$^{99m}$Tc 标记的大颗粒聚合白蛋白,简称$^{99m}$Tc-MAA($^{99m}$Tc-macroag-gregated albu-mine)。静脉注射一定量的$^{99m}$Tc-MAA 后,以相机于后位、前位、左右侧位和左右后斜位拍摄其于肺内的分布,反映各部分肺组织血流的情况。肺气肿 LPS 的表现有双肺增大,放射性分布呈非节段性、斑片状减低或缺损区,减低区或缺损区即肺血流受损区域,也是肺气肿病变严重的部位。

LPS 能较敏感地反映肺血流灌注的细微变化,依据影像特点可分为 3 种类型:显著异质型(markedly heterogeneous),左肺或右肺中 2 个或 2 个以上相邻肺段的灌注成像强度与其余肺组织差别显著;中等异质型(intermediately heterogeneous),左肺或右肺中 1 个或 1 个以上不相邻肺段的灌注成像强度与其余肺组织差别显著;均质型(homogeneous),全部肺野中灌注成像强度无差别,或差别很小。其中显著异质型的手术效果最好,中等异质型次之,均质型差。

由于 HRCT 主要反映肺组织的形态学结构,而 LPS 体现的则是肺组织生理功能,因此两者的评价结论并不完全一致,两种方法可相互补充,如 LPS 能发现 CT 表现"均质型"肺中血流灌注不良的"靶区"。

肺灌注单光子发射计算机断层成像(SPECT)也已广泛使用,可在冠状、矢状和横断面进行三维显示,也可通过电影或静态方式显示。SPECT 对肺右下叶侧基底段和左上叶前段的显示优于 LPS。

4. **生理功能检查** 包括以下 4 个方面。

(1)肺功能检查:包括肺量计检查,主要内容是 FEV$_1$、TLC、FEV$_1$/FVC 和吸入 β 受体激动剂前后 FEV$_1$ 的变化;体积描记仪检查,内容是 RV、TLC 和 RV/TLC;弥散功能 D$_L$CO 检查。

(2)动脉血气:主要检查 PaO$_2$、PaCO$_2$ 和动脉血 pH 值。

(3)运动测试:运动测试既是术前患者体力和心肺功能的检查,又是疗效的评价指标。多用 6 分钟步行试验或踏车运动试验,测试时应监测血氧,维持血氧饱和度大于 90%,必要时吸氧。

(4)心功能测试:最基本项目是心电图,若因呼吸功能严重受损而无法进行普通的运动实验,可查多巴酚丁胺负荷下的超声心动图,或双嘧达莫负荷下$^{201}$T1 心肌灌注显像,必要时行冠脉造影检查。对于胸部 X 射线、心电图或超声心动检查提示肺动脉高压的患者,应行右心导管检查。

## 四、手术治疗

1. **手术原理** 目前认为 LVRS 的原理可能是多方面的,主要有以下几点。

（1）恢复胸膜腔负压,增加肺对细支气管壁的弹性回缩力:在正常情况下,具有弹性回缩能力的肺组织对相对柔韧的细小支气管有放射牵引力,保持支气管的扩张和通畅。肺气肿患者的肺组织弹性回缩力减弱,细小支气管的气流阻力增加。LVRS 后余肺扩张使牵引支气管壁的肺弹性回缩力增强,恢复了小气道的通畅,从而减少细小支气管的阻力,增加通气量,改善肺通气功能,这是肺减容术的最基本原理。

（2）增强呼吸肌作用:COPD 患者的周围肺泡膨胀,肺容积明显增大,使得胸廓明显扩张,膈肌低平。膈肌和肋间肌等主要呼吸肌群处于一种伸张状态,肌肉回缩明显受限,因而出现呼吸困难。LVRS 通过切除部分膨胀的肺泡组织,肺容积减少,使得胸廓直径缩小,膈肌也恢复或部分恢复原有的穹顶形状,呼吸肌恢复正常的收缩状态,伸张余地增加,从而改善驱动呼吸的功能。

（3）通气血流比例 $\dot{V}/\dot{Q}$ 改善:COPD 时周围肺泡的过度膨胀使残气量增加,血流灌注明显减少,引起高碳酸血症,同时邻近较正常肺组织受压,气体交换减少形成功能性分流导致低氧血症。选择性地切除无灌注或少灌注的大疱区域(靶区),使相对健康的肺组织复张,能改善通气血流比例,促进氧合。这也是非均质型肺气肿的肺减容手术效果普遍强于均质型肺气肿的原因。

严重肺气肿患者常合并右心形态或功能异常,发生率高达 40.1%,而合并严重肺动脉高压(>35 mmHg)者较少,仅为 5.4%。肺减容手术在改善肺功能的同时,并不增加休息和运动时的肺动脉压;而通过 LVRS 切除过度膨胀的肺组织后,余肺组织扩张可使肺毛细血管床得到充分利用,受压的相对正常肺组织的血管阻力下降,肺组织供血增加,同时胸廓内负压增大使体循环回流增加,这样使右心室的前后负荷均能达到较为理想的水平;随着呼吸功能的改善,心肌细胞摄氧更充分,有望改善心功能。

2.适应证与禁忌证　理想的 LVRS 患者应符合以下情况:一系列病理生理变化仅由肺气肿所致;病变分布不均一,存在可供切除的"靶区";胸廓过度膨胀。完全符合的患者极少,而由于 LVRS 大规模用于临床时间尚短,缺乏长期随访资料,目前的手术适应证是相对的,只是作为临床工作中患者选择的参考指标。目前相对认可的标准如下。

（1）适应证

1）一般情况:①年龄<75 岁;②营养状况 70% ~130% 标准体重;③戒烟>6 个月;④有能力参加康复训练,康复训练后能以 $1.6 \times 10^3$ m/h 的速度在踏板上行走 30 min。

2）中到重度肺气肿:①临床标准:明确诊断非肺大疱性肺气肿,严格内科治疗后仍有严重呼吸困难;临床稳定>1 个月;②影像学标准:肺气肿表现;肺过度充气表现;CT 和核素显像示病变分布高度异质。

3）生理功能检查:①肺量计:$FEV_1$<35% 预计值,以 20% ~40% 为佳;吸入 β 受体激动剂前后 $FEV_1$ 的变化≤20%;$FEV_1/FVC$≤60%;②体积描计仪:RV>250% 预计值;TLC>120% 预计值;RV/TLC>60%;滞留气量增加:TLC(体积描计仪测)>TLC(气体法测);③气体交换 $D_LCO$<50% 预计值;④左、右心功能正常。

（2）禁忌证:严格的手术禁忌证尚未确立,但严重的脊柱后凸畸形,平均肺动脉压>

35 mmHg,或收缩压>45 mmHg,严重的冠心病,既往胸腔手术史或胸膜固定,长期哮喘,支气管扩张症或慢性支气管炎伴大量脓痰已被公认为是 LVRS 的绝对禁忌证。

目前对手术适应证的争议主要集中于两点:①肺气肿合并肺癌可否接受手术? ②均质型肺气肿是否适合手术治疗?

肺气肿合并肺癌一般被认为是手术禁忌证,但有学者认为,LVRS 能改善患者的主观症状和肺功能,为重度肺气肿合并肺癌者的外科治疗创造条件,但需按以下标准严格筛选:①可行手术:重度呼吸困难、肺过度膨胀伴气道阻塞、异质性肺气肿、肺部包块、患者能承担术前康复训练、戒烟数周;②不可手术:胸膜腔受限、难以纠正的 $CO_2$ 潴留、无法切除的局部病变或转移、肺门部包块。如肿瘤直径≤2 cm 且位于靶区内,行 LVRS 即可同时切除肿瘤;位于靶区之外,则附加楔形切除术;如肿瘤较大,且所在肺叶肺气肿病变严重,可切除该肺叶。均质型肺气肿因其病变弥漫,手术效果不如非均质型,一般被认为是手术禁忌证。

3.手术辅助材料　为解决 LVRS 术后切缘漏气的问题,学者们做过大量研究,使用生物胶和加固材料来加固切缘以改善漏气。加固材料以垫片的形式钉合或缝合在切缘上。Cooper 认为理想的垫片材料除无菌和良好的组织相容性外,还应满足原料充足、无孔、易于切割,质地结实、肺复张后可防止切缘漏气,较薄、重叠后不影响切缘的牢固钉合等条件。经多种方法比较,最后认为牛心包片是理想的垫片材料,并在 20 世纪 90 年代中期将特制的牛心包片应用于 LVRS,使手术安全性大为提高。

笔者将止血纱布用作垫片,用强生 TLC75 型切缝器钉合于切缘,亦能收到较好效果。此止血纱布由强生公司生产,质地为氧化纤维素,是一种可吸收性止血剂,是由纤维素经氧化处理成为纤维素酸后所制成的薄纱。其作用机理是通过纤维素的作用,激活凝血因子Ⅱ,加速凝血反应,并促进血小板黏附。产品遇血(含组织液)能够迅速吸收、膨胀,促进凝血因子活化,生成血凝块堵塞毛细血管创端,患者使用这种止血纱布作为切缘加固材料,是利用它的促凝功能,使生成的血凝块堵塞肺组织切缘小裂口。据笔者经验,虽然其总体效果不及牛心包,但它在后者难于获得或手术经费受限的情况下是可以作为代替品的。

4.肺减容手术方法

(1)胸骨正中切口肺减容术:此切口不损伤胸壁肌肉组织,双肺暴露良好,尤其是肺的前部和尖部,通常根据术前影像学检查应用切开缝合器切除20%～30%病变最严重的肺组织。每一次操作形成的切缘应相互重叠,避免切缘间的脏层胸膜因张力过高而破裂。术中应间断复张术侧肺,以检查剩余的肺组织量和切缘形状。手术后将术侧肺通气,仔细检查有无漏气,残余肺是否充填了空腔。若顶部存在气腔,Cooper 等建议钝性分离顶部壁层胸膜以形成胸膜帐篷(pleural tent),实际上是利用剥离形成的血肿(影像学形似帐篷)来填充胸膜残腔,覆盖减容切缘。

(2)后外侧切口肺减容术:手术野暴露好,主要应用于单侧肺气肿,也可分次进行用于双侧肺气肿。主要优点是易于接近下肺叶,但损伤胸壁肌肉,对重症患者并非理想,且不可作为双侧同时手术的方法。

（3）电视胸腔镜肺减容术（VATS）：VATS 双侧肺减容术是目前欧美最常采用的术式。通过 VATS 进行双侧减容并发症较少，尤其在有广泛粘连的患者，VATS 能更容易地控制和封闭切缘漏气。对于高危患者或一侧胸腔粘连严重、肺气肿在双肺分布不对称者，则宜采用单侧减容。

5. 术后常见并发症

（1）漏气：持续漏气（漏气时间>7 d）是 LVRS 术后最严重的并发症之一，也是最常见的。部位多在切缘的外侧、松解粘连处和置胸腔镜套管部位的肺表面。激光代替切割缝合器效果并不理想，而用天然或人工合成材料制成的垫片加固切缘是解决切缘漏气的有效途径。另外，尽早拔除气管插管，避免使用呼气末正压通气也是必要手段。

（2）呼吸功能不全：由于终末期肺气肿患者术前肺功能很差，多有 $CO_2$ 潴留、营养状况差、呼吸肌疲劳、有慢性支气管炎等因素，术后容易出现呼吸功能不全甚至呼吸衰竭。防治措施包括控制输液量、加强呼吸道护理、适当应用抗生素等。

（3）其他：可能出现肺部感染、心律失常、心肌梗死、脑血管意外、上消化道出血等情况，可分别给予相应处理。

## 五、预后

LVRS 对患者肺功能、主观生活质量的近期疗效满意。但 LVRS 的远期疗效尚无定论。

综上所述，临床结果表明 LVRS 是一种治疗 COPD 的有效方法，不但可以明显改善症状，还可提高生活质量。但应该指出，LVRS 开展时间还比较短，病例选择、手术入路、手术方式、双侧病变同期手术还是分期进行等各方面还存在许多问题和争议，肺功能改善的中、远期效果的报道还不多，疗效尚未得到确定，因而其确切的临床价值尚有待进一步的观察和探索。

# 第四节　肺损伤

肺在胸腔占据了大部分空间，无论是开放伤或闭合伤，均容易引起肺的损伤。据统计，在严重胸部损伤患者中，有 21% 存在肺损伤，肺损伤的死亡率是 35%，其中一半的死亡非外伤直接导致。肺实质的损伤主要表现有损伤后肺功能不全、肺挫伤、肺裂伤及肺内异物等。

肺损伤的病因：肺损伤易被伴随的胸壁、胸膜损伤所掩盖，难以早期发现。造成肺损伤的原因多种多样，并且各种因素相互作用。①直接损伤：被创击部位发生单一或多发肋骨骨折、胸骨骨折造成肺的撕裂伤。②损伤后的冲击波：常由减速伤引起，如高处坠落伤、高速子弹伤等引起肺泡内出血。③冲击伤：即临床上所说的爆震伤，是指爆炸时引起

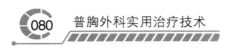

的冲击波正压和负压对胸内脏器所致的原发性损伤,可出现肺泡撕裂、出血、水肿等。④挤压伤:当胸部受到持续挤压时,声门处于闭合状况,升高的胸膜腔内压足以使肺破裂,如果挤压非常突然,即使声门未闭,也能造成肺破裂。

## 一、损伤后肺功能不全

全身各处严重的外伤后约10%的患者会突然出现肺功能不全,也称为休克肺、湿肺、肺硬化综合征。休克肺一词源于越南战争,用来形容无左心衰竭、无肺静脉回流障碍、无吸入伤(呼吸道烧伤、毒气吸入、吸纯氧、胃液误吸),伴有肺实变的急性损伤后肺功能不全,休克肺的进展主要与最初的低血容量有关。为纠正低血容量而大量输血、血浆代用品常常导致血容量过多而加重病情。

湿肺一词源于"二战",虽不十分确切,但仍广泛应用,用于形容休克时伴随着大量输血、输液,由肺挫伤本身及肺不张、肺水肿、气管支气管阻塞引起的氧合障碍。基于动物实验,一些学者认为,湿肺综合征的根本原因是自主神经系统受到刺激后的自我调节。

肺硬化专用来形容患者肺的顺应性已降低到需额外施加很大的压力才能维持肺通气的状况,这种情况常出现在临终前。

### (一)症状及体征

损伤后肺功能不全表现为低血容量休克、发绀、心动过速、低温、少尿、出冷汗,常伴意识障碍,随着病情进展,逐渐出现呼吸窘迫。

胸片示双肺继发性的肺野模糊、不透光区融合成片。

### (二)治疗

纠正低血容量(大剂量的输血、输液以纠正低血容量常常加重肺损伤)、控制性通气、抗凝、物理治疗、使用抗生素预防肺部感染。

损伤后肺功能不全患者应转入ICU监护,需要对以下几点进行连续而精确的检测:①心功能指数;②动脉压;③中心静脉压,有条件可做肺动脉压监测;④血气分析;⑤尿量,精确反应外周组织血液灌注和肾功能;⑥酸碱平衡;⑦褥疮的变化,特别在受压部位,如头枕部、肩胛骨、骶尾骨、脚跟等区域。

常常需要通过气管插管做较长时间的辅助呼吸,甚至控制性呼吸,此类患者损伤早期有以下几种通气模式可供选择。①正压通气:间歇性正压通气(ICPB)或持续性正压通气(CPPB),正压通气常常和呼气末正压通气(PEEP)同时使用。②间歇性指令通气(IMV)。③连续气道正压通气(CPAP)。这3种技术的使用获良好效果,不仅可使患者保存体力,而且还有利于支气管远端分泌物的排除,应定期给患者变换体位以维持通气血流比例的平衡。吸入空气应湿化。

静脉补液应慎重而精确,包括输血、高渗溶液(20%的白蛋白、右旋糖酐等),生理盐水。一旦血压正常,立即限制补液、影响心肌收缩力的药物。血管活性药的使用酌情而定。抗生素的使用颇受争议,取决于对感染、脓毒血症等易感因素的具体评估。休克本身损伤了机体的免疫机制;多处伤口易于坏死或感染,Foley 导尿管、气管切开、气管插管等构成了病原微生物侵入的潜在门户,支气管肺炎又常常加重原有损害,静脉插管也能引起败血症,这些因素促使预防性使用广谱抗生素。

在使用控制通气的早期,肌松药物的使用仍有必要,有助于减少肌肉活动,从而减少组织消耗氧气。

大剂量静脉内用肝素(或小剂量的皮下用药)仍有争论。赞同者认为,肝素能防止大血管内血栓形成,能有效地防止弥漫性血管内凝血,并有在脂肪栓塞患者中使用取得成功的例子。反对者则认为,肝素有引起严重(甚至是致命)出血及栓塞(很少造成危害)的危险。

提倡在早期大剂量使用甲强龙以对抗肺挫伤引起的早期损害,静脉内用 1 ~ 3 支/d,连续 3 d,以减少由休克缺氧引起的微循环渗出,肺毛细血管痉挛。

利尿剂现已广泛应用,以保持水电解质酸碱平衡,减轻肺水肿,改善通气和氧合,从而改善患者的预后。

$H_2$ 受体阻滞剂:西咪替丁、洛塞克等最近已广泛应用,用以减少胃酸,防止应激性溃疡。

## 二、肺挫伤

### (一)发病机制

肺挫伤大多为钝性伤所致,以交通伤最为常见。肺挫伤可以是单侧的或是双侧的。直接的打击、单纯性的减速伤、挤压伤、爆炸或高速子弹引起的损伤,都可导致肺挫伤。肺挫伤在闭合性胸部损伤中约占 13%。暴力局限时,往往仅产生小面积的肺实质挫伤,强大暴力可引起肺叶甚至整个肺的损伤。高速投射物亦可在弹道周围产生肺挫伤。钝性损伤时冲击波通过胸壁向内传导,挤压肺实质,然后释放造成损伤,引起肺实质的出血、水肿。外力消除后,变形的胸廓弹回,在增大胸内负压的一瞬间又可导致原损伤区的附加损伤。肺挫伤的严重程度与肋弓的弹性,胸部的柔韧性密切相关。外部的保护减缓打击力度,厚重的衣物能减轻挫伤。

### (二)病理

无论何种原因引起的肺挫伤,其病理学改变都是相似的。由于肺循环压力低,肺泡内及肺泡周围缺乏支持组织,加上毛细血管内压与血浆渗透压之间的平衡又不稳定,易使肺组织对创伤产生一系列独特反应。病理检查发现肺挫伤时,在大体上肺的完整性并无破坏,重量变重、含气少、不易萎缩,外观呈暗紫色。光镜下所见主要是肺泡毛细血管损伤,并有间质及肺泡内的血液渗出及间质性肺水肿。红细胞及渗出液广泛地充满肺泡内,肺泡间隙出血,而大多数肺泡壁是完整的。Fulton 等动物实验观察到:在伤后 12 ~ 24 h 里肺挫伤病变进行性发展,最初为肺泡和间质内出血,致使肺泡破坏,少量肺泡结构萎陷。在 1 ~ 2 h 内,损伤的肺开始出现水肿,单核和多核细胞的浸润。伤后 24 h,肺的结

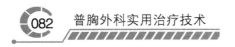 

构几乎由大量的中性粒细胞和单核细胞成分所代替,而多核细胞也与大量单核细胞混合出现,并含有蛋白的渗出液。

### (三)病理生理

肺挫伤后对呼吸和循环功能产生影响,其病理生理学基础主要表现如下。

(1)肺气血屏障改变:由于挫伤后肺泡及间质充血、水肿,使肺泡间隔变厚,肺气血的屏障发生改变,氧气和二氧化碳的弥散距离增加,肺泡膜弥散功能降低,影响红细胞的氧含,使肺静脉血氧饱和度降低及二氧化碳滞留。由于肺比其他脏器具有易于渗漏体液至间质的特性,若在治疗中输注大量含钠溶液可引起胶体渗透压降低,使体液经毛细血管渗出增多,加重间质性肺水肿,也更加重了气血屏障的改变从而导致低氧血症。

(2)肺内分流对低氧血症的影响:①肺顺应性降低所产生的影响,研究证实肺挫伤时肺的肺泡表面活性物质出现障碍,肺泡表面活性物质减少,引起肺泡表面张力升高,肺顺应性降低,肺泡通气量减少,导致 $\dot{V}/\dot{Q}$ 下降,造成肺内分流而引起低氧血症。②肺不张所产生的影响,肺挫伤后由于肺实质结构的破坏,肺泡和间质出血、水肿,以及邻近肺泡充满血液而致肺不张外,尚因伤后血液、液体及细胞碎屑的积聚阻塞小气管及肺泡,以及气管及支气管黏膜因损伤刺激分泌物增多,胸壁软组织损伤所致疼痛使胸壁活动减低,咳嗽受抑制而影响气管内分泌物排除等因素更加重或引起肺不张,使肺通气与灌流失调,肺内分流增加。

(3)肺挫伤与心排出量的关系:严重肺挫伤时,由于存在大量肺内分流和严重的低氧血症,为了维持氧的输送,因而机体代偿性地加快心率及增加心排出量,如低氧血症得不到纠正,患者长时间处于高心排,可导致心力衰竭,心脏先代偿则进一步引起组织灌注不足及乳酸增高,在呼吸性酸中毒基础上产生代谢性酸中毒,心肺功能互为因果,形成恶性循环。但应指出,在肺挫伤时也可伴有心肌挫伤,在这种情况下,心脏收缩力减弱,心排出量下降。

(4)肺挫伤与成人急性呼吸窘迫综合征(ARDS):ARDS 是严重创伤后常见并发症之一,而肺挫伤更容易发生,一组 3 521 例高速交通事故伤的报告中,将肺挫伤作为独立损伤,其 ARDS 的发生率最高,如有休克则更增加了 ARDS 发生率。肺挫伤后所致 ARDS 与肺出血、水肿、肺内分流、无效腔增大、肺顺应性降低及高凝状态等有直接关系,如果处理不当,病情加重,则增加了发生 ARDS 的可能性。此外,严重肺挫伤是因强大暴力引起,常合并其他部位损伤而出现休克,因此,肺的直接损伤或作为靶器官,在创伤及休克基础上机体组织产生一系列体液因子及细胞因子,引起一系列病理生理改变,成为创伤后ARDS 发病的基本因素。

### (四)临床表现及诊断

(1)临床表现:局限而不严重的肺挫伤,其症状往往为合并的胸壁损伤所掩盖。而多在 X 射线检查时发现。严重病例有呼吸困难、发绀、心动过速及血压下降,咯血亦为常见的症状。患者肺部有湿啰音,呼吸音减弱甚至消失。

（2）血气分析：大多数患者有低氧血症，出现在创伤早期，胸部X射线检查可能尚无明显表现。

（3）X射线所见：70%的病例X射线的表现在受伤后1 h内出现，余下30%可以延迟到4～6 h。而且肺挫伤程度与胸部X射线表现出现时间没有明显关系。肺挫伤的X射线表现为范围及部位不同的斑片状边缘模糊阴影。有时为融合成片状的不透光区。肺挫伤的不透光区不按肺叶、肺段的分布，因此不同于初期的支气管肺炎。

（4）CT检查：肺挫伤后10 min，扫描显示有改变，伤后2 h更为显著。

## （五）治疗

轻型的肺挫伤无需特殊治疗，一般很快就可吸收而好转。当肺严重挫伤时，应及时有效地进行处理。

（1）及时处理合并伤，如浮动骨折、内脏破裂、气胸及血胸等。

保持呼吸道通畅：对气管内存在的血液、渗出液及分泌物必须及时清除。鼓励咳嗽排痰，可采用鼻导管吸痰。若不能达到目的，应行气管切开。气管切开除便于吸引外，尚可减少呼吸道的阻力和无效腔。对严重的肺挫伤、呼吸困难显著、潮气量低、有分泌物潴留的患者应及时行气管切开。

（2）止痛：适量给予止痛药物，或行肋间神经封闭，以减轻胸壁疼痛。

（3）给氧。

（4）抗感染：肺部感染是常见的并发症，可加重呼吸功能不全，所有患者均应给予广谱抗生素治疗。

（5）对严重肺挫伤应给予肾上腺皮质激素，其保护作用的机制被认为是激素可稳定溶酶体，降低毛细血管通透性和抗炎本性；可明显降低血管阻力，使肺组织内减少分泌和水肿，并降低右心负荷，减少并发症。后期常规应用激素，能抑制血小板聚集，防止毛细血管床微栓形成，抑制细胞内激肽和花生四烯酸的释放，能阻止补体激活和减少活化补体与细胞受体结合，以减少白细胞聚集和肺纤维化。皮质激素宜早期、大剂量、短疗程应用。

（6）限制水分及晶体液输入，适量输注白蛋白、血浆或全血。如果复苏时已输入大量液体，可给利尿剂。呋塞米能减轻肺静脉收缩，先降低肺毛细血管床的静水压，后产生利尿效果，一般用量为40～80 mg，有助于肺水肿的消退。

（7）有支气管痉挛时，可用解痉药物。

（8）监测血pH及血气分析，若有代谢性酸中毒，应予纠正。

（9）机械通气治疗：若患者出现呼吸窘迫和低氧血症，$PaO_2 < 60$ mmHg，$PaCO_2 > 50$ mmHg，肺内分流>25%，应立即进行气管内插管或气管切开给予机械通气治疗。对肺挫伤采用呼吸器治疗，能防止或减少肺出血、血肿，促进不张肺的膨胀，保证充分供氧，纠正低氧血症。

（10）手术治疗：由于肺挫伤病变广泛，而且所引起的功能紊乱亦非局限，绝大多数均不采用手术治疗。但当患者咳嗽剧烈和有严重咯血的单肺叶挫伤，保守治疗未能控制，

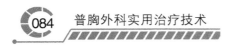

则通过切除明显充血及出血的损伤肺叶可迅速改善患者的情况。

## 三、肺裂伤

肺裂伤亦为常见的闭合性胸部创伤,由肺循环压力较低所引起的血胸和气胸经适当处理后可很快恢复,需要手术治疗的严重肺裂伤不多。一组 210 例钝性创伤所致之肺损伤中,仅 13 例(62%)需要急症开胸手术,这些患者均为广泛性肺裂伤。

### (一)发病机制

闭合性损伤引起肺裂伤可有两种不同的机制。

(1)胸部创伤发生肋骨骨折,尖锐的肋骨断端直接刺伤肺,裂口由胸膜表面向内朝肺门伸延,边缘比较整齐,如刀割。损伤程度可由浅表至中等深度,甚至肺组织被劈为两半。

(2)非肋骨骨折直接引起的肺裂伤是在胸部遭受外力挤压的一瞬间,声门突然关闭,胸廓下陷,肺内、气管及血管压力突然增加,继而随着挤压力的消除,变形胸廓弹回,胸腔内压力产生急剧下降,如此的胸腔内压力骤然增加或降低产生剪力,导致肺破裂。这种裂伤多不整齐,呈锯齿状,常有多处裂口。

如果脏层胸膜未破裂,血液可聚积在裂口内形成血肿,或血液逸入气管,而引起大咯血;如果脏层胸膜破裂,则表现为血气胸。

### (二)临床表现及诊断

(1)血胸及气胸:肺裂伤的主要表现为血胸及气胸,轻度的肺裂伤由于肺循环压力低,所引起的血、气胸多不严重,经胸腔穿刺或闭式引流等措施,可以很快恢复。甚至 X 射线检查,亦见不到肺裂伤的残影。严重的肺裂伤常有严重的血气胸,有时采用闭式引流亦难以控制。患者可有皮下气肿、呼吸困难及紫红等表现。

(2)休克:严重肺裂伤常伴有较大血管的损伤,因而出血量较多,可表现休克。

(3)咯血:创伤后咯血是肺损伤的证据,周边轻型裂伤可无咯血,或咯血出现时间较迟,血量少;严重的肺裂伤,可有大咯血,而且多在伤后很快发现。

(4)支气管镜检查:可以确诊有无气管及支气管的断裂,有时尚可借以判断出血的部位。

(5)X 射线检查:对较重的肺裂伤,于气胸或血胸经引流后,胸部 X 射线可见大块状阴影。同时尚可观察有无肋骨骨折及其他胸内损伤。

(6)注意合并伤:由于引起肺裂伤的暴力多较强大,因此除注意胸部本身的损伤外,尚应注意其他部位的合并伤。

### (三)治疗

通常大多数轻型肺裂伤,以姑息治疗能够很快自行愈合,出现有以下情况,则应急诊开胸探查。

(1)由胸腔闭式引流流出血液,每小时超过 200 mL,有活动性出血者。

（2）严重漏气，经胸腔闭式引流后症状改善不明显，即使气管镜检查时发现支气管破裂者。

（3）危及生命的大咯血。探查时，根据术中所见裂伤的严重程度，施行裂伤缝合、肺叶切除甚至全肺切除。对裂口较深施行单纯缝合的病例，应仔细找出漏气的支气管及出血的血管行结扎或缝合，术后保持胸腔闭式引流通畅，促使肺及早膨胀。

# 第五节 肺栓塞

肺栓塞（pulmonary embolism，PE）通常系指血栓栓塞，即静脉系统内形成的血栓突然脱落，顺血液循环进入肺动脉导致其阻塞的临床急症。其发病急骤，小的栓子可仅表现为胸痛、呼吸困难，而较大的栓子则可引致严重的循环呼吸紊乱、缺氧、休克乃至猝死。

肺栓塞随年龄增加发病率增加，男性可能多于女性，西方人有可能多于东方人，但具体差别尚不清楚；肺栓塞的发生存在特殊的高危人群，但也有找不到任何原因或者诱因者。肺栓塞的流行病学特点是漏诊率高、误诊率高和死亡率高，在死亡前得到诊断者不足 50%；75% 肺栓塞死亡发生于首次住院期间。我国近年诊断的肺栓塞病例不断增加，是临床医师对肺栓塞发病的意识和认识提高的结果。由于本病多为住院各科患者尤其是术后患者的急性并发症，或发生于院外，病情多属危重，目前对肺栓塞的认识尚显不足，而肺栓塞的诊断虽主要有赖于核素肺扫描及肺动脉造影，但患者的症状、血气分析、心电图及 X 射线平片均可呈现有意义的表现，因此，临床资料的综合分析对诊断有重要价值。

肺栓塞以内科抗凝与溶栓治疗为主，但有部分病例须以外科手术抢救；少数患者转为慢性肺动脉栓塞，手术治疗是唯一的方法。

## 一、急性肺动脉栓塞

急性肺动脉栓塞通常系指肺动脉血栓栓塞（pulmonary thrombo embolism），即在周围静脉系统或右心腔内形成的血栓突然脱落后进入肺动脉属支，导致其急性阻塞而发生以循环呼吸紊乱为主要表现的病症。虽然进入肺动脉形成栓塞尚可有其他一些原因，诸如空气或其他气体、肿瘤组织、细菌赘生物、寄生虫、子弹头或其他致伤物、医源性器材、羊水、脂肪颗粒等均构成病理学上广义的肺动脉栓塞，但均属少见，且其临床过程及处理均与血栓栓塞迥异，故一般将肺动脉血栓栓塞称为肺动脉栓塞，从临床角度二者可以认为同义，也可简称为肺栓塞。

肺栓塞不等同于肺梗死，后者是在肺栓塞的基础上发生的肺实质出血性坏死。由于肺组织的氧供应有 3 个来源，即肺动脉、支气管动脉和肺泡的直接弥散，在肺动脉完全阻塞后同时又有后两个途径供应不足的情况下，如原有某些心肺疾病，才会发生肺梗死，其发生率只占肺栓塞病例的 10%～20%，二者不应混淆，更不能等同。

当栓塞发生在肺动脉主干、分叉部、左右肺动脉主支或 2 个肺叶动脉以上、动脉阻塞范围达到或超过肺动脉总量 50% 以上即可致明显的血流动力学紊乱,称为大块肺栓塞(massive pulmonary embolism),往往迅即导致死亡,是心源性猝死的一个重要原因,也是外科手术治疗的主要对象。

### (一)病因和发病机制

1. **Virchow 三联征**　进入肺动脉的栓子来自形成于深静脉内的血栓(deep vein thrombosis,DVT),尤其是下肢近端深静脉和盆腔内静脉,而很少来自上腔静脉系统。血栓一旦从静脉壁脱开并进入循环后仅历时数秒钟即经右心进入肺动脉。静脉血栓可以是完整地进入肺动脉的较大支,也可能在右心被冲碎后成为较小的栓子再进入肺动脉的分支。Virchow 指出的静脉血栓形成的 3 个基本因素是公认的致病机制。

(1)血流淤滞:长期卧床,肢体固定,充血性心力衰竭导致周围静脉回流减慢,腹压增高、下肢或盆腔静脉受外压(如妊娠)等造成静脉血流淤滞的因素均可使血液凝固因子充分聚集于局部,血小板贴附于静脉壁从而启动血栓形成机制。静脉瓣形成的窦多为血流淤滞的所在,血栓易于在此形成并逐步向血管腔内延伸。左侧下肢 DVT 多于右侧有其解剖学的原因:左髂总静脉汇入下腔静脉的角度较右侧为锐,其前方受右髂总动脉跨越,乙状结肠位于盆腔左侧,这些均使左髂总静脉的引流不如右侧,更易受到病理因素的影响。

(2)静脉损伤:髋部与骨盆的损伤,下肢手术尤其是髋部手术后易并发 DVT 与此有关。麻醉后静脉壁平滑肌张大松弛,使内皮细胞受到牵张、内皮下胶原纤维暴露促使局部凝血发生则是麻醉手术后发生 DVT 的一个重要因素。长期卧床(尤其在老年患者)、雌激素应用以及孕妇因激素影响等所致血管平滑肌松弛也产生类似的情况。

(3)血液高凝状态:即各种凝血前质的过量存在或活性增强和(或)抗凝血因子减少的状态。如手术后内源性组织凝血活酶的释放增加、血液纤溶系统活性下降,妊娠时纤维蛋白原、第Ⅶ、Ⅷ、Ⅸ、Ⅻ凝血因子增加及抗凝血酶Ⅲ减少,纤溶活性下降;口服避孕药及雌激素制剂的长期应用者肺栓塞的发生率增加。美国的一项研究表明口服避孕药的妇女肺栓塞发病率增加 3 倍,可能也是通过这一机制,包括抗凝血酶Ⅲ减少、纤溶酶原激活因子减少、血小板聚集性增加、血液黏度上升等。血栓栓塞易出现于肿瘤患者,尤其是胰腺癌、乳腺癌、肺癌等,甚至可发生在肿瘤被检出之前,也主要是血液凝固性上升而纤溶活性下降的缘故。据报道肺栓塞患者的肿瘤发生率为 6%。由于血小板、白细胞及纤维素不断的沉积而使血栓长大,它可以沿血流或逆血流方向发展增大,使梗阻症状加重。

由于以上述及的原因,心脏疾病(特别是充血性心力衰竭或房颤)、长期卧床、外科手术后、高龄、恶性肿瘤、妊娠、肥胖等肺栓塞易发因素,均与上述 3 个发病机制密切有关,这 3 个基本因素被称为血栓栓塞症的"Virchow 三联征(Virchow triad)"。

2. **栓子来源和好发部位**　PE 最初起源于体循环静脉,且大多数栓子起源于髂静脉及股静脉。髂股静脉及盆腔静脉是栓子产生的最常见部位。如不经治疗,大约 50% 的髂静脉、股静脉栓子引起栓塞。小腿静脉血栓亦可能是栓子的来源,5% ~20% 的患者,小腿静脉血栓会从小静脉延伸到大腿及盆腔大静脉,但通常不引起 PE 严重的临床症状。

其他可能来源包括下腔静脉、锁骨下静脉、腋静脉、颈内静脉以及颅内海绵窦。亦应考虑到肿瘤栓子,如肾细胞癌在病程早期即发生转移;此外 PE 也有可能由弹片引起。

　　临床上和尸检中发现的肺栓塞以发生在 1 个或 1 个以上肺叶动脉为主,下叶多于上叶,右肺多于左肺,这与肺动脉的血流量分布有关。肺动脉左右主支栓塞较少,而肺动脉主干栓塞及分叉部的跨栓则更为少见。

　　肺动脉梗死应和 PE 相鉴别。PE 经常发生,而肺动脉梗死发生较少。从病理角度看,梗死是指直径小于 5 cm 的肺组织由于局部出血而引起间质坏死。PE 是否会引致肺动脉梗死取决于被栓塞动脉的大小、阻闭的程度、支气管动脉的供血情况以及栓塞肺的肺泡通气状态等。在大部分病例中,由栓子引起的梗死出现在以前就患有充血性心力衰竭和肺部感染的患者。原有心肺疾患者因可存在肺毛细血管压力增高以及低心排出量影响支气管动脉供血、肺泡通气功能不佳等因素,较原无心肺疾病的患者更容易发生肺梗死。位于远端的肺段或更小的动脉支栓塞较之大的肺动脉支栓塞易于发生肺梗死,急性大块肺栓塞时很少有肺梗死发生。肺梗死多位于肺周边部位,病变为肺泡内出血及肺泡壁坏死,一般不超过 5 cm 范围,病灶常呈楔形,基底朝向肺表面,或为片状,呈红色,附近的胸膜可有血性渗出反应,梗死的组织日后可被吸收,不遗留瘢痕或仅有少许纤维条索。除出血性梗死外还可有肺水肿及肺不张出现。

　　反常栓塞(paradoxic embolism)是指血栓通过心脏内的缺损(如未闭的卵圆孔、房间隔缺损或室间隔缺损)而引起全身器官的栓塞。此种情况在右房右室高压存在时更容易发生,但大部分患者在存活时能得到诊断。

　　肺栓塞发病后如患者生存,则大多数栓子于 7～12 d 被炎症细胞浸润而与管壁粘连,14 d 后开始溶解吸收,21 d 后大部被溶解,少数患者可历时数月,而核素灌注扫描恢复正常血流则多需 1 年。有的栓子可自行碎裂进入远端较小的分支从而缩小栓塞范围,改善病理生理进程。少部分血栓可以持续黏附于动脉管壁上,继而机化使管腔呈现狭窄形成慢性肺动脉栓塞。在大块肺栓塞时,右心室急剧扩张,左室则心肌严重缺血,心内膜下心肌可有多发的灶性坏死。

　　**(二)病理生理**

　　就栓塞后的病理生理改变而言,动脉栓塞产生的机械因素比反射反应重要得多。肺动脉栓塞引致的病理生理紊乱主要机制是右心室出口的机械性梗阻,反射及体液因素也起着一定的作用:反射因素主要为当肺动脉的大支栓塞时,反射性地引起全部肺血管强烈收缩以及冠状动脉反射性痉挛而进一步导致心肌缺血;体液机制主要是血栓中释出的5-羟色胺、组胺、$TXA_2$、$PGF_2$ 等以及内皮素均为使肺血管和支气管发生强烈收缩的物质,这些都进一步加剧了机械性梗阻所致的循环呼吸紊乱。病理生理改变的程度与肺血管床阻塞的范围、栓塞发生后的时间以及是否原有心肺疾患等有关。

　　由于栓子的机械梗阻及继发性痉挛导致肺循环血量骤减,以及右心室急性扩张、室间隔左移均使心充盈血量不足,心排出量随之下降引起休克,同时大片无血供区域的肺不能进行气体交换以及支气管痉挛等原因可引起严重缺氧。此外,右室流出受阻,右室后负荷急剧增加引起急性肺心病乃至右心衰竭,是急性肺栓塞的主要病理生理改变。

1. **体循环低血压与休克** 栓子的机械性及痉挛性梗阻使肺动脉血流严重受阻,左心的前负荷不足,心输出明显下降,导致一种特殊类型的心源性休克-梗阻性休克(obstac-tiveshock),并为该类型休克的典型代表。它与一般性的心源性休克不同之处为:心排出量下降并非由于泵功能不足,而是心内血流通道的急性梗阻。血流动力学的特点为右房右室及肺动脉压力增高、心输出量下降以及反射性体循环血管痉挛致体循环阻力上升。冠状动脉的反射性痉挛使心肌缺血缺氧,加剧了循环功能障碍,可致急性脑缺氧、昏厥、抽搐,严重者心搏骤停猝死。

2. **肺动脉高压与右心衰竭** 因肺循环阻力的骤然上升,肺动脉压力有相应的增高,在原无心肺疾病的患者肺动脉压升高的程度与栓塞的范围相关,当肺血管床阻塞达 30% ~ 50% 时,肺动脉平均压(MPAP)可达 20 ~ 30 mmHg;阻塞达 50% ~ 70% 时,MPAP可达 30 ~ 40 mmHg;但一般不会超过 40 mmHg。此为右室的急性代偿性收缩增强一般所能达到的最高压力。肺血管床阻塞超过 50% 时,右室可因负荷过重而失代偿,出现右室舒张末期压力上升,右房压及周围静脉压随之上升,右室衰竭而肺血流量进一步减少,心排出量也更为下降。

3. **低氧血症** 较大的肺栓塞通常均伴有明显的 $PaO_2$ 下降,其发生机制是多方面的。

(1)栓塞的肺血流缺如或明显减少以及支气管痉挛等原因形成的无效腔通气及通气血流比例失调。

(2)支气管痉挛及肺顺应性下降,气流阻力增加导致通气功能障碍。

(3)肺泡Ⅱ型上皮受损,肺泡表面活性物质减少导致肺泡萎陷与不张,以及肺泡通透性增加致局部肺水肿形成肺内分流及弥散功能的下降。

(4)心排出量减少不能满足周围组织的氧摄取,回心的混合静脉血氧分压下降使肺内分流量更为增高。

(5)未栓塞的肺内血流通过毛细血管床速度增加,减少了氧合所必需的弥散时间。

(6)如原先存在卵圆孔未闭,则当肺动脉高压出现时可在心房水平形成心内右向左分流。

低氧血症是肺栓塞的一个重要征象,临床上如 $PaO_2 > 90$ mmHg,则肺栓塞的可能性甚小。

4. **低碳酸血症** 由于尚不完全清楚的原因,肺栓塞时呼吸中枢兴奋,呼吸加快,每分通气量增加,不仅抵消了肺血管阻塞后的生理无效腔增加并升高 $PaCO_2$ 的效应,且 $PaCO_2$ 常降至 35 mmHg 以下,吸氧后即使 $PaCO_2$ 达正常也不能阻断这一反应,故可能是栓塞区域的肺部经由迷走神经介导的某种反射引起。当伴有剧烈胸痛时由于通气量增加受限,$PaCO_2$ 也可不下降而呈现出生理无效腔增加的 $PaCO_2$ 上升效应。

上述各项循环呼吸的病理生理改变均与肺血管阻塞的范围相关。在原有心肺疾病的患者,较小的栓子可引起较大的病理生理改变,而在心肺原属正常的患者则可参考以上数值改变(如 MPAP)而大致估计栓塞的范围。

### （三）临床表现

肺栓塞与其他心脏呼吸系统疾病的临床表现相似，如心肌梗死、胸膜炎、哮喘、慢性阻塞性肺疾病（COPD）和胸内肿瘤，其表现都有与肺栓塞相似的地方。在典型的 PE 病例中，可有呼吸困难、胸痛、咯血和低血压，但仅根据这些临床表现并不能做出肯定的诊断。

依据栓子大小的不同，肺栓塞的表现迥异，最轻的可以没有症状，而最重的呈现突然死亡。一般临床上可分为 3 种类型：①中小型栓子主要表现为程度不同的呼吸困难、胸痛胸闷，心率增快与头晕等；②合并肺梗死者出现咳血痰、胸膜刺激症状及肺实变，胸腔渗液体征；③大块肺栓塞则以急性循环功能不全为主要表现——低血压、休克、昏厥。

1. 呼吸困难　突然发生的，且气道与肺部体征甚少的呼吸困难是本病特点。呼吸困难的轻重程度不一，轻者仅为活动后气短，严重者感到窒息有恐惧乃至濒死的感觉。呼吸状况特点为浅而快，且发生突然，是病史中的要点，其发生率在 80% 以上。

2. 胸痛　也是主要症状，出现率在 80% 以上。较大的栓塞胸痛部位在胸骨后，沉闷或压榨性疼痛类似心绞痛发作，并可向颈、肩部放射，其机制可能系冠状动脉痉挛。较小的栓塞当有肺梗死时可出现胸膜炎性疼痛（pleuritic pain），随呼吸加重，因此胸式呼吸运动可受到限制，疼痛部位相当于梗死区域，为胸膜的反应性炎症所致。

3. 咯血　发生率不高，约为 30%，多见于肺梗死时，量少，鲜红色，日后渐变为暗红色。

突然发生的呼吸困难、呼吸急促和胸痛是肺栓塞的主要临床症状。在一个并无心肺疾患病史的患者出现以上情况应高度疑及本病。

其他较为次要的症状有，因脑供血量骤减引起头晕甚至晕厥，支气管痉挛出现哮喘，以及因低血压、缺氧而出现流冷汗、烦躁及恶心呕吐等。

4. 心肺体征　心率增快常超过 100 次/min，呼吸通常超过 24 次/min，$PaO_2$ 过低时可有发绀。由于急性肺动脉高压，半数以上患者有肺动脉瓣第 2 心音亢进、分裂以及少数患者可有奔马律、三尖瓣关闭不全杂音。肺部听诊可有哮鸣音、啰音、胸膜摩擦音、肺血管杂音等，但出现率均不高，大多是肺部"无异常体征"，与呼吸困难症状甚不相称，是其特点之一。

此外，查体时应特别注意有无下肢 DVT 的表现，如一侧肢体肿胀或周径增粗，浅静脉扩张、静脉区炎症、压痛，腓肠肌压痛、Homan 征（足背伸时腓肠肌痛）等，因约 90% 的肺栓塞来自下肢 DVT，在有上述临床症状的患者，如有下肢 DVT 的表现则为对临床诊断的有力佐证，细致的临床体检包括双侧肢体周径测量对比，在大部分病例能有阳性发现。

### （四）辅助检查

1. 实验室检查　本病的实验室检查可有一些异常所见，如血清胆红素增高，LDH、ALT、FDP、可溶性纤维蛋白复合物（soluble fibrin complex）等的增高，但都没有决定性的意义。心肌酶谱检查有利于 PE 与 AMI 的鉴别诊断。

2. 动脉血气　90% 以上的病例均有显著的 $PaO_2$ 下降，大多在 80 mmHg 以下，其下降程度与肺动脉床阻塞范围成正比,但在原有心肺疾患的患者,较小的肺栓塞也可有明显的 $PaO_2$ 降低。若 $PaCO_2$ 下降而胸片所见不能对此做出充分解释,则高度提示肺栓塞。反之,如 $PaO_2>90$ mmHg 则肺栓塞的可能性很小。

3.心电图　大多数肺栓塞患者即使没有心脏或肺疾病的历史,心电图也会出现异常。在鉴别与肺栓塞表现相似的其他疾病方面,心电图有重要帮助。右室负荷加重、扩张以及急性心肌缺氧是肺栓塞时心电图变化的病理基础。通常均有窦性心动过速,栓子较大可出现右室超负荷或扩张的图像,在由于大片肺栓塞而引起急性肺心病的病例,可出现肺型 P 波,电轴右偏,完全或不完全右束支阻滞,或右室劳损的其他表现。广泛 T 波倒置与 ST 段压低或抬高反映冠状动脉痉挛。ECG 改变可在数日内即恢复或呈一过性,几小时甚至若干分钟即可消失,故须多次检查或连续监测。亦可出现其他多种心律失常如室上速心动过速、心房扑动、心房颤动等。在较小体积的肺栓塞患者中,有少数 ECG 仅表现为窦性心动过速甚至正常。

ECG 的主要作用在于和急性心肌梗死(acutx mvocordial infarction,AMI)鉴别:急性肺栓塞时可以出现胸痛,若心电图呈现类似下壁或前间壁心肌梗死图形,易误诊为 AMI。一般说来,AMI 时 ST-T 变化持续时间长,有一定的动态演变规律,而急性肺栓塞 ST-T 改变常为暂时性和一过性的,不符合 AMI 心电图的动态演变规律;AMI 可以表现为下壁合并广泛前壁心肌梗死,但很少有下壁合并前间壁心肌梗死这一组合形式,而急性肺栓塞时常同时出现以上两部位缺血、损伤和坏死图形。不仅如此,二者在其他方面也有所不同:AMI 时心率可快可慢,急性肺栓塞时常有窦性心动过速;前者血清心肌坏死标志物——肌钙蛋白(cTnI 或 cTnT)升高,后者却是正常。

(1)与急性下壁心肌梗死鉴别:①急性肺栓塞患者 Q 波一般仅限于Ⅲ导联,有时也可见于 aVF 导联,且多达不到病理性 Q 波的诊断标准,而急性下壁心肌梗死在所有下壁导联均可出现病理性 Q 波;②急性肺栓塞患者 ST 段轻度抬高,呈"阶梯状",也可表现为 ST 段下移,局限于某个下壁导联;而急性下壁心肌梗死所有下壁导联均出现 ST 段弓背向上抬高;③急性肺栓塞患者 aVR 导联可出现终末 R 波,而急性下壁心肌梗死 aVR 导联为起始 r 波;④如Ⅰ导联出现 S 波,同时呈右束支阻滞图形,提示肺栓塞,但Ⅰ导联 S 波偶也可见于下壁心肌梗死伴左后分支阻滞;此外,心肌梗死引起的右束支阻滞图形多见于前壁心肌梗死而非下壁,除非下壁心肌梗死合并右心室梗死。同时出现肺型 P 波也多提示肺栓塞。

(2)与急性前壁、前间壁心肌梗死或缺血鉴别:肺栓塞时常见左胸前导联 ST-T 波改变,极易误诊为急性前壁、前间壁心肌梗死或缺血。两者的主要区别为:①肺栓塞患者胸前导联 T 波倒置持续时间较长,可达 3～6 周,而心肌缺血 T 波倒置为一过性,急性心肌梗死的 T 波倒置则有其独特的演变规律;②肺栓塞患者的 T 波倒置多呈对称性,倒置的深度不等,一般自右向左逐渐变浅,借此可与冠心病相鉴别;③与急性心肌梗死不同,急性肺栓塞患者右胸前导联 ST 段抬高程度较轻,多数不呈弓背向上抬高,且无动态演变。

4.X 射线检查　在多数患肺栓塞的患者,最初胸部平片无明显异常改变,但数日之内,90%以上的患者可出现异常影像,包括片状肺不张、胸膜腔积液、单侧膈肌升高、肺动脉突出等。胸部平片在确诊 PE 时价值有限,作用在于排除其他症状类似的疾病(如气胸)。在栓子所在的部位可能有肺血管纹理的减少,但只是一个不恒定、不可靠的征象,在 PE 患者中发生率不到 10%。

**(五)诊断与鉴别诊断**

1. 诊断　确定性的诊断方法则为肺部核素扫描检查与肺动脉造影。

(1)放射性核素扫描:即肺通气血流比例($\dot{V}/\dot{Q}$)显像,为无创伤性、简便、安全、敏感性较高的方法,一般肺亚段以上的病变均可发现。目前在国际上已被公认为是诊断 PE 的标准筛选检查。根据 Biello's 评价标准,肺通气、灌注显像结果可分为正常、低度可疑、中度可疑和高度可疑。正常和低度可疑者基本可除外 PE,高度可疑者 PE 的可能性大于 90%。同时 $\dot{V}/\dot{Q}$ 显像可为选择性肺动脉造影指示病变部位,减少操作时间,提高阳性发现率,也可作为疗效监测指标。同时可检出无症状的 PE:在 DVT 患者中,只有少数合并有症状的 PE,若对无 PE 症状的 DVT 患者做 $\dot{V}/\dot{Q}$ 显像,其中约 51% 有 PE,这些患者经抗凝治疗,疗效是相当满意的。

肺灌注显像所用标记药物是 $^{99m}$Tc-MAA(人血浆白蛋白聚合颗粒),MAA 颗粒直径为 10~100 μm,而肺毛细血管直径约 10 μm。当静脉注入 $^{99m}$Tc-MAA 后,将均匀分布于双肺,并暂时嵌顿于肺小动脉和毛细血管内,肺局部放射性量与肺动脉的血流灌注量成正比。当栓子将肺动脉某一支阻塞,该区域即可见放射性减低或缺损区。但单独灌注显像缺乏特异性,因为在某些疾病如肺炎、肺不张、气胸及慢性阻塞性肺疾病,当通气降低时,肺血流灌注也降低,一些肺实质性病变,如肺气肿、结节病、支气管肺癌及结核等也可引起通气及灌注的降低。因此,上述灌注的缺损并非特异性,仍需有肺通气显像,让患者吸入 $^{133}$Xe 等放射性气体,也可用放射性气溶胶发生器,将 $^{99m}$Tc 标记的某些药物雾化成放射性气溶胶让患者吸入,沉着于肺泡,然后体外显像,以反映气道通畅情况。PE 者肺通气、灌注显像特点为:通气显像正常或大致正常,而灌注显像呈放射性缺损区。$\dot{V}/\dot{Q}$ 显像有以下 3 种类型。①Vn/Qn:通气灌注均正常,可除外肺栓塞。②Vn/Qo:通气正常伴肺段或肺叶的灌注缺损,如结合典型临床症状,可确诊 PE。③Vo/Qo:部分肺的通气及灌注缺损或两者缺损不匹配,此时不能诊断,也不能排除 PE,必要时需做肺动脉造影。

应注意 $\dot{V}/\dot{Q}$ 显像结果与 PE 发生时间有一定关系。如在起病后 1 h 内检查,此时因支气管痉挛,通气与灌注显像均不正常;而在 PE 发生数小时至数日后,栓子已发生自溶,检查结果可为正常,因此可导致判断错误。Hull 报告 $\dot{V}/\dot{Q}$ 显像对 2 mm 以上的栓塞检出率为 91%,对较小的或不完全的栓塞可能检不出,因此总的阳性率为 95%,且无假阳性。

目前,患者可先做通气显像,然后再给患者静脉注入较通气显像放射剂量大 4~5 倍的 $^{99m}$Tc-MAA 做灌注显像,这样 $\dot{V}/\dot{Q}$ 显像在半小时内完成,使 PE 的诊断可以更迅速。

（2）肺动脉造影（conventional pulmonary angio/raphy CPA）：选择性 CPA 是目前诊断 PE 最正确、可靠的方法，阳性率达 85%～90%，可以确定阻塞的部位及范围，若辅以局部放大及斜位摄片，甚至可显示直径 0.5 mm 血管内的栓子，一般不易发生漏诊，假阳性很少，错误率为 6%。有时因栓子太小不易检出，可产生灌注显像阳性，而肺动脉造影阴性。

PE 的肺动脉造影的 X 射线征象：肺动脉及其分支内有充盈缺损或血管截断；肺叶、肺段血管纹理减少或呈剪枝征象；造影过程中，动脉期延长，肺静脉的充盈和排空延迟。

肺动脉造影时还可以得到一些其他有助诊断指标如肺动脉楔压。

对肺动脉造影的适应证掌握意见尚不统一，有学者认为它是最肯定的诊断方法，凡疑为肺栓塞者，条件允许时均应进行；也有人认为在急性肺栓塞循环呼吸紊乱，特别是在肺动脉高压情况下较通常的造影有更多的并发症与危险性，如心律失常、心肌损伤、穿孔、心搏骤停及休克等，发生率 2%～4%，甚至 10%。死亡率 0.25%～0.40%，采用非离子型造影剂能减少反应的发生，但仍不能完全避免。对于 <2.5 mm 的栓塞，其敏感性不如肺灌注扫描。约 20% 的患者因病情危重不能进行，尚有少量患者的造影片不能得出肯定结论，因而其指征应区别情况掌握。目前国内外对肺动脉造影的掌握主要参考扫描的结果分析决定。

1）通气灌注扫描表明高度可疑肺栓塞时即可进行抗凝治疗，不必造影，如拟做溶栓治疗或手术治疗则须造影以充分肯定。

2）扫描结果属中度可疑性，须进一步确诊者须行造影。

3）扫描结果属低度可疑而临床表现却高度可疑者须造影以明确。

4）灌注扫描正常，肺栓塞即可排除，不须造影。

5）凡需行溶栓或手术治疗者，在条件允许时宜行造影。

（3）数字减影血管造影（digital subtraction angiography，DSA）：是以电子计算机为辅助的 X 射线成像技术。静脉法 DSA 有周围静脉法（穿刺肘窝或股静脉注入造影剂）及中心法（通过短导管自腔静脉入口或右房内注入造影剂）。不需高浓度的造影剂，更适用于老年危重患者及肾功能损害的患者。本方法可观察到直径 1 mm 肺血管及 2 mm 大小的栓子，并可清楚地见到肺实质的染色以了解肺毛细血管床有无血流灌注，如肺实质无染色，证明该区血流减少或缺如，因此对 PE 的诊断有一定帮助。85%～90% PE 病例的 DSA 显影可以代替 CPA。据文献报告其敏感性为 75%～100%，特异性 96%～100%，对中等以上的大血管的栓塞敏感性可达 94%，但由于 DSA 空间分辨率低，段以下肺动脉分枝的显影远不如 CPA 的显影，并且 DSA 在 PE 的诊断中仍有假阳性及假阴性，特别是周围静脉的准确性受到一定限制，因此要结合 CPA 的结果。

用螺旋 CT 以非离子型造影剂行增强的肺动脉显像可清晰显示肺段以上的肺动脉病变，诊断肺动脉栓塞的准确率与常规肺动脉造影对比可达 98%。此外，MRI、经食管超声检查等均已有应用于肺动脉栓塞的诊断。

因肺栓塞的栓子 80%～90% 来自下肢 DVT，临床疑及肺栓塞者如确定有 DVT 存在，则为对诊断的有力支持，其价值甚至有认为可以代替肺动脉造影。DVT 的客观检查方法有多种,如血管超声、下肢静脉造影等。超声检查无创、方便、特异性与敏感性均在90%以上,为目前最宜应用的方法。其不足是对位于腹腔的髂静脉因受腹部脏器对超声波的衰减影响,结果不够准确,仅这一点不如核素扫描及造影,但仍不失为最佳选择。

在临床实际工作中,在一病史与症状体征、血气、ECG、胸片均有明确发现而符合肺栓塞的患者,与肺动脉造影诊断做对比诊断符合率可达80%,此时如检出DVT存在,诊断可以确立,故临床医师在诊断肺栓塞时应注意收集临床资料,并充分进行综合分析判断。

2. 鉴别诊断 急性肺栓塞以突发的呼吸困难、胸痛和循环功能紊乱为主要表现,可与某些症状类似的疾患混淆,因此掌握本病的特点才有助于诊断。

(1)急性心肌梗死:起病时也可有胸痛,并可伴气急、低血压、休克等,但呼吸困难的程度一般不如肺栓塞明显。ECG是重要的鉴别手段。AMI的ECG一般较为典型,而肺栓塞的ECG虽可有类似之处如Q波、ST-T变化等,但仔细分析仍不难区分。前文已有提及,AMI特异的血清酶学检查也是重要的鉴别依据。因大块肺栓塞或广泛AMI猝死者,各种检查来不及进行,则在生前有时难以区分。

(2)主动脉夹层动脉瘤:也可以剧烈胸痛、休克起病。患者常有多年高血压病史,胸部X射线检查可见上纵隔区阴影增宽,主动脉增宽、延长,ECG表现有左室肥厚劳损及继发ST-T改变,与肺栓塞的ECG右室超负荷、扩张、转位等表现迥然不同,均可鉴别。

## (六)治疗

1. 非手术治疗 小型肺栓塞一般不伴明显的循环动力学紊乱,均可采用非手术治疗,大块肺栓塞现已广泛采用溶栓治疗,不少患者得以治愈。

(1)一般支持治疗:本病起病急,需做急救处理,应保持患者绝对卧床休息、吸氧。有严重胸痛时可用吗啡5~10 mg皮下注射,休克者应禁用。纠正急性右心衰竭、心律失常和支气管痉挛。为减低迷走神经兴奋性,防止肺血管和冠状动脉反射性痉挛,可静脉内注射阿托品0.5~1.0 mg,如不缓解可每1~4 h重复1次,也可以罂粟碱30 mg,皮下、肌肉或静脉注射,每小时1次;甚至可用异丙基肾上腺素。如有休克应补液,最好在床边用漂浮导管监测中心静脉压,以防止肺水肿。抗休克常用多巴胺200 mg加入500 mL葡萄糖注射液内静脉滴注,开始速率每分钟为2.5 ng/kg,以后调节滴速,使收缩压维持在90 mmHg。右旋糖酐也可作为主选的扩容剂,而且还具有抗凝、促进栓子溶解和降低血小板活性的作用。胸痛严重者可注射少量哌替啶。

应避免患者突然用力,嘱其切勿用力大便,因此举由于腹腔压力突然增高,易使深静脉血栓脱落。应防止大便干结,必要时可酌情给予通便药或做结肠灌洗。

(2)抗凝治疗

1)肝素疗法:凡经临床确诊或高度可疑急性PE者,又无抗凝绝对禁忌证时,应立即开始足量及足够时间的肝素治疗,以提高PE患者的生存率及减少复发。肝素是多相硫酸黏多糖,分子量平均为15 000,静脉用药时,半衰期为90 min,主要在肝降解。当肝素与抗凝血酶Ⅲ结合时,可终止凝血活酶生成和抑制其活性,它也可抑制血小板聚集及脱颗粒,防止活性物质(5-羟色胺等)释放,并促使纤维蛋白溶解,从而中止血栓的生长,促其溶解。

2)肝素使用方法

● 持续静脉内输液效果,适用于大块 PE,首次应给予一个初始负荷剂量(10 000 ~ 20 000 IU)静脉内冲入,这样可抑制血小板黏附于栓子上。2 ~ 4 h 后开始标准疗法,每小时滴入 1 000 IU,由输液泵控制滴速,每日总量为 25 000 IU。

● 间歇静脉注射:每 4 h(5 000 IU 肝素)或每 6 h(7 500 IU 肝素)静脉内给肝素 1 次,每日总量为 30 000 IU。

● 间歇皮下注射:每 4 h(5 000 IU)、每 8 h(10 000 IU)、每 12 h(20 000 IU)皮下注射 1 次肝素,避免肌内注射以防发生血肿。

肝素一般连续使用 9 ~ 10 d,当栓塞危险因素消失,移动患者时,没有发生 PE 症状,此时可合用口服抗凝剂,当口服抗凝剂起效时即可停用肝素。

肝素抗凝治疗的主要并发症是出血,出血部位常见于皮肤及插管处,其次胃肠道、腹膜后间隙或颅内。凡年龄>60 岁、异常凝血、尿毒症、酒精性肝炎、舒张压>110 mmHg 或严重肺动脉高压症,易发生出血者,使用肝素时应非常慎重。使用肝素前,必须测定血小板、凝血时间、部分凝血活酶时间(APTT)、凝血酶原时间及血浆肝素水平等来调节剂量,以维持凝血时间延长一倍或 APTT 延长至对照值的 15 ~ 25 倍所需用的肝素剂量。当并发出血时,APTT 及凝血时间延长,此时应中断治疗数小时;如出血明显可用等量的鱼精蛋白对抗肝素的作用;待出血停止后再用小剂量肝素治疗,并使 APTT 维持在治疗范围的下限。使用肝素期间也应复查血小板,当其小于 $50×10^9/L$(50 000/$mm^3$)应停用肝素。

使用肝素的禁忌证:2 个月内有脑出血、恶性高血压、肝肾功能不全、患有出血性疾病、活动性消化性溃疡、10 d 内刚做过大手术(尤其是颅内及眼科手术)及亚急性细菌性心内膜炎。

3)维生素 K 拮抗剂:防止复发性血栓栓塞是肺栓塞治疗中很重要的问题,一般 PE 患者在应用肝素 1 周后,应开始口服抗凝剂。常用口服抗凝剂为香豆素类抗凝剂和新抗凝片,其药理作用为抑制靠近多肽链氨基端处多个麦胺酸残余的碳基化作用,从而抑制依赖维生素 K 的凝血蛋白(即 Ⅱ、Ⅶ、Ⅸ 和 Ⅹ 因子)的合成。

国内常用的口服抗凝剂是新抗凝片,其作用快,口服后 36 ~ 48 h 即达高峰,首次剂量为 2 ~ 4 mg,维持量为 1 ~ 2 mg/d,也可用双香豆素或新双香豆素,首剂均 200 mg,次日 100 mg 口服,以后每日 25 ~ 75 mg 维持。华法林(Warfarin,又名苄丙酮香豆素钠)首剂 15 ~ 20 mg,次日 5 ~ 10 mg,维持量为每日 2.5 ~ 5.0 mg。上述口服抗凝剂维持量均根据凝血酶原活动度调节,使其保持在 20% ~ 30%,或使凝血酶原时间保持为对照值的 1.5 ~ 2.5 倍。通过放射免疫扩散可测定抗凝血酶Ⅲ,当其水平达到正常值的 50% ~ 60% 时易形成血栓。华法林可使其增高,因此测定抗凝血酶Ⅲ,可了解血栓形成的趋势,以及口服抗凝剂的疗效。由于口服抗凝剂发挥治疗作用需 3 ~ 5 d,因此需与肝素合用数天,直到口服抗凝剂起作用,才停用肝素。一般口服抗凝剂需持续 3 ~ 6 个月,以后是否继续服用取决于栓塞危险因素的存在情况及继续抗凝治疗的可能不利因素来权衡。停用抗凝剂宜逐渐减量,避免发生反跳,增加血凝。

(3)溶栓治疗:纤维蛋白溶解剂可促进静脉血栓及肺栓子的溶解,恢复阻塞的血循环,纠正血流动力学和气体交换的障碍,是一种安全的治疗方法。用药后,以右心导管监测患者的血流动力学,可发现肺动脉压在 90 min 内降低,约在 6 h 内获得溶血栓疗法的最佳效果,较肝素的溶栓疗效更好。经远期随诊,证明肝素抗凝治疗组患者肺弥散功能与毛细血管血液容量减少,而溶栓治疗组却均正常。常用药物有链激酶及尿激酶。

1)链激酶(Streptokinase):系由 β 溶血性链球菌所产生,半衰期<30 min,可促使体内及血栓内的纤维蛋白溶酶原转变为活性的纤维蛋白溶酶,后者具有很强的纤维蛋白水解活力,从而达到溶解血栓的效果。由于人体常受链球菌感染,故体内常有链激酶的抗体存在,首次使用必须输入高剂量的链激酶,以中和抗体。常规治疗方法:20 万 ~ 50 万 IU 链激酶溶于 100 mL 生理盐水或 50% 葡萄糖溶液中,30 min 左右静脉滴注完,以后保持每小时 10 万 U 水平,连续滴注 12 ~ 72 h。为预防过敏反应,在用本药前半小时,先肌肉注射异丙嗪 25 mg 及静脉内注入地塞米松 5 mg。如近 2 ~ 3 个月内有过链球菌感染者,链激酶可能无效,应及时改为尿激酶。

2)尿激酶(Urokinase):由正常人尿或人的肾细胞培养中净化而得。为一种 β 球蛋白(单链多肽类),对血栓内纤维蛋白溶酶原亲和力大,并使其激活,无抗原性及药物毒性反应。常规治疗方法:首次静脉内输入尿激酶 25 万 IU(4 000 ~ 4 400 IU/kg)30 min 内连续滴注完。接着每小时给予相同剂量,并按凝血时间增减药量,连续滴注 12 ~ 24 h。

3)新的溶栓剂:当血栓形成已较久,其所含的纤维蛋白的溶酶原减少,只有加用纤维蛋白溶酶原后,再用尿激酶,才能起到溶栓的作用,它可选择性的作用在已形成的血栓,溶解其纤维蛋白,而不产生全身性的纤维蛋白原溶解作用,如纤维蛋白溶酶原和乙酰化纤维蛋白溶酶原——链激酶激活剂复合物。用重组组织纤维蛋白溶酶原(recombinant tissue plasminogen activator,rt-PA)静脉滴注,并同时加用肝素,于用药后 1.5 h,测总肺阻力,显示有显著改进。24 h 后 82% 的病例血块溶解,结果优于尿激酶,并发症也明显下降。

(4)溶栓适应证:主要应用大块 PE、肺血管床阻塞 50% 以上,或伴有低血压患者。PE 发生在 5 d 内的溶栓疗效较为理想。反之,体内纤维蛋白溶酶原已明显被消耗,溶栓疗法也就无效。如急需应用溶栓疗法,应先补充纤维蛋白溶酶原,使溶栓药物能起治疗作用。

(5)溶栓禁忌证:①绝对禁忌证,患有活动性出血及颅内新生物;近 2 个月内有过中风或颅内手术史。②相对禁忌证,近 2 周内有大手术、分娩或创伤;近 10 d 内做过活检或创伤检查(如腰穿、胸腔穿刺等)、妊娠、心房颤动、近期内链球菌感染、胃肠道溃疡病、出血体质等。

(6)溶栓并发症:主要是出血,达 18% ~ 27%,如患者有创伤性监测时,可达 50%。因此治疗中应尽量避免创伤性监测,动、静脉穿刺必须用小号穿刺针,穿刺后局部应压迫。在溶栓治疗前及治疗中应监测血小板、凝血酶原时间、凝血时间、部分凝血活酶时间（APTT）。当血浆纤维蛋白溶解活性，如优势球蛋白溶解时间及血浆纤维蛋白原浓度（应保持在 50～100 mg/dL）有显著改变时，应警惕出血的危险，严重出血时可予 10% 6-氨基己酸 20～50 mL，以对抗纤维蛋白溶解剂的作用，更严重者可补充纤维蛋白原或成分血。当溶栓疗法结束后 2～4 h，纤维蛋白溶酶作用才消失，此后再继续肝素抗凝治疗。为避免发热，常于溶栓治疗前及治疗中使用肾上腺皮质激素。

上述治疗约持续 5～6 d，或直至临床病情恢复正常。一般于疗后 5～8 d，栓塞的血管几乎完全通畅。本法对于处在濒危状态的患者也能明显改善，且溶栓药物的剂量可明显减少，同时可并用小剂量肝素。也有文献报道，对大面积肺动脉栓塞，在做肺动脉造影时，将导管插入阻塞的肺动脉，试用导管尖端破坏血凝块，局部立即注入尿激酶，再将导管退回右心房，继续上述溶栓治疗。

2.手术治疗　大部分急性肺栓塞患者可在恰当的内科药物治疗下得以恢复，只在少数病情紧迫，循环状态难以维持，时间已不允许等待溶栓药物发挥作用，甚至已经发生心搏停止的大块肺栓塞患者，须做紧急手术处理。由于患者发病往往是在医院其他科室或院外，胸心外科不是首诊医师，而肺栓塞手术治疗又是胸心外科少有的急症手术，其死亡率又较高，因此手术的决定须与有关科室、亲属等充分研究协商，取得共识。手术可在体外循环下进行，也可在常温阻断循环下进行。至于各种经静脉的介入式取栓，技术上的意见尚未完全成熟，正等待更多的研究以推广应用。

（1）肺动脉栓子摘除术（pulmonary artery embolectomy）

1）手术适应证：有关手术治疗急性肺栓塞的问题，迄今认识仍有分歧。有认为大块肺栓塞患者约 2/3 在发病后 2 h 内死亡，在如此短时间内将患者送往有条件的医院确定诊断，决定并实施手术是难以做到的，而能渡过这一初期危机的患者在积极的内科治疗下，也多有可能获救，因而认为手术治疗并无必要。而持积极态度者则认为紧急手术能使一部分毫无希望甚至心脏已停搏的患者得以挽救，而在内科治疗下情况无好转的患者更是适应证，况且溶栓疗法也有其禁忌证，因而认为手术取栓仍有其价值。国外临床学者的资料表明手术是否及时对预后有较大影响，因此有理由主张积极手术，甚至有主张对未出现严重循环功能障碍的患者施行手术，即所谓"预防性栓子摘除术（prophylactic embolectomy）"的观点。总之，肺动脉栓子摘除术是抢救性手术，对其决策尚无成熟统一的观点，必须仔细分析每一个病例，全面权衡手术与保守治疗的利弊与危险性，不失时机、积极慎重地做出选择。一般在有下列情况之一时应做出手术治疗的决定：①明显的循环呼吸障碍，血压<90 mmHg，尿量<20 mL/h，$PaO_2$<60 mmHg，经 1 h 左右的处理未见好转。②溶栓治疗未能明显收效（术前短时的溶栓治疗并不增加术中出血的危险性）。③溶栓治疗有禁忌。④肺动脉造影示阻塞范围达 50% 以上。⑤心搏停止。

2）手术禁忌证：诊断未能充分确定，尤其与 AMI 未能明确鉴别时。

3）术前准备：①一般须做肺动脉造影确定诊断及定位，但在情况紧迫不容许时则无法亦无须进行造影，或可在做部分体外转流待情况缓解后再做。②输入胶体溶液、静脉滴注异丙基肾上腺素以提高心排出量,提升血压,缓解支气管痉挛。③高浓度吸氧以提高 PaO_2。

4)手术步骤

● 仰卧位,气管插管全身麻醉,如做紧急部分体外转流,则可先在局麻下做股动、静脉插管,待转流后再行全麻,以免血压进一步下降及气管插管时的胸膜腔内压增加导致心搏停止。

● 紧急部分转流:在严重休克、呼吸循环功能已难以维持重要生命器官供氧或心搏已停止者,须做紧急部分转流,因血流不能流入肺动脉进行氧合,一切其他复苏措施将无从生效。若心搏已停止,则可在心脏复苏的同时进行转流。

● 胸骨正中切口,常规建立体外循环。

● 在肺动脉瓣环稍上方做肺动脉前壁纵形切口约 2 cm,牵开切口后以胆总管取石钳伸入双侧肺动脉取出栓子及血凝块,以手挤压肺脏以助深部栓子的排出。也可用吸引器或球囊导管伸入双侧肺动脉拉出残存的栓子。多以清除新鲜血栓为主,而不做内膜切除。

● 切开右房、右室检查有无尚存留在心腔内的栓子或附壁血栓、血块,予以取出。冲洗心腔。

● 缝合肺动脉切口、右房及右室切口。

● 辅助转流,逐步减少灌注流量,待循环稳定后停机。

4)主要并发症及术后处理

● 维持循环功能的稳定:在原无其他重要心肺疾患而又未发生心搏停止的患者,栓子取除后的效果一般非常明显,均能迅速恢复循环呼吸功能并维持平稳,但仍有约15%的患者,特别是已发生了心搏停止者,其心源性休克未能及时纠正是术后死亡的首位原因。术后须严密监测动脉血压、心率、心律、中心静脉压,适当应用正性肌力药物支持循环,药物难以维持心脏功能时应考虑主动脉内球囊反搏支持。

● 急性呼吸窘迫综合征(ARDS)的防治:由于术前的严重缺氧、休克、栓塞肺的缺血损害以及栓子释出的5-羟色胺等物质使肺泡上皮及肺泡-毛细血管膜受损,加之取栓后的再灌注损伤,术后 ARDS 的发生率可达10%以上,居并发症的第2位。术后应保持呼吸道通畅,适当氧疗,严密的呼吸监测包括呼吸体征、胸片、血气等,以及早发现 ARDS,一旦出现,应予大剂量激素、血管扩张药、利尿剂并限制液体,必要时行机械辅助呼吸、呼吸末期正压通气等相应治疗,由于致病因素已经消除,肺栓塞手术后的 ARDS 在恰当的治疗下预后较一般 ARDS 为好。

● 肺出血:术中及术后早期均有可能发生肺出血,甚至达大量无法控制,是术后第2位的死亡原因。由于其机制尚不完全清楚,发病又难以预测,故尚缺乏有效对策,只能采取保持呼吸道通畅,应用止血药物等对症处理,手术中应注意对疑有肺梗死的部位不做栓子摘除。如在术中栓子取出后即有大量肺出血,可钳夹该肺动脉及支气管,此时如出血可以停止,可行该肺叶或肺切除手术。

● 缺氧性脑损害及脑复苏:术前有效循环停止超过 4～5 min 者,将不可避免地出现脑损害症状。术后无其他原因而意识未能恢复的患者,应及时进行降温、脱水、激素应用等脑复苏治疗措施,并加强相应的护理,以度过脑水肿期并避免其继发的损害,争取脑功能的完全恢复。

● 急性肾衰竭的防治:术前已有休克特别是术后循环功能不稳定者易出现急性肾衰竭。术后应注意有效循环量的补充、尿量的观察记录等,一旦明确为器质性肾衰竭,应及时做出相应处理。因肾灌流不足为此并发症的唯一致病因素,故在正确处理下多可恢复。

为了预防肺栓塞复发,术后抗凝治疗是必须的。一般在手术 24 h 后,引流液含血量已明显减少,各部切口基本无出血时,开始行肝素抗凝治疗并逐步过渡到口服抗凝剂维持 3～6 个月。

(2)常温下阻断循环肺动脉栓子摘除术(normo-thermic inflow occlusion pulmonary embolectomy):由于大块肺栓塞病情危重紧急,须行手术取栓的患者往往不能迅速转到有心脏外科专科的医院在体外循环下实施手术,即使具备条件的医院在术前准备也要花费一定时间,也不一定能立即施行应急转流,这一短暂的时间对患者却是极其宝贵的。为争取时间,可行常温下阻断循环肺动脉栓子摘除术,不必等到准备体外循环期间心搏停止再行手术。常温阻断循环下手术不须特殊准备及器材,一旦确定手术即可迅速施行,且因手术能较早实施,故其效果与体外循环下手术相差并不多。总的手术死亡率大约是常温阻断循环下手术略低于 40%,而转流手术略高。因此,即使是有条件的专科医院,也有以采用本术式为主要方法,认为较体外循环下手术更为可取者。常温下阻断循环的安全时限为 3 min,在此时段内若良好配合均能完成取栓操作,不必过于仓促。如 3 min 内栓子未能取尽或有疑问,可在恢复循环 15 min 以后待心搏有力且血压维持时再行重复操作 1 次。

(3)下腔静脉干扰性手术:下腔静脉手术可以防止复发和致死性的肺栓塞,但这些手术方式只是辅助治疗手段,因其并不是直接针对血栓栓塞的过程。目前的观点是尽可能的少行下腔静脉干扰性手术,但有时也确有需要,适应证包括:抗凝治疗有禁忌的患者、虽经足够抗凝治疗后复发的 PE,多发性小 PE 导致慢性肺功能不全、肺动脉高压、一些脓毒性的栓子经抗生素及抗凝剂难以治疗者。手术方式有下腔静脉结扎术和使用下腔静脉内滤网。滤网为一种静脉内植入装置,其作用可阻止栓子进入肺,同时避免了管腔的过度狭窄。如 Green field 设计的一个圆锥形不锈钢的"伞"状装置,可通过装置上的钩抓住下腔静脉内壁来阻止其向近端移位。这种装置可以在局麻下经颈静脉或股静脉植入。

### (七)预后与预防

1. 预后　未治疗的急性肺栓塞死亡率高达 30%,大块肺栓塞死亡率超过 50%,其中 10% 在 1 h 内、2/3 在 2 h 内死亡。及时获得诊断及积极行抗凝与溶栓治疗可使总的死亡率降至 10% 以下。肺梗死发生与生存率无关。0.5%～4.0% 的极少数渡过急性肺栓塞的患者有栓子遗留、机化或反复发生,形成慢性肺栓塞。

2.预防 关于PE,一个最主要的问题是预防,特别是手术后患者。然而目前尚无一种特定的方法能完全防止血栓栓塞的发生,只能从减少危险因素的方面入手,如预防性抗凝药物的应用,鼓励术后或因其他疾病卧床的患者进行锻炼,一些对抗静脉淤滞的方法如抬高下肢、穿弹力袜及围手术期小腿肌肉的刺激等。

## 二、慢性肺动脉栓塞

肺栓塞在临床上常以急性发病出现,但也可以是一种慢性损害性疾病,即慢性肺栓塞或慢性肺动脉栓塞(chronic pulmonary embolism),也名慢性血栓栓塞性肺动脉高压(pulmonary hypertensiondue to chronic thrombotic and/or embolic disease,CTEPH)。临床较为少见,其特征为进行性活动后呼吸困难,最终死于呼吸衰竭,外科手术为唯一的治愈方法。本病的发生是由于急性肺栓塞的栓子未能自溶而遗留机化,并继发血栓形成或反复发生的多个小栓子致使肺血管床大范围阻塞,形成肺动脉高压、低氧血症及右心衰竭。

### (一)流行病学

大多数急性肺栓塞患者的栓子在3周至数月内可经体内纤溶作用而完全溶解,约20%的患者以灌注扫描做长期随访中栓子虽未完全溶解但并无临床表现,仅0.5%～4.0%的患者因栓子未能溶解或反复发生而逐渐发展为慢性肺动脉高压。在我国由于急性肺栓塞的发病率明显低于西方,因而本病更为少见。迄今仅有个别手术治疗成功的报道,但急性肺栓塞发病率在我国有上升趋势,随着对本病诊断水平的提高,将会有更多病例在临床被发现并接受手术治疗。

### (二)病因与发病机制

肺动脉内栓子未能溶解及反复发生现认为是由于纤溶系统的缺陷及凝血抑制因子的不足:纤溶酶原、抗凝血酶Ⅲ缺乏,活性C蛋白(抑制凝血因子Ⅴ、Ⅳ)及S蛋白(C蛋白的协同因子)减少均曾被认为有关。也有推测遗留在肺动脉内的机化血栓系原在静脉系统内已机化再脱落的栓子,因而不能被溶解,但未被证实。

大多数的肺栓子自行溶解,这是在纤溶系统自然发生的,然而慢性肺栓塞病例纤维蛋白溶解有缺陷,这是一个栓子溶解不全、肺血管部分再通、机化和栓子向近端延伸引起栓子在肺动脉系统中慢慢堆积的过程。这些栓子最终会导致产生肺动脉高压,出现进展性呼吸功能不全的症状、低氧血症及右心衰。90%以上为双侧病变,仅少数为一侧肺动脉的完全阻塞。阻塞范围通常在50%以上。在外科治疗的病例,血栓栓子位于肺动脉主支、肺叶或肺段动脉内,为白色的纤维机化物与肺动脉紧密粘连,肉眼观察似"内膜",镜下为纤维组织伴有成纤维细胞长入,其近侧常有较新鲜的红色继发血栓,受损的肺动脉本身壁薄,肺动、静脉与支气管间常呈现纤维化难于分离,支气管动脉呈扩张,肺实质多无梗死,少数并有胸膜增厚、胸腔积液或肺不张。右心室扩张肥厚,右房与肺动脉扩张,三尖瓣常有关闭不全,部分病例可合并小的房缺或卵圆孔未闭。

与急性肺栓塞不同,肺动脉高压为本病基本的病理生理改变,在Sabiston报道的

48 例中,肺动脉压为 $(75\pm8)/(26\pm3)$ mmHg,平均肺动脉压 $(42\pm5)$ mmHg,肺动脉压与阻塞范围成正比,与预后相关,右房压、右室压、肺循环阻力均增高(肺楔压则为正常),心排出量下降,渐呈右心衰竭。但本病与原发性肺动脉高压不同,因为后者有远端肺动脉及肺小动脉阻塞,但无原发栓子的证据。

肺通气功能可有轻度小气道阻塞的表现,系因支气管动脉充血扩张之故。少数患者因胸膜病变及多发的陈旧小梗死可有轻度限制性通气障碍,而肺弥散功能由于支气管动脉侧支循环的存在,常呈现正常范围。肺动脉血流阻塞后形成的无效腔通气与通气血流比例失调,导致低氧血症,终致呼吸衰竭。

### (三)临床表现

1. 症状体征　以进行性的劳力性呼吸困难为特点,其程度与肺动脉闭塞范围成正比。多呈隐袭性起病,病史长达数月至数年,逐渐发展为右心功能不全。仔细追问病史可知部分患者曾有血栓静脉炎或急性肺动脉栓塞的病史。少数有反复咯血史,系来源于支气管动脉的侧支循环。查体约半数患者有肺动脉瓣第二音亢进,于屏气时在肺野仔细听诊可听到收缩期或连续性的肺动脉杂音,系由于大的肺动脉支阻塞所致,其他原因的肺动脉高压均无此体征,故有诊断价值。

部分患者呈现右心衰竭则出现心脏扩大、三尖瓣反流杂音,肝大、颈静脉怒张,奔马律等体征,但均无左心衰竭的表现。

2. 影像学检查　X 射线平片呈现心影增大,右室扩张、肺动脉段膨出与肺野缺血。部分患者可见胸膜增厚、胸内渗液或肺不张。增强 CT 有时可见到肺动脉内的血栓栓子,MRI 也可显出中心区肺动脉内的柱子,二维超声检查示右房右室扩大,右室肥厚,肺动脉扩张,并可能发现肺动脉内的血栓栓子。

3. 动脉血气　早期仅在活动后出现低氧血症。随病程进展氧分压持续降低,多在 $55\sim60$ mmHg,$PaCO_2$ 30 mmHg,pH 7.5 左右,呈慢性呼吸性碱中毒。

4. 心电图　早期可无异常,后期则为慢性肺心病的表现,右室肥厚。电轴右偏,部分患者有右束支阻滞及 ST-T 改变等。

### (四)诊断与鉴别诊断

(1)放射性核素扫描:肺通气/灌注扫描是最基本的诊断步骤,并为筛选手术病例的初步手段。灌注扫描正常可以排除本病,多段多叶的灌注缺损而通气扫描正常可以确诊。灌注缺损范围通常与肺动脉造影所见一致,但可能低估肺动脉阻塞的数量程度,如一个肺叶范围的缺损可以是肺动脉的阻塞,也可以是所属几个肺段动脉的阻塞所致。

(2)肺动脉造影:是明确诊断、精确定位及手术所必须,慢性栓塞的造影所见形态各异,与急性栓塞不同,其表现有近侧肺动脉扩张,肺野缺血;叶、段动脉的蹼状狭窄;较大肺动脉内呈现斑块、束带、袋状或不规则缺损,也可为完全中断。当平均肺动脉压达 20 mmHg 以上,阻塞达 55%～75% 时造影有一定危险性。造影前可以阿托品 1 mg 静脉滴注抑制迷走神经反射,选用非离子性低渗造影剂可以减少造影的严重并发症。造影也有可能低估近侧动脉阻塞的程度,例如已形成再通的较大机化血栓,其远侧分支仍可被充盈。

须与本病做鉴别诊断的几种疾病其区分方法均不难,如慢性阻塞性肺病以肺功能检查即可区别,伴肺高压的先心病以超声检查区分;先天性一侧肺动脉缺如则不伴有肺动脉高压。

### (五)治疗

一旦确诊为本病,则抗凝与溶栓治疗通常无效,手术治疗是唯一的有效方法。

1. 手术适应证

(1)有明显慢性进行性呼吸衰竭症状、低氧血症与低碳酸血症,经抗凝治疗6个月以上无效,心功能Ⅳ或Ⅲ级。

(2)肺动脉平均压>30 mmHg,肺循环阻力≥30 kPa·s/L。

(3)肺动脉造影显示阻塞范围>50%,位于肺段以上动脉手术能达到者。阻塞部位在肺动脉主支或肺叶动脉近端部位者尤为适宜。

2. 手术禁忌证

(1)肺动脉较远的阻塞,广泛的小动脉栓塞,无法手术取除。

(2)严重右心衰竭。

(3)合并其他脏器严重疾患等不宜于手术情况。

3. 手术方法　可在一侧或双侧肺动脉中进行。当栓塞只累及单侧近端血管时,可选用左或右侧前外侧胸部切口;如果双侧肺动脉均有栓子和栓子累及主动脉,应在体外循环下经胸骨正中切口手术,进行血栓动脉内膜剥脱术(thromboendarterectomy)。为取得术后良好效果需仔细解剖,因为血栓栓子完全机化与肺动脉紧密粘连,须仔细分离找出界线,为使中层及大部分内膜保持完整,在内面先做360°分离,然后向远侧解剖直至全部栓子摘出并有鲜红的支气管动脉侧支血液自切口涌出。

为保持清晰的术野便于精确解剖,采用18~20 ℃深低温下冷灌局部降温(心肌温度达5~10 ℃),中断循环的基本方法,每次不超过20 min,达20 min时恢复循环8~10 min,使混合静脉血氧饱和度恢复达90%~93%,总的停止循环时间为7~41 min。

是否须在术毕置放下腔静脉滤过装置存有不同意见。有常规置放,亦有认为术后以华法林行抗凝治疗足以预防复发及保持肺动脉床通畅。均不做预防性放置。

4. 术后并发症及处理

(1)右心衰竭:术前有心功能长期受损较重者。由于术中心肌保护不够充分,术后肺血管床再灌注后的反应性血管收缩而肺动脉压未能迅速下降,为导致术后右心衰竭的主要原因。因此,术中应充分保护心肌,反应性肺血管收缩可持续数日,应做监测,及时采取措施。

(2)再灌注肺水肿:又称"局部性ARDS、肺出血综合征",表现为术后明显的低氧血症,其程度常与移除栓子的数量相关,X射线片示新灌注区的肺野渗出浸润状改变,可在术后立即或3~5 d后出现,发生率为20%,以左上叶为最多见,其机制尚不甚清楚,与肺微血管床内皮的缺血性损害、再灌注压力冲击、氧自由基及蛋白酶、弹力酶等的释放、肺表面活性物质的改变等有关。治疗为辅以机械通气,数日后多可逐渐恢复。手术结束时立即静脉滴注皮质激素如甲基泼尼松龙,次日再用 1 次可以减轻其发生率。严重者可有大量支气管内出血,可以通过 Carlen 导管插气囊导管至患侧主支气管,使该侧气道暂时被填塞直至血凝而止住。

(3)双侧膈神经麻痹:由术中的解剖牵拉、缺血、局部低温等因素而致,须呼吸支持待其自然恢复。发生率不高,但延长了恢复日期,须在术中注意保护。

(4)预防血栓栓塞的再形成与反复发生,术后应予抗凝治疗。具体方法与急性肺栓塞术后相同。

## (六)预后

本病内科治疗无效。自然病程与肺动脉压相关。5 年生存率在平均肺动脉压>30 mmHg 者为 30% ,>50 mmHg 者仅为 10% ,而手术治疗则效果优良。

# 第六节　肺癌

原发于支气管黏膜和肺泡的恶性肿瘤称原发性支气管肿瘤,简称肺癌(lung cancer)。不包括气管癌及转移性肺癌。随着工业化程度的提高,大气污染日益严重,肺癌在许多国家和地区的发病率和死亡率均呈上升趋势。我国肺癌的发病率也明显上升,在国内肺癌发病率和死亡率占城市恶性肿瘤之首位。

由于早期肺癌的临床症状不明显,当患者临床症状明显而就诊时,30% ~40% 的患者为局部晚期,约 40% 的患者发现有远处转移,总 5 年生存率在 10% 左右。肺癌疗效较差的原因之一是难于早期发现;原因之二是有明显的淋巴道和血行远处转移倾向。手术、放疗、化疗和生物治疗等多种手段的综合治疗,已成为目前治疗肺癌的趋势。

根据肿瘤的生物学行为,肺癌可以分为非小细胞肺癌(non‐small cell lung cancel,NSCLC)和小细胞肺癌(smallcell lung cancel,SCLC),它们的治疗原则也明显不同。

## 一、病因

肺癌主要是环境性因素所引起的疾病,病因很复杂。目前认为与以下因素关系密切。

1.吸烟　是引起肺癌的一个重要因素,特别是与肺鳞癌及小细胞肺癌的关系密切。吸烟不仅能引起肺癌,而且能同其他致病因子起协同作用。开始吸烟的年龄越早,吸烟量越多,患肺癌的危险性越大。经常处于吸烟环境中的不吸烟者,因"被动吸烟"的关系,肺癌的发病率也增高。

2.大气污染　工业生产、交通运输及建筑材料排放的烟尘废气中,往往含有某些致癌物质,与肺癌的发病密切相关。大气中芳香族多环碳氢化合物的浓度,与肺癌死亡率之间有明显的相关性。我国大工业城市居民的肺癌死亡率,城区高于近郊,近郊高于远郊的事实,也提示大气污染对肺癌的发生起了一定作用。

3.职业性因素　长期接触某些化学物质,如接触石棉、铭、镍、煤焦油、烟炭和煤的其他燃烧产物等的人群,发病率高。

4.其他　如肺部慢性感染、遗传物质的改变、免疫功能低下等,也与肺癌的发病有关。

## 二、病理学

### (一)大体分型

非小细胞肺癌的大体分型按肿瘤发生部位和生长方式有2种方法分型。

按肿瘤发生部位分为以下3型。①中央型:肿瘤发生在主支气管、叶支气管和段支气管。②周围型:肿瘤发生在段支气管以下的小支气管和细支气管。③弥漫型:肿瘤发生在细支气管和肺泡,弥漫播散于肺内。

按肿瘤生长方式分为以下6型:①管内型;②管壁浸润型;③巨块型;④球型;⑤结节型;⑥弥漫浸润型。

### (二)组织学分型

世界卫生组织(WHO)把NSCIC的组织学类型分为如下7型。

1.鳞状细胞癌　包括乳头状、透明细胞、小细胞样、基底细胞样癌。

2.腺癌　包括腺泡型、乳头状型、细支气管肺泡型、实质性伴黏液形成型、混合型。

3.大细胞癌　包括大细胞神经内分泌型、基底细胞样、淋巴上皮样、透明细胞、大细胞伴横纹肌样表型。

4.腺鳞癌。

5.多形性癌伴肉瘤样成分　包括癌伴梭形细胞和(或)巨细胞癌、癌肉瘤、肺母细胞瘤。

6.类癌　包括典型类癌和不典型类癌。

7.唾液腺癌　包括黏液表皮样癌,腺样囊性型癌。

### (三)分期

分期有两种:临床分期(clinical TNM,cTNM)和病理分期(pathology TNM,pTNM)。临床分期是基于以临床检查为基础的分期;病理分期是根据手术标本的组织和病理学检查的结果来进行分期。

1.NSCLC的临床分期　2017年国际抗癌联盟(UICC)和美国肿瘤联合会(AJCC)的分期法如表3-2、表3-3。

表 3-2　肺癌分期标准

| 分类 | 标准 |
|---|---|
| T 分期<br>原发肿瘤 | $T_x$:原发肿瘤大小无法测量;或痰脱落细胞或支气管冲洗液中找到癌细胞,但影像学检查和支气管镜检查未发现原发肿瘤<br><br>$T_0$:没有原发肿瘤证据<br><br>$T_{is}$:原位癌<br><br>$T_1$:原发肿瘤最大径≤3 cm,局限于肺和脏层胸膜内,未累及主支气管;或局限于气管壁的肿瘤,不论其大小,不论是否累及主支气管,一律分为 $T_1$<br><br>$T_{1amin}$:微小浸润性腺癌<br><br>$T_{1a}$:原发肿瘤最大径≤1 cm<br><br>$T_{1b}$:1 cm<原发肿瘤最大径≤2 cm<br><br>$T_{1c}$:2 cm<原发肿瘤最大径≤3 cm<br><br>$T_2$:肿瘤有以下之一者。最大直径>3 cm 而≤5 cm,累及主支气管,但肿瘤距气管隆嵴≥2 cm;累及脏层胸膜;产生肺段或肺叶不张或阻塞性肺炎<br><br>$T_{2a}$:3 cm<原发肿瘤最大径≤4 cm<br><br>$T_{2b}$:4 cm<原发肿瘤最大径≤5 cm<br><br>$T_3$:5 cm<原发肿瘤最大径≤7 cm 肿瘤有以下之一者。累及胸壁或膈神经,或心包,或支气管(距气管隆嵴<2 cm,但未及气管隆嵴);产生全肺不张或阻塞性肺炎。同一肺叶出现孤立性癌结节<br><br>$T_4$:肿瘤最大径>7 cm,无论大小,侵及以下之一者。纵隔或心脏或大血管或食管或气管或气管隆嵴或椎体;同侧不同肺叶内孤立性癌结节 |
| N 分期<br>淋巴转移 | $N_x$:淋巴结转移情况无法判定<br><br>$N_0$:无区域淋巴结转移<br><br>$N_1$:同侧支气管或同侧肺门淋巴结转移<br><br>$N_2$:同侧纵隔和(或)气管隆嵴下淋巴结转移<br><br>$N_3$:对侧纵隔和(或)对侧肺门,和(或)同侧或对侧前斜角肌或锁骨上区淋巴结转移 |
| M 分期<br>远处转移 | $M_x$:无法评价有无远处转移<br><br>$M_0$:无远处转移<br><br>$M_1$:有远处转移<br><br>$M_{1a}$:对侧肺内结节、胸膜结节、胸腔积液(胸腔积液中找到癌细胞)或心包积液(心包积液中找到癌细胞)<br><br>$M_{1b}$:单一器官的孤立转移灶<br><br>$M_{1c}$:单一器官多发转移灶或多器官转移灶 |

表 3-3　TNM 分期与临床分期的关系

| 临床分期 | TNM 分期 |
|---|---|
| 隐匿期 | $T_xN_0M_0$ |
| 0 期 | $T_{is}N_0M_0$ |
| Ⅰ A$_1$ 期 | $T_{1a}N_0M_0$ |
| Ⅰ A$_2$ 期 | $T_{1b}N_0M_0$ |
| Ⅰ A$_3$ 期 | $T_{1c}N_0M_0$ |
| Ⅰ B 期 | $T_{2a}N_0M_0$ |
| Ⅱ A 期 | $T_{2b}N_0M_0$ |
| Ⅱ B 期 | $T_{1a,b,c}N_1M_0；T_{2a}N_1M_0；T_{2b}N_1M_0；T_3N_0M_0$ |
| Ⅲ A 期 | $T_{1a,b,c}N_2M_0；T_{2a,b}N_2M_0；T_4N_{0\sim1}M_0；T_3N_1M_0$ |
| Ⅲ B 期 | $T_{1\sim2}N_3M_0；T_3N_2M_0；T_4N_2M_0$ |
| Ⅳ A 期 | $T_{1\sim4}N_{0\sim3}M_{1a,b}$ |
| Ⅳ B 期 | $T_{1\sim4}N_{0\sim3}M_{1c}$ |

2. SCLC 的临床分期　SCLC 除用上述对 NSCLC 的分期法外,更常用的是把 SCLC 分为局限期和广泛期。

(1)局限期:肿瘤局限于胸腔内,包括已发生锁骨上区淋巴结转移者。

(2)广泛期:肿瘤已扩散到胸腔外,超过局限期。

## 三、诊断与鉴别诊断

### (一)症状和体征

肺癌的临床表现最常见的有咳嗽、痰中带血、胸痛及发热等。症状与体征取决于原发病灶的部位和大小、转移灶的部位以及副瘤综合征的出现等。

1. 原发肿瘤引起的症状及体征　最常见的症状是咳嗽和痰中带血。其次是胸痛,尤其是周围型肺癌患者以胸痛、背痛、肩痛、上肢痛、肋间神经痛等为首发症状就诊者约占24%。当出现阻塞性肺炎时,出现发热、气急,体检闻及湿性啰音、哮鸣音或肺实变等表现。当出现肺不张时,特别是全肺不张时气急明显,体检时可出现患侧呼吸音消失,气管移向患侧。周围型肺癌除累及纵隔、胸膜或胸壁时出现胸痛外,一般早期多无明显症状,或仅有咳嗽,部分有痰中带血。

2. 纵隔受累的症状和体征　肿瘤直接侵犯或转移性淋巴结累及纵隔的大血管、神经等,往往表示病期较晚。累及喉返神经时,出现声音嘶哑;侵及膈神经时,呼吸时两侧横膈出现矛盾运动;上腔静脉受压时,出现上腔静脉综合征;心包或心肌受侵时,出现心律失常、心包积液、心包压塞;胸膜受累时,出现胸痛、胸腔积液、气急;食管受压可出现吞咽困难;胸导管受压,可出现乳糜性胸腔积液。

3. 远处淋巴结转移引起的症状和体征　最常见为锁骨上淋巴结转移,尤其是前斜角肌淋巴结,又称前哨淋巴结,是肺癌最常见的转移部位。少数可通过胸壁而转移到同侧腋下淋巴结,也可向腹膜后淋巴结转移。颈部淋巴结转移压迫或肺尖癌的直接侵犯颈交感神经丛和臂丛神经时,可引起 Horner 征。腹膜后淋巴结转移常引起腹部持续性疼痛。

4. 血行转移引起的症状和体征　常见部位是骨、肝、脑,其次为肾、肾上腺、皮下组织等。骨转移多为肋骨、椎骨、颅骨、髂骨等,其中以肋骨转移为最多。局部疼痛最早出现,常在骨质破坏 1~2 个月之前,为局部剧烈顽固性疼痛。脊柱转移可压迫椎管,导致阻塞及脊髓压迫症状,甚至造成横断性截瘫。

5. 肿瘤伴发性综合征　肺癌引起肿瘤伴发性综合征很常见,多数与肺癌的临床症状同时出现,也可在肺癌的症状以前出现,少数在肺癌出现后显现。引起脑病、小脑皮质变性、外周神经痛变(感觉或运动)、黑棘皮病、自主神经功能亢进、癌性肌无力和皮肌炎、肺源性骨关节增生病、弥散性血管内凝血(DIC)、类癌综合征等。

## (二)检查方法

1. 临床检查　常规体格检查,重点注意肺癌引起的胸部体征,包括阻塞性肺炎、胸腔积液、肺不张、上腔静脉压迫症,心包积液、声带活动功能。还要仔细检查容易发生远处转移的部位,包括全身浅表淋巴结,特别是两侧前斜角肌和锁骨上区淋巴结。

2. X 射线检查　胸部 X 射线检查是肺癌最基本的影像学诊断方法。肺癌的 X 射线表现可以是肿瘤本身的影像,或者是由于肺癌造成支气管阻塞(肺不张、堵塞性肺炎或者均有)所造成肺部间接的改变,或由于肺癌引起的肺门及(或)纵隔淋巴结转移,胸膜、胸壁侵犯或胸外转移等。

3. CT 检查　胸部 CT 检查是肺癌最主要的影像学诊断手段。CT 对肺癌的诊断作用,有以下优点:①肿瘤的定性和定位特别是螺旋 CT 扫描是公认的肺癌定性和定位的最好方法之一;②肺癌的分期查明肿瘤范围;③治疗的随访肺癌在治疗后容易发生肿瘤的局部复发和远处转移。因而定期的 CT 检查已被用于治疗后对肺癌的监视、并发症的随访和第二原发肿瘤的发现。

4. MRI 检查　在肺癌中 MRI 的应用指征主要为:①对碘过敏患者,或者 CT 检查后仍难以诊断的特殊病例;②肺上沟瘤,需要显示胸壁侵犯及臂丛神经受累情况;③需要判断纵隔中的心包及大血管有无受侵,或者上腔静脉综合征的病例;④需要鉴别手术或放疗后肿瘤复发和或纤维化的病例。

5. 内镜检查　包括纤维支气管镜检查和电视胸腔镜。

(1)纤维支气管镜(纤支镜)检查:是肺癌诊断的一个重要方法,有如下用途:①常规检查,对任何可疑为肺癌的患者,都需要做纤维支气管镜检查,尤以早期中央型肺癌为首选;②对影像学检查阴性,而痰脱落细胞学阳性的病例,作纤支镜检查;③经纤支镜取得标本做组织学或细胞学检查;④经支气管穿刺活检。其活检阳性率可达 60%~70%。

（2）电视胸腔镜：是近年发展起来的一种新的检查方法。经胸壁合适的部位插入胸腔镜，在电视的引导下，可对肺的周围病灶、胸膜上的病灶做活检，也可对纵隔肿大的淋巴结做活检，因而对肺癌的确诊和正确分期有重要的作用，特别对胸腔积液而胸腔穿刺抽取胸腔积液的细胞学检查显示阴性结果的，对进一步诊断有帮助。

6. 核医学　核医学检查主要用于对肺癌的分期。在确定治疗方案前，全身骨骼的放射性核素扫描是分期必不可少的检查。

正电子发射体层射影（PET）在肺癌诊断中有以下几个用途：①鉴别肺内病灶是良性还是恶性；②用于远处转移的评价，与 CT 和骨放射性核素扫描相比，PET 检出的敏感性和正确性都比前两者要好；③评价预后和治疗的疗效。标准摄取值（standard uptake value，SUV）是主要的指标，治疗前肿瘤高 SUV 提示预后差，SUV 还被用于评价肺癌对化疗或放疗的疗效，有效者的 SUV 降低。

7. 超声检查　用于肺癌的分期，常用于腹腔器官的检查以判断有无远处转移，主要检查的是：肝、肾、肾上腺、腹膜后淋巴结。当有胸腔积液发生时，常用于胸腔积液穿刺引流前的定位，也可用于对心包积液进行诊断和定位。

8. 实验室检查　某些肿瘤标志物可作为肺癌的辅助诊断。用于治疗后可作为监视肿瘤状况的指标；用于随访以早期发现肿瘤的复发和转移。常用的肿瘤标志物有神经特异性烯醇化酶（NSE）、癌胚抗原（CEA）、CA50、CA125 等。

9. 肺癌分子生物学检查　包括癌基因、抑癌基因等的检测。

### （三）病理学诊断

肺癌的病理学诊断包括细胞学诊断和组织学诊断。

1. 细胞学诊断

（1）痰液的脱落细胞检查（痰检）已被广泛应用于肺癌的诊断，痰检简便易行，无痛苦，适用范围广。痰检的缺点和局限性是：①有一定的假阴性率，一般为 15%～25%；②假阳性率为 0.5%～2.5%，由于痰液中含有多种细胞成分，有一些形态异常的细胞有时被误认为恶性细胞；③以痰检做肺癌病理类型分型不够确切。痰检分型的符合率为80%～90%。

（2）细针穿刺细胞学检查可获得细胞学诊断。它用于以下两种情况：第一是对周围性肺癌；第二是对浅表淋巴结的穿刺活检。

（3）其他细胞学检查方法：①纤支镜检查一是对亚段的支气管内注入生理盐水、灌洗，然后收集灌洗液进行脱落细胞检查；二是对纵隔淋巴结纤支镜细针穿刺进行细胞学检查；②体腔液体的检查对恶性胸腔积液、心包积液，诊断性抽取少量积液，进行细胞涂片检查。

2. 组织学检查　组织学检查需肿瘤组织块，取得肿瘤组织块的方法主要靠手术切除肿瘤，纤支镜咬取活检也能得到稍大的组织块。能观察到肿瘤细胞本身的病理类型、分化程度、肿瘤的结构等，并且能对肿瘤及其周围的免疫反应提供信息。

### (四)肺癌的鉴别诊断

**1.肺结核和结核性胸膜炎** 肺结核患者常常有痰中带血,胸片中出现阴影。但是,尤其是活动性肺结核患者,有明显的结核临床症状,如低热、乏力、盗汗、消瘦。胸部 X 射线和胸部 CT 和(或)MRI 的表现明显不同于肺癌。在肺结核患者的结核菌素皮肤试验呈阳性反应,痰液检查中一般能找到抗酸杆菌。PET(FDG)检查时,肺癌的 PET 检查一般呈阳性表现。经皮穿刺活检有助于鉴别诊断。

**2.肺部炎性病灶** 急性肺炎患者,影像学检查可发现异常,如点、片状阴影,肺段或肺叶的实变或不张,但一般无明确的肿块。临床表现为高热,白细胞总数明显上升,特别是中性粒细胞比例升高,这些都能和肺癌相鉴别。若一肺段或肺叶阻塞性肺炎反复发作,进行纤支镜检查可以排除支气管腔内肿瘤的存在。

**3.胸膜肿瘤** 最常见的是胸膜间皮瘤。临床症状和体征中首发胸痛和胸腔积液,但无痰中带血。影像学检查,胸膜肿瘤的阴影中心不在肺内,且发现多个胸膜结节或肿块存在。经胸壁穿刺活检可鉴别诊断。

**4.纵隔肿瘤** 易于和纵隔型肺癌相混淆。纵隔肿瘤患者较常见的症状为胸闷或胸痛,可伴刺激性咳嗽,但不会出现痰中带血等。影像学检查有助于区别纵隔肿瘤和肺癌。经胸壁肿块穿刺活检或纵隔镜检查有助于确诊。

**5.结节病** 是一种病因未十分明确的肉芽肿性疾病。它常累及多个器官,如肺、淋巴结、皮肤、肝、脾、眼等。最常见的影像学表现为两侧对称性肺门及纵隔淋巴结肿大,有时肺野内也可见 3 mm 大小的结节。试验性肾上腺皮质激素治疗可明确诊断。

**6.转移性肺肿瘤** 肺的转移性肿瘤也是肺部常见的肿瘤之一。特点:①有原发肿瘤的病史;②表现为刺激性咳嗽,多数患者无痰中带血;③多发病灶占大多数;④影像学检查显示肺部病灶多为球形,常不带毛刺。

## 四、治疗

### (一)非小细胞肺癌的治疗原则

1.联合治疗

(1)Ⅰ期 NSCLC:首先手术切除治疗;在规范根治手术后,病理学检查证实是Ⅰ期,不做术后放疗;但有高度淋巴和远处转移潜力的患者和病理类型是腺癌可以进行术后辅助化疗。有手术禁忌证或拒绝手术者,应给以根治性放疗。

Ⅰ期 NSCLL 恶性程度高的生物行为指标是:病理学检查显示肿瘤细胞分化差,血管丰富,肿瘤已经侵犯了血管或淋巴管,或脉管内有瘤栓;实验室检查表明多个癌基因过度表达或抗癌基因失去活力,而且癌基因和抗癌基因异常的数目越多。

(2)Ⅱ期 NSCLC:以手术治疗为首选;手术后应辅助化疗;术后患者有条件者可考虑术后放疗。有手术禁忌证或拒绝手术者,应给以根治性放疗,同时予以化疗。化疗和放疗的次序,一般是间隔进行,即放疗穿插在化疗的疗程中。

（3）Ⅲ期 NSCLC

1）Ⅲa 期（$T_{1a,b,c}N_2M_0$；$T_{2a,b}N_2M_0$；$T_4N_{0\sim1}M_0$；$T_3N_1M_0$）：①$T_3N_{0\sim1}M_0$ 的患者，首先手术，术后再做辅助化疗；对有肿瘤残留，或切缘肿瘤阳性，则应进行术后放疗；②$T_{1\sim2}N_2M_0$ 的患者，首先新辅助化疗 2 个疗程的化疗；之后手术治疗；术后辅助化疗和放疗。

2）Ⅲb 期（$T_{1\sim2}N_3M_0$；$T_3N_2M_0$；$T_4N_2M_0$）：主要采用化疗加放疗的综合治疗。一般先用 1～3 个疗程的化疗，再进行放疗，或放疗和化疗同时进行，然后再给化疗。肺动脉插管灌注化疗也可作为 $T_4$ 的一种局部治疗手段；

3）Ⅳ期 NSCLC：化疗是最主要的治疗手段；放疗可作为一种姑息治疗，以缓解患者的临床症状。恶性胸腔积液一般先用胸腔积液持续引流，基本引完胸腔积液后，向胸腔内注入化疗或免疫调节剂。当反复引流数次后，胸腔积液能基本控制。在处理胸腔积液的同时应使用化疗。若患者情况尚好，可考虑加用全胸膜腔放疗和局部肿瘤姑息性放疗。

2. 手术治疗　手术治疗的基本原则是尽可能彻底地切除肺部原发肿瘤，以及相应引流区域的淋巴结，并尽可能保留余肺和发挥余肺的代偿功能，减少手术创伤，提高术后生活质量。

（1）切除术方式的选择。①肺叶切除术：是肺癌的首选手术方式；②袖式肺叶切除术：主要用于肿瘤位于支气管开口部的患者；③全肺切除术：当主支气管已被肿瘤侵犯，或肿瘤已累及肺动脉主干，无法作肺动脉部分切除，则应做全肺切除；④肺段或肺楔形切除术。

（2）淋巴结清扫术：广泛的纵隔淋巴结清扫术并不提高肺癌患者的长期生存率，且产生术后并发症较高。可以采用区域淋巴结摘除术。

3. 放射治疗

（1）术前放疗：手术前放疗适用于肺尖癌和Ⅲa 期肺癌。放射野包括原发灶、肺门及纵隔淋巴结引流区。采用常规分割照射，总剂量不超过 45 Gy。

（2）术后放疗指征：①Ⅰ、Ⅱ期病例不做常规术后放疗；②术后有临床肿瘤残存的病例；③手术标本切缘肿瘤阳性；④术中未做淋巴结清扫者；⑤手术标本病理学检查显示有肺门和（或）纵隔淋巴结转移，特别是肿瘤已穿破淋巴结进入周围组织者。放射野仅有原发肿瘤残留或切缘阳性者，仅照射残留或切缘；有淋巴结转移者，照射同侧肺门和两侧上纵隔或全纵隔。常规分割放疗，亚临床肿瘤总剂量为 50 Gy；切缘阳性、肿瘤残留者总剂量在 60～64 Gy 之间。

4. 根治性放疗　适用于Ⅰ～Ⅲ期 NSCLC：①传统的放疗方法：放射野包括原发灶和转移淋巴结，以及淋巴引流区。常规分割放疗，放射总剂量：临床肿瘤 60～64 Gy，亚临床肿瘤 40～45 Gy；②超分割或加速超分割放疗，总剂量 70 Gy；③三维适形放疗（3DCRT）治疗，照射剂量 75～89 Gy。

5. 姑息放疗　适用于Ⅳ期 NSCLC、脑转移、骨转移等晚期患者，达到缓解症状、止痛、止血等目的。

**6. 化学治疗**

（1）化疗使用的方式：包括化疗与手术综合治疗、化疗与放疗综合治疗和单纯化疗。

（2）常用的化疗方案

1）CAP（环磷酰胺、多柔比星、顺铂）方案：CTX 500 mg/m² 第 1 天，ADM 40 mg/m² 第 1 天，DDP 50 mg/m² 第 1 天。

2）MVP（丝裂霉素）方案：MMC 8~10 mg/m² 第 1 天，VDS 3 mg/m² 第 1 天，DDP 80~120 mg/m² 第 1 天。

3）PN（顺铂、长春瑞滨）方案：DDP 100~120 mg/m² 第 1 天，NVB 30 mg/m² 第 1、8 天。

4）PT（顺铂、紫杉醇）方案：DDP 100 mg/m² 第 1 天，TAX 135~215 mg/m² 第 1 天。

5）PG（顺铂、健择）方案：DDP 100 mg/m² 第 2 天，GEM 1000 mg/m² 第 1、8、15 天。

### （二）小细胞肺癌治疗

**1. 治疗原则**　小细胞肺癌治疗原则是以全身化疗为主，辅助胸腔肿瘤的局部治疗。局部治疗的手段可以是放疗，也可以是手术。

（1）局限期：此期 SCLC 治疗的几种联合模式

1）化疗和手术联合治疗。①手术→化疗：Ⅰ~Ⅱ期的病例，先进行手术切除，术后行全身化疗 4 个疗程；②化疗→手术：先进行化疗 3~4 个疗程后评价化疗效应，若有肿瘤残留，则再进行手术，术后再进行化疗，化疗共 4 个疗程。

2）化疗和胸腔放疗联合治疗。①化疗→放疗：先行 4 个疗程化疗然后对残留肿瘤进行放疗；②化疗和放疗间隔进行：即化疗→放疗→化疗→放疗→化疗，化疗共 4 个疗程；③化放疗同时进行：即在第一疗程，或第二疗程化疗时就同时进行放疗，化疗共 4 个疗程。化放疗同时进行时，胸腔放疗时间越早进行越好，一般提倡应在化疗开始后的 8 周内进行胸腔放疗。

（2）广泛期：广泛期 SCLC 的主要治疗方法是全身化疗，辅以姑息性局部放疗，如对脑、骨转移者以减轻患者临床症状，改善生存质量；经化疗后疗效较好者可作局部残留肿瘤的补充姑息放疗。

**2. 化学治疗**　临床用于治疗 SCLC 的化疗大多数为多药联合，其中 EP 方案是第一线化疗方案。多数联合化疗方案中都包含了 VP-16 药物，即使化疗后复发的病例，再次化疗时，仍然依 VP-16 药物为基础。

SCLC 常用的联合化疗方案有 EP（顺铂、VP-16）、VIP（VP-16、异环磷酰胺、顺铂）、CDE（环磷酰胺、多柔比星、VP-16）、CBP+TAX（卡铂、紫杉醇）等。

**3. 预后**　与 SCLC 预后有关的因素包括临床方面和实验室检查方面的指标：①临床指标包括年龄、性别、一般状态、病期；有利因子为 70 岁以下、女性、一般状态好、TNM 病期早；②实验室检查预后差的因子，如血清乳酸脱氢酶升高，谷丙转氨酶升高，尿酸升高，低血钠，低血白蛋白，低血红蛋白。神经特异性烯醇化酶（NSE）也被用于预后预测。

# 第七节 肺脓肿

细菌引起肺实质局限性感染和坏死并有脓腔形成即为肺脓肿。广义上讲,它包括了结核性、真菌性、寄生虫性和细菌性脓腔,感染性肺大疱、肺囊肿和支气管扩张症,肺梗死后肺脓肿,以及肺部肿瘤内坏死脓腔和肿瘤阻塞支气管远端发生的肺脓肿。狭义上讲,肺脓肿主要是指源于肺内化脓性感染而产生的肺脓肿。感染细菌的来源可经呼吸道,如误吸,也可能是全身他处感染继发引起的肺感染,如脓毒血症或败血症所致肺部感染。

早在1936年抗生素问世以前,Neuhoff等人报告了他们外科引流治疗肺脓肿的个人经验,得出结论大多数严重的肺脓肿病例都需要外科手术处理。他们还强调拖延治疗至并发症威胁患者生命时,急性肺脓肿的严重性才被认识。支持治疗包括维持营养和体位引流等在今天虽然很重要,但是抗生素的问世彻底改变了我们治疗肺脓肿的思路。

自从第二次世界大战以来,有效的抗生素出现了,它明显地改变了肺脓肿的自然病程,也显著地降低了外科引流的治疗作用。第二次世界大战前,肺脓肿是一种致死的疾病,患者常常是到了病程晚期,中毒症状很重呈现极度衰竭时,才来找胸外科医师进行引流,可想当时外科治疗会有什么样的结果。肺脓肿早期外科就参与治疗其结果显然不同。1942年,一组122例肺脓肿早期施行开放引流,仅有4例死亡。20世纪40年代后期临床上开始使用青霉素,许多肺炎经抗生素治疗得到有效控制,肺部感染很少会发展到肺脓肿阶段,结果需要外科手术处理的肺脓肿病例很少,即便有也是选择性的肺叶切除,很少施行肺脓肿外引流。随着抗生素、抗代谢药、激素和免疫抑制剂的应用,改变了周围细菌的生态学,无论是非特异性肺脓肿还是原发性肺脓肿,发生率均明显降低。另一方面,高龄、机体抗感染能力减低情况下,机会性感染所致的肺脓肿发生率增加了,机会性肺脓肿的治疗更为困难。

## 一、病因和病理

化脓菌引起的肺脓肿多数因咽喉部感染性物质误吸而致,如牙龈感染或咽喉部感染时,老年患者咳嗽反应受到抑制,感染性分泌物容易被误吸,早年牙科和扁桃体手术后肺脓肿发生率较高。另外,患者在失去知觉的情况下,像酗酒者或全身麻醉状态下以及昏厥、脑血管意外,患者常处于卧位,特别是仰卧位,感染性分泌物因重力关系可直接流入右主支气管,然后进入到上叶后段和下叶背段,临床上这两个部位均是原发性肺脓肿最常见之处。最常见的致病菌是厌氧菌,还有甲型和乙型溶血性链球菌、葡萄球菌、非溶血性链球菌、假孢子菌属和大肠杆菌。实际工作中多是未等细菌培养结果出来,就已经开始应用抗生素,因此细菌培养多不能获得阳性致病菌。一旦液化坏死物经引流支气管排出,含有脓液和空气的脓腔——肺脓肿便形成了。

肺脓肿的形成需要3个因素:细菌感染、支气管堵塞、机体抗感染能力低下。其病理过程是化脓菌造成肺实质破坏。开始细菌引起肺部感染,支气管阻塞后致使远端肺段发生肺不张和炎变,感染未能得到有效控制,支气管堵塞未能有效解除,引起肺段血管栓塞和破坏,继之产生大面积的肺组织坏死和液化,周围的胸膜肺组织也呈现炎性改变,终于形成脓肿。急性肺脓肿的内壁衬纤维脓性物质,它与周围实变的肺组织混为一体。当病变经过急性阶段后,支气管阻塞未能及时完全解除,引流不畅,感染未彻底控制,肺脓肿可进入慢性阶段。慢性阶段的肺脓肿,其内壁逐渐变成纤维肉芽组织,显微镜下的特点是存在富含脂质的巨噬细胞。以后的病理过程为脓腔内壁衬有低柱状上皮甚至假复层纤毛柱状上皮细胞。到了此阶段,脓肿周围的肺组织产生瘢痕,瘢痕组织收缩并逐渐堵塞脓腔。慢性肺脓肿期间感染反复发作,既有受累肺组织病变又有支气管病变,既有组织破坏又有组织修复,又有急性炎症又有慢性炎症。结果表现为肺组织中一界限分明的脓腔,周围肺组织有不同程度的炎变和纤维化。慢性肺脓肿具有明确的特点:肺脓肿最初发生在肺组织的表浅部位;肺脓肿与一个或多个小的支气管相通;脓肿不断向周围蔓延发展,晚期不受肺段和肺叶的限制,可跨段、跨叶形成多个互相沟通的脓腔。

急性期肺脓肿可侵犯周围胸膜表面,引起胸膜炎、胸腔积液或者脓胸。若脓肿穿透胸膜腔,则出现张力性脓气胸。晚期或忽略了的肺脓肿,可破入纵隔、心包或膈下,分别引起化脓性纵隔炎、化脓性心包炎以及膈下感染。

1. 吸入性肺脓肿 误吸是最常见的肺脓肿原因,因酗酒或药物所致意识丧失时,呕吐最常造成误吸。头部外伤、精神病发作、全身麻醉均是加重误吸发生的因素。某些引起食管梗阻的病变,如贲门失弛缓症、食管狭窄、食管癌或胃食管反流,是产生肺脓肿的次要原因。肺脓肿还可因头部和颈部感染蔓延而致。儿童期的肺脓肿应当考虑有无异物存留造成支气管内梗阻。有人强调体位可引起某些肺段发生肺脓肿,特别是上叶后段和下叶的背段,误吸后最容易发生肺脓肿。

2. 肺梗死后脓肿 过去一直认为肺梗死是肺脓肿的最常见原因,现在这种观点已经改变了。似乎上述误吸造成肺脓肿的理论更有道理,因为它基于解剖学和临床观察而得出的。毫无疑问脓性栓子可产生肺脓肿,栓子可来自不洁流产或前列腺炎所致盆腔静脉血栓;来自周围化脓性血栓性静脉炎;肝脓肿、化脓性胰腺炎或化脓性腹膜炎后躯体静脉含有感染性的栓子,它们均可产生肺脓肿。抗生素已经明显地减少了上述的各种感染源,结果脓性栓子引起肺脓肿的发生率也较过去显著降低。

3. 创伤后肺脓肿 胸部穿透伤或钝性伤偶可发生肺脓肿。创伤后肺内血肿,可因血源性细菌、误吸或肺内异物而发生感染。并非所有存在于肺内的异物都需要摘除,但是肺内异物引起肺脓肿时,不摘除异物肺脓肿就不可能痊愈。非胸部创伤患者长期住院、昏迷、卧床或败血症常常引起肺部并发症,像肺不张、肺炎,有时发生肺脓肿。这种肺脓肿多是医院内获得性细菌感染,治疗起来相当困难,对此重要的是应有充分的认识而积极预防。

4. 纵隔或腹腔感染扩散肺脓肿 膈下或纵隔感染引起最常见的肺胸膜腔并发症是脓胸,但是如果胸膜腔有粘连,肺又紧密粘连于邻近的壁胸膜上,膈下感染或纵隔感染可能直接穿透肺组织,形成肺脓肿。此种肺脓肿可继发于阿米巴或化脓性肝脓肿,以及任何原因所致的膈下脓肿。肺脓肿也可继发于纵隔炎,最常见于食管穿孔或破裂。治疗这种类型的肺脓肿,成功的关键在于有效地处理原发疾病。

5. 支气管梗阻肺脓肿　支气管梗阻最多因肿瘤和异物而致,少见的原因有支气管内结石、炎性支气管狭窄,这些器质性梗阻造成远侧肺段或叶支气管分泌物引流不畅,继发肺部感染,加重肺不张,可发展成肺脓肿。因为支气管梗阻可能导致肺脓肿,经积极抗生素和支持疗法,肺部局限性反复感染无明显改变,应行纤维支气管镜检查,除外支气管梗阻。

6. 产生肺脓肿　院内获得性感染,特别是革兰氏阴性菌常发生在严重创伤患者、经历大手术患者,即主要发生在免疫力明显抑制的患者。免疫机制严重抑制及营养状态极差的患者,发生肺炎或肺脓肿后,常很快导致败血症和死亡。金黄色葡萄球菌、Ⅲ型肺炎球菌、铜绿假单胞菌、克雷伯菌感染都容易造成肺实质坏死形成肺脓肿。金黄色葡萄球菌感染多为原发性感染灶,特别是在儿童期。

7. 原有肺病变的肺脓肿　原有肺内支气管囊肿或后天性肺大疱,发生继发性感染后,X 射线片上也会产生类似"肺脓肿"样改变。若感染前已知原有肺囊肿或肺大疱和(或)胸片上有一界限清楚的气液平面,周围没有明显肺浸润表现,那么应当高度怀疑肺囊肿感染或感染性肺大疱的可能。对此鉴别可在纤维支气管镜下用带有导丝的塑料管进行抽吸,抽出液检查可给诊断带来很大的帮助,同时也作为治疗的一部分。少见的情况是肺隔离症继发感染后产生肺脓肿,肺隔离症形成的肺脓肿对单纯非手术治疗反应很差。怀疑此类肺脓肿时,应行主动脉造影显示畸形血管,也可防止术中发生意外大出血。

8. 癌性肺脓肿　空洞型肺癌是中年吸烟男性患者最常见的肺脓肿原因,对这种患者应尽早行纤维支气管镜检查,明确诊断后及时手术切除可获得长期存活。

9. 机会性肺脓肿　由于有效的广谱抗生素应用,在化脓性肺炎的阶段即得以控制,因之原发性或称非特异性肺脓肿很少能形成,目前这种类型肺脓肿的发生率明显降低了。机会性感染而致的肺脓肿则表现为更为突出的问题。机会性肺脓肿多发生在年轻患者或年迈患者,机体对于感染缺乏有效防御能力,身体其他系统有严重疾病,肺脓肿仅是系统疾病的一种并发症。早产儿、支气管肺炎、先天性发育畸形、手术后、恶病质、存在其他感染或系统性疾病,这些对于早期婴儿来说,都是发生机会性肺脓肿的重要因素。对于老年患者来讲,全身系统性疾病、恶性肿瘤(特别是肺部或口咽部的恶性肿瘤)、长期应用激素或免疫抑制剂治疗、放射治疗以及围术期,均构成老年患者机会性肺脓肿的基础条件。机会性肺感染呈多发而非单一的肺脓肿,其中绝大多数为医院内的获得性感染。从细菌学上讲,致病菌也不同于典型的吸入性肺炎后的肺脓肿,金黄色葡萄球菌仍是最主要的致病菌,其他还有甲型溶血性链球菌、卡他奈瑟菌、肺炎球菌、变形杆菌、大肠杆菌和克雷伯菌。偶尔长期应用抗生素,从痰中可培养出罕见细菌。机会性肺脓肿发生部位无明显区别,脓肿可出现在肺的任何部位,临床发现右侧肺脓肿多于左侧。

## 二、临床表现

由于产生肺脓肿的原因不同,临床症状的严重程度均不一致。有的肺炎发作后随即出现发热和咳痰,也有误吸后间隔数天或数周后,临床才出现发热和咳痰。肺脓肿患者的痰多呈脓性混有血液,痰量很多且有恶臭味。若将痰液存于容器内静置,可发现痰液分层,最底层为黄绿色沉淀,中间层为黏液,最表层为泡沫。部分肺脓肿患者可有胸痛,呈持续性胸膜疼痛。在症状的复杂性方面,肺脓肿与其他肺化脓性疾病或感染性空洞性肺病变没有更多的区别。典型的患者常有上呼吸道感染的病史,并有发热及感染中毒症状,不多有胸痛,咯血少,常见咳脓性痰,有时为腐败性脓痰。痰量可能很多也可很少,颜色可有绿色、棕色、灰色或黄色,酱油色痰提示可能是阿米巴性肺脓肿。儿童期葡萄球菌性肺炎,常因毒血症、呼吸困难、发绀和感染中毒性休克而掩盖了肺脓肿的症状和体征。这些可突然发作,也可能因为胸膜下脓肿破裂造成脓气胸,加重了肺脓肿的症状。儿童最常见发热、厌食、衰弱等症状。

急性肺脓肿患者,常呈重病容,体温高,心动过速,呼吸增快。呼吸有臭味,受累肺部表面胸壁触诊可能有压痛。叩诊常发现浊音,呼吸音减低,不一定听到啰音。当肺脓肿与支气管相通时,可闻及管性呼吸音,此时还会听到干及湿啰音。胸部体征随着脓肿与支气管的状态,经常发生着变化,日日不同,因之需要仔细反复地进行胸部体检。杵状指是许多慢性缺氧性肺部疾病经常存在的体征,肺脓肿患者很明显,在肺脓肿发作后2周就可能出现杵状指,随着治疗肺脓肿痊愈,杵状指也逐渐消退。有的患者可以在胸壁听到血管性杂音。

## 三、辅助检查

病初胸部X射线表现缺乏肺脓肿的特征和气液平,表现为某部分肺浸润,有或无肺不张。病变可累及一个肺段或多个肺段甚至整个肺叶。一旦肺脓肿与支气管相通,直立位或侧卧位胸像可发现气液平面,这是放射学上肺脓肿的特征性表现。仰卧位或俯卧位,包括断层像,均不能显示气液平面的存在,因此,检查者常常忽视体位对显示病变的影响,未能及时发现病变。肺脓肿的特征为病变周围有肺实质浸润带。薄壁脓肿并有气液平,提示化脓性肺囊肿或肺大疱合并感染,常伴有胸腔积液、脓胸和脓气胸。腔壁增厚呈结节状提示癌性空洞的可能。此外,肺门或纵隔淋巴结明显增大提示肺癌。偶尔肺脓肿与合并有支气管胸膜瘘的脓胸鉴别有一定困难,此时可应用超声检查或CT以帮助鉴别。上消化道造影检查有时用于肺脓肿或反复发作肺炎的患者,上消化道吞钡造影可显示胃食管反流、肿瘤引起的食管梗阻、食管狭窄或贲门失弛缓症,这些疾病均可产生消化道内容物误吸到呼吸道,导致肺炎和肺脓肿,这种情况对于儿童病例尤为重要。

## 四、鉴别诊断

需要与化脓性肺脓肿相鉴别的有癌性空洞、肺结核空洞、合并支气管胸膜瘘的脓胸、肺囊肿感染、空洞性真菌感染、肺大疱合并感染。由于肺癌的发生率逐年增高,首先要鉴别的是肺癌,特别是中年男性吸烟者。

## 五、治疗

多年以前,公众一致的意见是全身支持疗法,包括营养维持、胸部呼吸物理治疗及各种体位引流,这些都是肺脓肿重要而有效治疗方法。适当的抗生素治疗不仅降低了肺脓肿的发病率,而且改变了肺脓肿的治疗方式和治疗结果。在抗生素问世之前,治疗肺脓肿均采用保守性方法,如前所述的支持疗法和支气管镜方法。保守疗法无效的肺脓肿患者需要进行一期或二期手术治疗,结果并发症和死亡率很高,长期随诊表明结果均不满意。积极肺部灌洗,适当的营养支持,输血补液,注意引起肺脓肿的原因,如口腔卫生、误吸和酒精中毒等尽管都非常重要,但是抗生素的应用明显地改变了肺脓肿的临床治疗效果,现在肺脓肿很少需要行外引流或肺切除手术。成功的内科治疗意味着,经 4~5 周积极抗生素治疗后症状明显减轻,胸片上不留残腔,或仅有直径 2 cm 以下薄壁囊腔。如果经 5 周治疗后仍遗有固定大小的残腔,特别是直径大于 2 cm 的薄壁残腔,症状持续存在,则需行外科手术切除。否则患者将持续有咯血或复发感染,长期预后很差。经适当抗生素治疗后,虽遗有小的薄壁残腔患者却无明显症状,经数周或数月观察也可能完全愈合,不一定需要外科处理。

诊断慢性肺脓肿时,应进行痰培养和涂片检查以鉴定致病菌,包括需氧菌和厌氧菌。这些可能需要经支气管穿刺抽吸或支气管镜获得确切的致病细菌,以排除口腔细菌污染标本。痰检查还应当包括真菌、抗酸菌和瘤细胞检查。一旦诊断肺脓肿则立即施以广谱抗生素,以后再依细菌培养和药物敏感度结果,调整抗生素。一般来讲,抗生素应用后几天至 1 周,临床症状就有明显改善。某些病例可能需要数周甚至月余的抗生素治疗,直到胸部 X 射线上脓肿完全吸收征象出现为止。需要提及的是临床症状改善比 X 射线的表现早出现数日或数周。如果患者临床症状改善,尽管有气液平面存在,有或无周围肺组织浸润,则不需要外科处理。

几乎所有肺脓肿患者都需要进行支气管镜检查,支气管镜检查的目的:为细菌培养提供最确切的材料;早期排除支气管梗阻的原因如异物、肉芽肿或肿瘤;可经支气管镜直接抽吸脓液;刺激肺脓肿的支气管内引流。支气管镜检查应用硬管和软管(纤维支气管镜),并要有一定的技巧,避免操作时脓液大量溢入支气管内,突然发生窒息。当患者经治疗后症状无明显改善或放射学上脓肿无吸收的证据,可能需要多次支气管镜检查。已有报道,在 X 射线透视下经支气管导管进行脓腔引流。纤维支气管镜用于肺脓肿的治疗,有逐渐代替外科的趋向。有报道,在一组 26 例肺脓肿的治疗中,无一例需要外科处理。

经抗生素和支持疗法,一般人群急性肺脓肿的死亡率明显下降,绝大多数患者可获得治愈。80%~90%的肺脓肿患者不需要外科处理即可治愈。

外科引流包括内引流和外引流。若患者持续发热超过 10~14 d,治疗 6~8 周胸片上仍无改善的征象;或出现某些并发症,如咯血、脓胸或支气管胸膜瘘,则都需要进行外科引流处理。介入性治疗的进展使得放射科医师在透视下,经皮肤将引流管置入肺脓腔内,获得成功的治疗。临床经验显示经皮穿刺引流一般不会造成脓胸,即使在正压通气辅助呼吸的情况下,也可成功地进行经皮穿刺引流而无并发症。在某些病例的治疗过程中,应考虑早期行经皮穿刺引流,7 岁以下的儿童患者对于保守治疗反应很差,经皮引流应早期进行。同样,巨大肺脓肿也应早期引流。有人观察所有的肺脓肿迟早都接近胸壁,只要选择合适的投照位置,经皮穿刺进行肺脓肿的外引流都会获得成功。

外科胸腔造口,直接进行肺脓肿引流,是治疗急性肺脓肿的有效方法。在操作过程中有两点需要注意:一是确切定位,可摄正侧位甚至斜位胸片,预先计算好肋骨切口,有疑问时可在皮肤上做出标记;二是术者进行胸腔造口时必须肯定脓肿处的肺组织与其壁层胸膜已经发生粘连,否则可能会发生脓腔的脓液散布于游离的胸膜腔内。一般采取气管内双腔插管全身麻醉,切除 5~6 cm 长的肋骨,已经发生粘连的胸膜呈灰色增厚不透明,先用注射针进行穿刺抽得脓液确定脓肿的深度和位置,抽得标本送细菌学和病理学检查。电刀切开脓肿表面的肺组织进入脓腔,抽吸和刮除清创,最后置入粗口径的引流管或蘑菇头引流管,连接水封瓶或负压吸引。胸腔引流后,患者的临床症状可有明显迅速改善,痰量减少,发热减退,引流量逐渐减少。术后肺漏气是经常见到的,随着愈合过程;漏气于数天至 2 周停止。当患者情况逐渐改善,引流量减少,漏气停止,可停掉负压抽吸,剪短胸管,用敷料包盖,患者可下床活动。胸管可能留置数周,患者可带管出院。出院后还应进行随诊,因为肺脓肿与支气管相通,一般不主张进行胸管灌洗。当患者情况完全改善,胸片表明肺脓肿吸收愈合,可拔除引流管。引流口随时间将逐渐闭合。胸管引流术并非完全没有问题,继发性出血、脓气胸或脑脓肿均可因肺脓肿本身或胸管引流操作所诱发。但是胸管引流对某些危重患者、大的脓肿可能是救命的,经胸管引流的患者晚期发生支气管胸膜瘘病例罕见。

经抗生素治疗,引流或不行引流,大多数急性肺脓肿病例均可获满意的治疗效果。偶尔急性肺脓肿可进入到慢性肺脓肿,脓腔壁增厚,周围的肺组织发生不可逆的病变,临床上患者出现持续发热、咳嗽和咳痰的症状。导致发生慢性肺脓肿的因素有脓腔引流不畅,支气管梗阻和脓肿穿破到胸膜腔产生脓胸。在这种情况下需要进行肺切除,多数是肺叶切除即获痊愈。其他肺切除的指征有大咯血和反复发生的严重咯血。慢性肺脓肿行肺的楔形切除或肺段切除常产生并发症,因为切除边缘的肺实质常含有病变,术后肺持续漏气和脓胸的发生率较肺叶切除高,临床胸外科医师多不采用。在大多数情况下,肺通气灌注扫描常能确定病变范围,若显示一叶肺完全无功能,则需行肺切除。一手术时需要注意的是采取双腔插管麻醉,以防止脓液在手术操作过程中流入对侧或同侧健康的肺叶,有可能的话尽早钳闭患侧支气管。手术中可能发现胸膜增厚并布满增生的血管;肺门处严重粘连,先行抽吸减压可使手术操作更为安全进行。长期慢性炎症使得支气管血管屈曲、增粗,淋巴结肿大致密粘连,不仅粘连到支气管,也粘连至肺动脉及其分支。解剖肺门时尤应慎重以免发生大出血。术毕严密止血是另一值得注意的问题,手术出血多是从淋巴结的渗血和小的出血,或是来自粘连面上小的系统动脉出血,而不是肺动脉出血。系统动脉压力高,出血多不容易自行止住。术后胸膜腔引流应充分,至少应放置2根粗口径的引流管,以利于肺的迅速膨胀,阻止肺漏气,确切避免术后脓胸的发生。慢性肺脓肿切除不仅改善患者慢性症状,移除肺部病灶也有助于防止肺脓肿的复发。

某些肺脓肿对适当治疗无明显反应,可能其原发病实际上是支气管肺癌,肿瘤阻塞了支气管,以致远端发生肺脓肿,或大的肿瘤本身发生缺血性坏死形成癌性空洞。放射学上提示癌性空洞的线索有脓肿壁厚且不规则,脓腔内壁可见到壁内结节。支气管镜检查和毛刷细胞学可明确诊断。若经3~4周抗生素治疗,脓肿无明显反应,支气管镜检查未能获得肯定的诊断结果,则需行开胸探查。

# 第八节 咯血

一般喉及喉部以下的呼吸道任何部位的出血,经咳嗽动作从口腔排出称为咯血。可表现为痰中带血、满口鲜血到致命性的大咯血,即使是少量咳血或痰中带血丝亦会引起患者忧虑,而大咯血是很严重的临床病症,常突然发病,来势凶猛,危及生命。一般认为,小量咯血是指每次或每日小于100 mL;中量咯血是指每次100~300 mL;24 h内咯血量在600 mL以上或每次300 mL以上,或持续咯血需要以输液维持血容量,以及因咯血而引起气道阻塞导致窒息者,定为大咯血(major hemoptysis)。应该注意的是如果患者咯血前由于基础疾病肺功能低下,即使出血量不大也有致死可能。另外,肺出血可能淤积在肺中或咽下,咯出的血量并不能反映实际的出血量,应根据患者生命体征情况,采取适当紧急措施。虽然大咯血发生率并不高,但易引起气道阻塞发生窒息而危及患者生命,临床医师在采取紧急措施的同时,需要尽可能快地明确病因。

## 一、病因

咯血原因繁多复杂,有人统计文献资料,近百种疾病可引起咯血,主要见于呼吸系统和心血管系统疾病。

1. 支气管疾病 常见有支气管扩张症、支气管肺癌、支气管结核、慢性支气管炎等;少见的有支气管结石、支气管腺瘤、支气管黏膜非特异性溃疡、支气管静脉曲张等。

2. 肺部疾病 常见有肺结核、肺炎、肺脓肿等;较少见的有肺栓塞、肺寄生虫病、肺含铁血黄素沉着症和肺出血-肾炎综合征等。在我国引起咯血的首要原因为肺结核。肺结核出现咯血多为浸润型、空洞型肺结核或干酪性肺炎,急性血行播散型肺结核较少出现咯血。由于结核病变中毛细血管通透性增高,血液渗出,导致痰中带血或少量血块;如病变累及小血管管壁破溃则形成中量咯血;如空洞壁肺动脉分支形成小血管瘤破裂,或继发性结核性支气管扩张症形成动静脉瘘破裂,则造成大咯血,危及生命。肺炎出现咯血常见于肺炎球菌性肺炎、金黄色葡萄球菌性肺炎、肺炎杆菌性肺炎和军团菌肺炎,支原体肺炎有时可出现痰中带血。

3.**心血管疾病** 较常见于二尖瓣狭窄,其次为原发性肺动脉高压或先天性心脏病所致继发性肺动脉高压、肺栓塞、肺血管炎、高血压等。心血管疾病所致咯血可表现为少量咯血或痰中带血、大量咯血、粉红色泡沫样血痰和黏稠暗红色血痰。因肺淤血造成肺泡壁或支气管黏膜毛细血管破裂和支气管黏膜下层支气管静脉曲张破裂所致。

4.**其他** 出凝血机制障碍包括血液病(白血病、血小板减少性紫癜、血友病、再生障碍性贫血)及 DIC、某些急性传染病(如肺出血型钩端螺旋体病、流行性出血热等)、风湿性疾病(如结节性多动脉炎、系统性红斑狼疮、Wegener 肉芽肿、白塞病等)或气管、支气管子宫内膜异位症等均可出现咯血。

出血部位可发生在支气管动脉、肺动脉、肺毛细血管或静脉和动静脉瘘处。支气管动脉是发生大咯血的主要部位,多数是感染性病变导致支气管动脉循环增加、血管扭曲扩张,容易受损和破裂及通透性增加。肺动脉可以是肺栓塞或肺梗死后的咯血来源,靠近感染性肺空洞病变的肺动脉,可以发生逐渐向腔内的扩张,肺动脉壁变薄,感染时易引起破裂出血。肺动脉先天异常或胸部损伤也可引起咯血。肺静脉出血一般量小,其发生与肺静脉高压有关,尤其与左心衰竭有关。主动脉瘤瘘入肺实质也可合并咯血。小的肺血管如毛细血管、小静脉、小动脉也是出血的来源。大部分肺泡毛细血管基底膜表面受损,称为弥漫性肺泡出血综合征,分为伴有毛细血管炎和不伴有毛细血管炎两种情况(表3-4)。

表3-4 咯血的病因

| 分类 | 举例 |
| --- | --- |
| 感染性疾病 | 肺结核 |
| | 支气管扩张症 |
| | 肺炎 |
| | 真菌感染 |
| | 寄生虫感染 |
| 免疫性疾病 | 系统性红斑狼疮 |
| | Wegener 肉芽肿 |
| | 肺出血-肾炎综合征 |
| | 白塞病 |
| | 多发性大动脉炎 |

续表 3-4

| 分类 | 举例 |
|---|---|
| 肿瘤性疾病 | 支气管肺癌<br>类癌<br>转移癌<br>恶性黑色素瘤<br>乳腺癌<br>绒毛膜癌<br>骨肉瘤 |
| 医源性疾病 | 支气管镜检查<br>经胸壁针刺活检<br>肺动脉导管球囊扩张<br>药物<br>抗凝药、溶栓药 |
| 心、肺血管疾病 | 原发性或继发性肺动脉高压<br>先天性肺动脉静脉畸形<br>肺动脉栓塞<br>肺动静脉瘘<br>二尖瓣病变、左心衰竭<br>主动脉瘤 |
| 其他 | 外伤<br>气管异物<br>肺隔离症<br>子宫内膜异位<br>血小板减少 |

## 二、诊断与鉴别诊断

### (一)确定出血是否来自下呼吸道及肺

痰中带血丝或血痰容易诊断,但在咯血或呕血时患者和家属均紧张,要正确判断患者和家属提供的主诉。上呼吸道出血、上消化道出血可被吸入气管内咯出,咯血也可被咽下造成大便潜血试验阳性(表3-5)。因此判定咯血时需注意以下方面。

表 3-5　咯血与呕血的鉴别

| 分类 | 咯血 | 呕血 |
|------|------|------|
| 原发病 | 呼吸道、心血管病史 | 消化道病史 |
| 前驱症状 | 胸闷、喉痒、咳嗽等 | 上腹部不适、恶心、呕吐等 |
| 出血方式 | 咯出 | 呕出，可为喷射状 |
| 出血颜色 | 鲜红、泡沫状 | 暗红、棕色，有时为鲜红色 |
| 血中混合物 | 痰 | 食物及胃液 |
| 酸碱度 | 碱性 | 酸性 |
| 演变 | 大咯血后持续血痰数天 | 呕血停止后无持续血痰 |
| 黑便 | 除非咽下，否则无黑便 | 黑便常见 |

1. 除外上呼吸道出血　对首次咯血者，一定要追究出血部位，询问有无呼吸道症状及口腔疾病，检查鼻部、咽喉部有无出血性疾病如血管瘤、肿瘤，必要时请专科协助诊查。

2. 除外上消化道出血　咯血多有呼吸道症状或病史，呕血常可有胃病或肝病史。咯血一般为鲜红色、带有气泡、混有痰液成分，随咳嗽一起咳出，可伴有气喘，pH 为碱性；镜检可见肺泡巨噬细胞，并有含铁血黄素。消化道出血一般为暗红色，混有食物残渣，常诉恶心、呕吐，pH 为酸性，含有食物。气道、肺出血后常有痰中带陈旧暗红色血，可帮助判断。

### （二）判定咯血次数、咯血量

是反复多次还是偶尔一次，应详细记录发生时间和具体次数并询问是否为以下情况：多年反复咯血，常见于支气管扩张症、支气管炎、肺曲菌病、类癌等。首次咯血，青年患者伴低热、咳嗽等症状有肺结核可能，50 岁以上吸烟男性患者应认真检查有无肺癌。有痰中带血丝、痰中带血、满口鲜血、大量咯血数百毫升甚至到上千毫升，量差别很大，应说明每次咯血量以及估计的总咯血量。同时应询问其颜色、黏稠度及咯出容易程度，对估计病情指导治疗很重要，如咯出黏稠血块提示血在肺内已淤滞一定时间。小量咯血常见于感染性支气管、肺疾病，如支气管扩张症、支气管炎、肺结核、肺炎及支气管肺癌等。大咯血常见于肺结核空洞形成或动脉瘤破裂、肺癌侵蚀肺动脉大量出血、慢性肺疾病基础上形成肺囊腔、支气管扩张症性病变、腔内合并曲菌感染或有曲菌球形成时。

### （三）咯血伴随症状及相关因素

咳嗽常见于感染性支气管、肺疾病，如肺结核、支气管内膜结核、支气管炎、支气管扩张症及肺炎等。咯血伴咳嗽也是支气管肺癌的常见症状。低热，特别是午后低热，常见于活动性肺结核；高热见于细菌性感染，如肺炎、肺脓肿和真菌感染等。胸痛常见于支气管肺癌侵犯胸膜或胸壁、肺转移癌、肺栓塞症、肺结核、肺炎等。咯血肺内淤积本身可引起呼吸困难,若有呼吸困难不能平卧应考虑是否有急性左心功能不全引起肺水肿或肺栓塞。发生咯血时应询问有无相关因素。例如:胸部顿挫伤或贯通伤后造成支气管破裂咯血,异物吸入后造成气管黏膜损伤,肺部手术后、气管镜检查、经胸壁肺活检、肺动脉导管检查、使用抗凝剂等医源性因素,接触一些溶媒剂可诱发肺出血-肾炎综合征、月经期伴咯血可能为子宫内膜异位症。

### (四)体格检查

鼻咽部检查帮助除外上呼吸道出血原因,如鼻咽部肿瘤、Wegener 肉芽肿。注意有无全身其他部位的毛细血管扩张、胸部杂音,可提示肺动静脉血管畸形。胸部听到水泡音、捻发音或喘鸣音时并不能确定就是出血部位,因为血液可在支气管内移动,如上叶出血可在下叶出现体征或在 X 射线上有出血表现。咯血伴有一侧或双侧下肢水肿应注意有无深静脉血栓问题。

## 三、辅助检查

1. **实验室检查**　包括:①血液常规和生化检查,血型、血红蛋白、白细胞、血小板计数、肝肾功能等,重症者应作血气分析检查;②凝血机制检查;③痰细菌学及细胞学检查,在病因不明时要尽早进行痰细胞学、细菌培养及药敏感试验、抗酸菌和真菌检查;④有关风湿性疾病的检查,怀疑血管炎,如 Wegener 肉芽肿、系统性红斑狼疮等风湿性疾病所致咯血时,应查类风湿因子、C-反应蛋白、抗核抗体和抗中性粒细胞胞浆抗体等。

2. **X 射线及 CT 检查**　只要病情允许,胸部 X 射线是咯血患者必需的检查,仔细的胸部 X 射线检查,一般可找到咯血病因;胸部 CT 能直接判定动静脉畸形、小的肺癌病灶、淋巴结病变,增强 CT 扫描对肺栓塞诊断价值高,高分辨 CT 对支气管扩张症有重要价值,但这些检查应在咯血病情稳定后进行。表现为肺部浸润阴影,多考虑肺结核、肺炎、肺梗死;肺纹理粗重或"轨道"征,支气管炎可能性大;支气管肺影像呈蜂窝状或卷发样改变,一般为支气管扩张症;若见到空洞,多为肺结核、肺化脓症、癌性病变;而空腔内伴有菌球影,为肺曲菌病表现;肺野见球形影,多为肺癌、转移性肺癌、动静脉瘘;明显的倒 S 形肺不张阴影,考虑肺癌引起支气管阻塞;典型的肺野充血、水肿,呈毛玻璃状者,考虑左心功能不全或尿毒症水负荷增加所致;两肺弥漫性阴影,多考虑肺出血-肾炎综合征、特发性肺含铁血黄素沉着症等肺部少见疾病。但须注意,咯血时有些病例胸部 X 射线片可完全正常,咯血后血流可灌注到末梢支气管内,造成浸润阴影或广泛的肺透明度降低。

3. **支气管镜检查**　无活动性大出血可行纤维支气管镜检查,帮助明确出血部位和原因,可作为抢救治疗措施在慎重选择下进行。由于纤维支气管镜抽吸系统较细,清除血凝块效果一般,对于严重咯血者,有学者认为纤维支气管镜通过硬质气管镜进行检查,既能观察较细的支气管病变,又能较好的抽吸和维持通气。对于短期内止血效果不佳、诊断不明确的咯血患者,近年来多主张在咯血期内施行支气管镜检查。其适应证为:①大咯血者经内科保守治疗效果不佳,拟行手术或支气管动脉栓塞术为明确出血部位者;

②诊断不明,不能进行针对性治疗者;③外伤后咯血,需要确切了解有无支气管断裂者;④患者对止血药物无效或有禁忌,尚无有效的止血方法者;⑤肺切除术后咯血,了解咯血是否来自支气管残端,检查病变是否复发者;⑥需经支气管镜注入止血药或放入细导管填塞支气管止血者。注意在咯血患者做支气管镜检查有一定的危险性,应作好抢救准备,尤其对窒息的抢救准备,包括心电、血压、氧饱和度监测并吸氧;甚至在手术台上,双腔气管插管及麻醉后,行插管腔内支气管镜检查,进一步确定出血部位,指导手术切除部位及范围。

4. 特殊检查  若怀疑心源性因素引起咯血,如先天性心脏病、二尖瓣狭窄和肺栓塞时应作超声心动图检查,必要时作左心或右心导管检查。肺动脉和支气管动脉造影,可发现动静脉畸形、异常动脉扩张、动脉瘤、体-肺循环交通等,是明确出血部位、决定进行栓塞治疗的主要依据,同时肺血管造影也是诊断肺栓塞最好的方法,尤适应于有临床表现而单纯肺扫描不能确定的患者。

## 四、治疗

治疗目的在于及时有效止血,保持气道畅通,维持生命体征稳定,积极治疗病因。以下按非手术治疗、手术治疗及并发症记述。

### (一)非手术治疗

对于小量出血,如患者仅为痰中带血或咯数口鲜红色血,镇静、休息。适当口服镇咳药。可口服止血药,如卡巴克洛(安络血)每次 5～10 mg,每日 3 次;云南白药,每次 0.5 g,每日 3 次;肌内注射酚磺乙胺(止血敏)250 mg,每日 2 次。中等量咯血、大咯血,原则上亦需注意以下几方面。

1. 预防气道阻塞

(1)一般处理:消除紧张情绪,避免进热的食品;保持大便通畅,必要时口服缓泻药,便秘时可灌肠,避免用力排便作屏气动作。避免过度使用镇咳药,咳嗽剧烈者可使用可待因 30 mg,口服或肌内注射。

(2)体位:如体征或 X 射线提示出血部位,采取向患侧侧卧位,避免血液流向健侧。咯血量大时采取头低侧卧位,利用重力引流,改善气道通气。

2. 加强监护

(1)生命体征检测:要判定患者基础肺功能情况、气道开放情况、自身清除出血的能力。加强血压、脉搏、呼吸监测,有条件应作血气分析检查,监测氧合情况。

(2)抢救措施的准备:配血,备舌钳、喉镜、气管插管、吸痰管及吸引器、心肺复苏装置等。把患者安置在便于抢救的位置,请有关科室会诊。

(3)吸氧:鼻导管给氧,注意气体湿化。

3. 止血及其他药物

(1)垂体后叶素:通过使肺循环血流量减少及肺血管收缩而起止血作用,为大咯血首选药物。垂体后叶素 5 ~ 10 U 加入 5% 葡萄糖注射液 20 ~ 40 mL,缓慢静脉滴注;以后 10 U 加入 5% 葡萄糖注射液 500 mL 静脉滴注维持。不良反应为患者面色苍白、心慌、恶心、胸闷、腹痛及有便意等。妊娠者禁用,高血压、冠心病患者慎用或禁用。咯血较顽固者,一日可用 2 ~ 3 次,必要时在大咯血停止后数天内可每日静点 10 U,防止再咯血。

(2)促凝血药。①氨甲苯酸(对羧基苄胺):有较强的抗纤维蛋白溶解作用。每次 0.1 ~ 0.3 g,用 5% 葡萄糖注射液或 0.9% 氯化钠注射液 10 ~ 20 mL 稀释后缓慢静脉滴注。②酚磺乙胺(止血敏):增强血小板功能及黏附性,加快血块收缩,降低毛细血管通透性,有利止血。每次 0.25 ~ 0.75 g,肌内注射、静脉滴注或静脉滴注,一日 2 ~ 3 次。③立止血:从巴西蛇毒中分离、精制的高纯度凝血类物质,作用在出血部位促进血小板凝集,形成血栓,产生止血效应;释放血小板因子Ⅲ,使出血部位产生更多的凝血酶而产生止血作用。急性出血,一次 2 kU,静脉滴注;非急性出血,1 kU,肌注,隔 24 h 1 次,至出血停止。

(3)肾上腺皮质激素:有非特异性抗炎作用,减少血管渗出,抑制肥大细胞脱颗粒反应,降低肝素水平,用于炎症性疾病,如结核、肺炎等咯血,在加强抗结核、抗感染的基础上短期使用,可试用地塞米松,每日 10 ~ 20 mg,或氢化可的松每日 100 ~ 300 mg。

(4)血管扩张剂:可降低肺动脉压,肺血流分流到四肢及内脏造成"内放血",减少咯血,可选用 β 受体阻滞剂酚妥拉明或酚苄明 10 ~ 20 mg,加入 5% 葡萄糖注射液 250 ~ 500 mL 静脉滴注,血容量不足时可造成血压下降,应适当补充血容量。亦有使用山莨菪碱(654-2)、少量氯丙嗪、普鲁卡因等药的报道。

(5)抗菌药物:如炎症性疾病引起咯血应根据基础疾病情况使用广谱抗生素。咪唑类药被认为有促凝及抗肝素作用,对支气管扩张症合并感染、肺脓肿,尤其厌氧菌感染效果较好,常用甲硝唑,每次 0.5 g,2 ~ 3 次/d,静脉滴注;或替硝唑,每次 0.4 ~ 0.8 g,2 次/d,静脉滴注。

4.萎陷疗法　经药物治疗咯血不止,两侧膈肌及胸膜无明显粘连,心肺功能尚好,可使用人工气腹疗法,通过使腹腔内压力升高,膈肌上升,病变部位选择性萎缩,有利于止血,对出血来自肺下部者效果较好。紧急止血可注气 1 000 ~ 1 200 mL。

5.经气管镜止血　小量咯血或大量咯血稳定后,咯血原因不明是纤维支气管镜检查的指征。对于顽固性咯血,使用药物治疗无效时,根据患者的情况及操作者的能力,可通过气管镜进行止血。纤维支气管镜检查时要经气管插入带气囊的气管插管检查。监测血压、心电图、血氧,同时吸氧。判定出血部位十分重要,对有活动性出血,或有凝血块不易吸除、视野不清时,可用 0.9% 氯化钠注射液冲洗。明确出血部位后,可把纤维气管镜前端楔入肺叶或肺段支气管内,以肾上腺素生理盐水(0.9% 氯化钠注射液 20 mL+肾上腺素 0.5 mL)每次 5 ~ 10 mL 注入后吸出,观察止血效果。出血不止可注入凝血酶溶液(100 U/mL),每次注入 5 ~ 10 mL,血止后吸出凝血块。现在认为冰盐水灌洗方法对患者没有益处。

在气管镜检查止血治疗时出血不止,防止出血流入健侧,影响氧合,危及生命,可经气管内插管向健侧置放 Fogarty 导管,气囊充气压迫阻断出血,并保持健侧肺正常通气,24~48 h 放气观察,也可在纤维支气管镜引导下,做单侧气管内插管使健侧与出血侧分离。

6. 动脉造影与栓塞治疗　大咯血出血源多数为支气管动脉,如陈旧性肺结核、肺真菌病等;慢性感染疾病除支气管动脉外,出血源可来自体循环,如锁骨下、乳内、肋间、腋下动脉等侧支动脉。肺动脉出血仅为 10% 左右,如肺结核空洞形成的 Rasmussen 动脉瘤、肺动静脉瘘、Swan-Ganz 导管所致血管损伤等。在确定出血的血管进行栓塞,短期止血效果可达 80%~100%。动脉造影栓塞已成为大咯血诊断和治疗的重要方法。对于肺功能差的大咯血患者,此种方法是一种救命的手段。在下列情况应考虑行动脉造影栓塞治疗:①反复大咯血,内科保守治疗无效;②肺功能差,大咯血不具备手术条件;③胸部 X 射线片正常,怀疑血管病变者;④反复咯血出血部位不能确定者。如有可能在动脉栓塞前最好做纤维支气管镜检查,帮助确定出血部位。

一般经股动脉插入导管,选择性插入支气管动脉。大多数支气管动脉开口位于第 5~6 胸椎水平,降主动脉上,右侧一般 1~2 支,左侧 2~3 支,正常支气管动脉内径 1~2 mm。导管头嵌入支气管动脉后试注入 40% 泛影葡胺 5~10 mL,咯血的病侧见到造影剂经血管外溢较少,多见的是明显的血管扩张扭曲、增生和体-肺动脉交通支,可在距支气管动脉起始部 4 cm 左右处,对病变部位供应血管进行栓塞治疗。栓塞物质可采用明胶海绵、氧化纤维素等,近来有采用记忆铂金螺旋状环,可最大限度阻断血流,形成血栓,达到止血效果。支气管动脉栓塞后仍咯血的病例,可能出血部位为多处,栓塞部位不充分,或是肺动脉系统出血,如空洞中的动脉瘤等,可做肺动脉造影,必要时作肺动脉栓塞治疗。

支气管动脉栓塞的并发症主要是:①栓塞物质漏入主动脉,流入腹腔脏器动脉,发生肠坏死、肾栓塞、下肢末梢坏死等;②栓塞血管供血部位缺血变化,常见的是缺血引起的疼痛、脊髓损伤、支气管瘘、食管瘘、主动脉瘤、肺组织坏死等。最大的问题是可能阻塞或栓塞脊髓前动脉的血流造成截瘫。

行支气管动脉栓塞治疗的患者多是顽固性大咯血患者,若有大量失血,应在术前输血,并准备有大咯血发生窒息的可能,必要时进行双腔气管插管,可把出血支气管阻塞,并保证健侧通气。动脉栓塞治疗咯血止血成功率高,但随着时间推移有 20% 患者可有再咯血,特别是慢性感染性病变出血,可能与新的侧支血管形成有关。

## (二)手术治疗

在采取以上内科及介入措施无效. 出血部位明确,患者肺功能贮备能力能进行手术时,可考虑急诊手术挽救生命。

1. 适应证　①肺部病变引起的致命大咯血;②无论咯血量多少,可能引起气道阻塞和窒息者。

2. 禁忌证　①两侧肺部病变广泛,或咯血部位不能确定者;②严重肺功能不全,无法耐受开胸及肺部分切除者;③全身情况极差;④严重凝血功能障碍,而针对性凝血药物缺乏。

3. 外科手术　治疗术式基本采用肺段切除术和肺叶切除术。其中,肺叶切除及肺叶切除加肺段切除术占主要地位。当然,切除病变部位,而尽可能保留正常肺组织是必须强调的原则。大咯血的肺外科手术是急诊或亚急诊手术,如不能在麻醉、手术技巧诸方面予以充分重视,则可能导致手术意外的发生。

4. 麻醉方法选择　一定是气管插管、静脉复合麻醉,选择在患者咯血暂停间歇,全身麻醉快速诱导插管,用双腔支气管导管有效分隔两肺,杜绝血液涌入对侧致呼吸道梗阻的发生,又减少感染播散的机会。有人认为表面麻醉后清醒插管可保持自主呼吸,以利再次咯血时能主动咯出。

由于大咯血患者多为慢性肺结核、支气管扩张症、肺化脓症一类的慢性炎症性疾病,故绝大多数患者胸腔内均有不同程度的粘连,有时甚至是严重的胼胝样粘连,且多数患者有明显增粗、扩张的支气管动脉,故出血量往往很大。故要有充分的准备及熟练的止血技术,及时补充循环血量,防止失血性休克。要求解剖熟悉、清楚,动作娴熟,才能保证在尽可能短的时间内切除病肺,以防手术操作挤压病肺导致在手术中再度出血,且手术医师与麻醉医师一定要密切配合,高度集中注意力,协力保证呼吸道通畅,及时吸尽呼吸道内的血液及分泌物。剖胸游离病肺后,一般不按常规肺切除术程序先处理肺动脉,再处理肺静脉及支气管,而应尽快解剖支气管,并钳夹切断,将吸引器在残端口吸尽支气管腔内的积血及血块,并及时封闭残端。对于手术前仍不能确定病变位于哪一肺叶的患者,剖胸后要仔细辨别清楚,探明切除范围,尤其对出血部位有怀疑时,更应凭经验,摸索出病变部位,同时可借助肺内钙化与(或)支气管旁淋巴结钙化位置与支气管的关系,再结合术前肺出血定位来鉴定需要切除的肺叶,尽可能保留可逆性病变的肺组织。手术结束,应常规使用纤维支气管镜吸尽两侧支气管内残存的积血,以促使肺组织膨胀,防止手术后出现肺不张及阻塞性肺部感染。

5. 手术方式

(1)肺段切除术:手术时要按支气管肺段的解剖切除受累的肺段。如支气管扩张症时,需要切除一个肺段的病例极少,而需要切除两个肺段,尤其是需要切除右肺中叶或左肺舌叶等两个肺段的病例则比较多,而下肺的一个肺段或几个肺段(基底段)病变时,只切除一个或一个以上的受累的基底段而保留未受累的其他基底段有无必要,术者要十分慎重。有作者反对次全基底段切除术,因下叶肺基底段的解剖变异较大,切除一个或两个基底段而保留剩余的基底段,在技术上常有困难,判断容易失误或不准确。然而在治疗肺下叶基底段支气管扩张症时,切除全部基底段而保留下叶背段是可行的。主要原因是下叶背段支气管的引流比基底段支气管的引流通畅,而且下叶背段很少发生支气管扩张症,甚至在全部基底段支气管受累的病例中,其背段支气管仍可保持正常,据统计,约68%的病例的背段无受累。切除下肺基底段而保留背段时,因其周围多有炎症和粘连,要注意止血,要警惕背段的支气管血管蒂发生扭转,若背段与上肺后段的肺裂不完整时,无须分离这些肺裂,有助于防止背段的扭转及下垂。

（2）肺叶切除术：一般应首选肺段切除术，若病变范围累及一个肺叶或全肺，应行肺叶切除术或一侧全肺切除术。多数认为，在病变累及一个肺叶的两个肺段或两个肺段以上时，一般行肺叶切除术，主要原因在于肺段切除术并发症较多。

（3）支气管剔除术（extirpation of bronchi）：国内一些学者采用支气管剔除术治疗左上肺叶舌段、右肺中叶以及局限于其他肺段的支气管扩张症，即只剔除扩张的支气管，尽量保留肺组织，其具体手术方法为：①在肺门处解剖出决定剔除可能有病变的肺段支气管的根部，距其开口处约 0.5 cm 切断，关闭近心端，吸除远心端管腔内的分泌物并消毒管腔；②钳夹住肺段支气管的远侧断端并向上牵拉，锐性及钝性分离法沿外壁将支气管从肺组织内游离出来，一般游离到该支气管远端的无软骨的末梢部分后予以切断，如支气管周围有炎症、炎性囊肿等，应一同剔除，但要多保留肺组织而不做肺段切除术；③剔除支气管后，其周围的糙面出血点逐一止血，支气管床的创面间断疏松缝合，以利于引流。在肺裂或叶间裂发育不全者，只剔除有病变的支气管即可，不需要行肺叶切除术，因为有侧支通气（包括相邻肺泡间的肺泡孔、细支气管肺泡 Lambert 通道和细支气管间的侧支通气）；肺裂发育完全者，需要行肺叶切除术而不行支气管剔除术；有些病例，支气管剔除术需要与肺叶切除术结合进行，如支气管扩张症累及左下肺叶及左上肺舌段的病例，左下肺严重实质的毁损而无法保留者，应切除左下肺，舌叶可采用支气管剔除术。

采用支气管剔除术治疗支气管扩张症具有下述优点：①不损伤肺动脉和肺静脉，余肺具有换气功能，无右向左的血液分流，因而患者在术后不发生肺动脉高压；②只剔除有病变的肺段支气管而保留肺段组织，能够减小肺叶切除后的胸内残腔，可以限制术侧余肺的代偿性过度膨胀而影响气体的弥散功能；③支气管剔除术简单易行且安全，术后并发症少，术后肺段糙面漏气、余肺组织内血肿形成及咳痰带血症状均少于肺段切除术。

### （三）手术并发症及其处理

1. 窒息　是咯血致死主要原因。主要由于患者肺功能差，出血量大，甚至出血量不大，因咳嗽无力血液淹溺或患者过度紧张血块刺激引起喉头、支气管痉挛是窒息的主要的原因。窒息症状表现为咯血突然停止，胸闷、烦躁、发绀、表情恐怖或神志丧失、牙关紧闭、挣扎及大、小便失禁等。

抢救措施主要是保持气道通畅和维持生命体征。①体位引流：采取头低脚高向患侧卧位，用开口器打开紧闭的牙关，舌钳拉出舌部，将头向后仰，用吸引器吸出或用手指掏出患者口腔及咽部凝血块，可拍击患者胸背部，促使血液咯出。②气管插管：体位引流无效时应立即在喉镜下插入气管插管或硬式气管镜，吸除凝血块，最好用双腔气管插管，这样可以判断出血来自哪侧肺，并可阻断患侧出血，保证健侧通气，必要时可做紧急气管切开。③呼吸兴奋剂：肌内注射或静脉注射尼可刹米（可拉明）、洛贝林等药物。④吸氧：经鼻导管高流量吸氧。⑤人工通气：患者呼吸微弱或消失时应做人工呼吸，气管插管、气管切开者可接呼吸机进行机械通气。

2. 失血性休克　如出血量超过有效循环血容量的 30%（咯血量约达 1 500 mL 以上），可能出现失血性休克而危及生命。患者表现为表情淡漠或烦躁、面色苍白、出冷汗、四肢湿冷、脉搏细数、血压下降。

抢救措施包括：①补液。可予706代血浆、平衡液静脉滴注。②输血。根据情况最好输新鲜血，一般多于静脉加压快速输血。③药物。补充血容量后休克仍未纠正，给予抗休克的血管活性药物，如多巴胺、5%葡萄糖溶液静脉滴注或微量泵静脉滴注，根据血压调节浓度和滴速。④纠正酸中毒。出血性休克常伴有酸中毒，可先补充5%碳酸氢钠溶液。⑤防止多脏器功能衰竭。失血性休克可引起多脏器功能衰竭，应加强监测，注意心、肾等功能。

3. 感染　肺不张咯血可造成支气管、肺继发感染，应加强抗菌治疗。肺结核咯血可引起肺内播散，应注意加强抗结核治疗。

# 第四章　胸部创伤疾病

## 第一节　胸壁损伤

胸壁由软组织和骨性胸廓构成,位于胸部的最外层,具有保护胸内脏器、参与呼吸和上肢活动等功能。当外力打击胸壁时,胸壁的损伤首当其冲,其发生率约占胸部损伤的90%,严重者可引起呼吸和循环功能障碍,如不及时有效处理,可迅速导致患者死亡。

### 一、胸壁软组织损伤

胸壁软组织损伤是指胸壁的皮肤、皮下组织、胸肌及肋间组织在外力的作用下,造成的机械性损伤,占胸部损伤的40%~60%。表浅的软组织损伤如擦伤、挫伤等,一般在临床上无任何重要性,但是如果发生广泛挫裂伤或穿透伤,就可产生严重的影响。胸壁软组织损伤按其皮肤有无破裂有开放和闭合性之分。开放性损伤中,根据胸壁伤口与胸膜腔或与纵隔有无相通,又分为穿透伤和非穿透伤。

#### (一)病因

闭合性损伤多因挤压伤、钝器打击伤、爆震伤等所致。轻者可致胸壁软组织挫伤,重者造成胸壁肌纤维断裂和血管损伤。开放性损伤可由锐器、钝器和火器等致伤物造成,常见的损伤有胸壁擦皮伤、挫裂伤、刺伤、切伤、火器伤。

#### (二)临床特点

(1)局限性疼痛,深呼吸、咳嗽时加剧。

(2)闭合性损伤可见胸壁皮肤淤斑、局部血肿。开放性损伤可见胸壁伤口,伤口的类型因致伤物不同而表现各异。擦伤的伤口皮肤表面有擦痕,同时伴有组织液渗出,点状、出血;挫裂伤的伤口边缘不整齐,周围组织挫伤较重;刺伤的伤口小而深,有时可见伤口内遗留的致伤物;切伤的伤口多呈直线状,边缘整齐,周围组织损伤较轻,出血较多;火器伤的伤口周围组织损伤较大,污染较重,致伤物可遗留在胸壁组织内。

(3)其他:如合并胸廓骨折、胸膜和胸内脏器的损伤,则有相应的症状和体征。

#### (三)诊断

如有胸部创伤史,胸壁有淤斑、血肿或伤口,诊断可确定。但要仔细判断受伤范围,实际损伤常较胸壁表面所显示的严重。

### (四)治疗

1. 闭合性胸壁损伤　轻度挫伤可不必治疗,重者可采取对症治疗:①口服止痛剂。②中药或中成药活血化瘀。③处理并发症,如胸壁血肿可行穿刺抽出积血或切开引流。④适量应用抗生素防治感染。

(1)处理伤口:伤口周围以75%乙醇溶液消毒,创面用3%过氧化氢溶液和无菌生理盐水棉球擦拭并冲洗,伤口内异物和无生机的组织应全部去除,伤口污染不重时,可做一期缝合,否则延期缝合。胸壁皮擦伤则在创面清洗后,涂以红汞或敷以凡士林纱布。

(2)口服或肌内注射止痛剂。

(3)除胸壁皮擦伤外均应注射破伤风抗毒血清。

(4)适量应用抗生素。

2. 开放性胸壁损伤　立即封闭伤口,可用凡士林纱布5~6层,在患者深呼气末时封闭伤口,再用棉垫覆盖,加压包扎,待病情稳定后,进行清创缝合和胸腔闭式引流。如胸壁伤口较大,应在全身麻醉下行清创术,并修补胸壁缺损,术后放置胸腔闭式引流。

## 二、皮下气肿

胸部闭合性损伤和开放性损伤常伴有皮下积气,空气通过受损部位进入皮下组织通常有3种途径:①气胸同时伴有壁层胸膜受损时,胸腔内空气即可通过受损部位进入胸壁皮下组织。②气管、支气管或食管破裂时,空气可直接从破裂口进入纵隔,再经胸骨上凹扩散至颈、面和胸部皮下组织。③空气直接通过胸壁体表伤口进入皮下组织。

### (一)病因

一般都继发于胸骨及(或)肋骨骨折伴气胸,尤其多见于多根多处肋骨骨折伴张力性气胸患者。也可并发于气管、支气管、肺及食管损伤。偶见继发于内镜检查损伤。

### (二)临床特点

一般皮下气肿患者无自觉症状,唯一对患者的影响是睁眼困难。纵隔气肿患者常诉胸闷或胸骨后疼痛,也可出现声音嘶哑。皮下组织肿胀,触之有海绵样感觉和捻发音及踏雪感。如果闻及粗糙的嘎吱音,伴随心跳同时出现,为纵隔气肿时所见。严重的纵隔气肿可影响静脉回流,出现颈静脉扩张、心动过速、呼吸困难,甚至心力衰竭的表现。X射线检查:可见胸壁和(或)颈部软组织有透光的不规则斑点阴影。如果显示心脏左缘双重阴影,为纵隔内大量积气的特征表现。

### (三)诊断

胸部损伤后胸壁皮肤肿胀,用手指轻压若触到海绵感觉和捻发感,表明有皮下气肿,一般不易漏诊或误诊。仔细的临床观察有利于弄清气肿的来源。气肿如果首先表现在颈部,应考虑其来源可能为纵隔气肿。在胸壁首先出现气肿的部位往往是肋骨骨折的部位。X射线检查有助于进一步查明气肿的来源。

## （四）治疗

通常情况下,对于皮下气肿无需特殊治疗,但应及时控制气体的来源,包括气胸的引流,手术治疗气管、支气管、肺或食管的损伤等。如果及时去除了这些引起气肿的原因,一般皮下气肿往往可以在几天之内自行吸收。一旦纵隔内压力明显增高:出现呼吸困难症状和颈部静脉瘀血表现,则应及时做纵隔切开引流术。手术在局麻下进行;做胸骨切迹上缘的颈部横切口,分开肌肉、筋膜,暴露气管前壁,用食指紧贴气管壁向下做钝性分离,直至主动脉弓平面,然后放置一根粗而不易塌陷、末端管旁多孔的引流管,最后疏松缝合颈部皮肤切口。

# 三、胸廓骨折

胸廓由胸骨、12对肋骨、12个胸椎相互连结共同构成。在胸廓骨折中,肋骨骨折最为常见,约占90%。肋骨骨折常发生在第4～10肋。第1～3肋较短,且有肩胛骨、锁骨保护,不易骨折。第11～12肋为浮肋,活动度大,骨折少见。但如果造成第1～3肋或第11～12肋骨折,则往往外力打击很大,应密切注意同时有无合并胸内或腹内器官损伤。由于致伤暴力不同,可以产生单根或多根肋骨骨折,每根肋骨又可在一处或多处折断,单处骨折如无胸内脏器损伤,多不严重。但有相邻的几根肋骨同时两处以上骨折可造成连枷胸,产生反常呼吸运动,严重影响呼吸和循环功能。肋软骨骨折常发生在肋软骨与肋骨或与胸骨连接处,并易脱位。

胸骨骨折的部位多发生在胸骨体部或柄体交界处,由于易合并胸内脏器损伤,病死率达25%～45%。

## （一）病因

肋骨骨折一般由外来暴力所致。直接暴力作用于胸部时,肋骨骨折常发生于受打击部位,骨折端向内折断,同时胸内脏器造成损伤。间接暴力作用于胸部时,如胸部受挤压的暴力,肋骨骨折发生于暴力作用点以外的部位,骨折端向外,容易损伤胸壁软组织,产生胸部血肿。开放性骨折多见于火器或锐器直接损伤。此外,极少数病例肋骨骨折发生在骨质疏松、骨质软化或原发性和转移性肋骨肿瘤的基础上,称为病理性肋骨骨折。胸骨骨折多由直接暴力所致。

## （二）临床特点

（1）疼痛:骨折部位疼痛最明显,深呼吸、咳嗽或身体转动使疼痛加剧。疼痛使伤侧呼吸活动度受限,不能有效排痰,易造成肺部并发症。

（2）胸壁伤处局部可能有肿胀或局部血肿,骨折移位时可见局部变形。连枷胸患者可见软化胸壁与正常胸壁在呼吸时呈反常运动,患者可有呼吸困难、发绀,甚至休克。

（3）骨折部位压痛明显,可产生骨摩擦音。

（4）如合并胸膜,胸内脏器损伤,则有相应的症状和体征。

## （三）诊断

如有胸部外伤史，胸壁有局部疼痛和压痛，胸廓挤压试验阳性，应想到胸廓骨折可能。如果压痛点可触到摩擦音，诊断可确立。如果胸壁出现反常呼吸运动，说明有多根多处肋骨骨折。X 射线检查不但可以观察骨折的情况和部位，而且可以了解胸内脏器有无损伤及并发症。但应注意在没有移位的骨折，腋区范围的骨折或肋软骨处的骨折，X 射线照片不易显示，早期易漏诊，待伤后 3～6 周再次胸部 X 射线检查，可以显示骨折后有骨痂形成阴影。胸骨骨折则在胸骨侧位片才能清楚显示骨折。

## （四）治疗

胸廓骨折的治疗原则为止痛、恢复胸壁功能和防治并发症。

1. 单处闭合性肋骨骨折的治疗

（1）止痛：①可口服或肌内注射止痛剂。②肋间神经阻滞和痛点封闭。由于肋间神经的神经支配范围不十分明确，所以阻滞范围一般应包括骨折部位上、下各 1～2 个肋间。痛点封闭可用 0.5%～1.0% 普鲁卡因溶液 10 mL，直接注入骨折部位及其周围。药液作用一般持续 6～12 h，必要时可重复施行。

（2）中医中药治疗：一般常用活血化瘀、通络药物，用中药接骨散治疗肋骨骨折，对减轻骨折局部软组织肿胀和疼痛，加速骨折愈合有良好效果。

（3）积极鼓励和协助患者咳嗽、排痰及早期下床活动，对减少呼吸系统并发症非常重要。

2. 连枷胸的治疗

（1）纠正反常呼吸运动

1）厚敷料固定包扎：适用于软化胸壁范围较小者或紧急处理时暂时使用。方法是用棉垫数块或沙袋压迫覆盖于胸壁软化区，并固定包扎。注意压力适中，不宜过紧，以免肋骨骨折端嵌入胸膜腔内，发生气胸、血胸等并发症。

2）胸壁牵引固定：在局部麻醉下用手术巾钳夹住游离段肋骨，或用不锈钢丝绕过肋骨上、下缘，将软化胸壁提起，固定于胸壁支架上，或用牵引绳通过滑车进行重量牵引，牵引时间为 2～3 周。

3）呼吸机"内固定"：适用于伴有呼吸功能不全的患者。施行气管插管或气管切开术，连接呼吸机进行持续或间歇正压呼吸 2～4 周，待胸壁相对稳定、血气分析结果正常后逐渐停止呼吸机治疗。

4）手术内固定：适用于合并有胸内脏器损伤需开胸手术的患者。可在手术时切开胸壁软组织，暴露肋骨骨折断端，用金属缝线固定每一处骨折的肋骨。对于双侧前胸部胸壁软化，可用金属板通过胸壁后方将胸骨向前方托起，再将金属板的两端分别固定于左右两侧胸廓的肋骨前方。

（2）止痛：硬膜外麻醉止痛效果满意，可使患者长时间保持无痛状态，同时可以明显地增加肺活量，对保持呼吸道通畅及预防肺功能不全有重要作用。一般在 72 h 后逐渐减

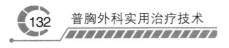

量或改用全身止痛剂。

（3）其他治疗：包括抗休克、防治感染和处理合并损伤。

3.肋软骨骨折及脱位的治疗　可根据轻重选用以下方法：①给予止痛剂。②局部痛点封闭。③外敷止痛膏。④手术治疗，在局部麻醉下，切除骨折断端各 1~2 cm，使其断端不互相摩擦，对缓解疼痛疗效佳。

4.胸骨骨折的治疗

（1）无移位的骨折：可采取卧床休息 2~3 周，肩胛区垫以小枕，骨折部位用沙袋压迫，或者采用胸带包扎固定 2~3 周，并给适当止痛剂。

（2）有移位的骨折：①闭式复位。成角畸形者局部加压即可复位，有重叠畸形时，可在局麻下，令患者胸椎过伸，双臂上举过头，然后用手在骨折处加压使之复位，再用胸带包扎固定 2~3 周。②手术复位。适用于闭式复位不成功或合并有胸内脏器损伤需手术治疗者。可在骨折处做胸骨正中切口或横切口，暴露骨折区，用钝性骨膜剥离器撬起骨折断端，使之上、下端对合，然后在骨折线上、下方 1 cm 处钻孔，用不锈钢丝缝合固定。手术后宜指导者进行呼吸锻炼。

5.开放性骨折的治疗　及早施行清创术。清除碎骨片及无生机的组织，咬平骨折断端，以免刺伤周围组织。如有肋间血管破损者，应分别缝扎破裂血管远、近端。剪除一段肋间神经，有利于减轻术后疼痛。胸膜破损者按开放性气胸处理。术后常规注射破伤风抗毒血清和给予抗生素防治感染。

# 第二节　创伤性气胸

胸部损伤，空气经胸部伤口、肺、气管和食管破裂口进入和积存在胸腔中，造成正常负压消失，称为气胸。气胸分为闭合性、开放性和张力性 3 类。

## 一、临床特点

1.闭合性气胸（closed pneumothorax）　闭合性气胸多见于胸部钝伤，肋骨骨折端刺伤肺组织，或者胸壁穿透性损伤，伤口很小，空气进入胸膜腔、后伤口闭合，气体不再增加。临床表现取决于肺萎陷程度，小量气胸患者可无症状或仅有轻度气短，中量和大量气胸呈现胸痛，胸闷和呼吸短促。

2.开放性气胸（open pneumothorax）　（吮吸性胸部创口）枪弹、爆炸物伤造成胸壁缺损，胸膜腔和外界沟通，伤侧肺即刻完全萎陷，纵隔推移至对侧，压迫健侧肺，通气不足，塌陷肺泡区域的血液不能氧合，肺动、静脉分流增加，引起全身缺氧及二氧化碳蓄积。吸气时伤侧肺内部分残气吸入健侧肺内，呼气时健侧肺部分残气进入伤侧肺内，加重缺氧及二氧化碳蓄积。胸膜腔内负压消失影响静脉回流，纵隔摆动引起腔静脉和右房连接处间隙扭曲，可进一步减少回心血量。患者表现为烦躁不安、发绀、显著性呼吸困难、血压下降,甚至休克。

3.张力性气胸(tension pneumothorax)　因肺、支气管、胸壁损伤创口呈单通道活瓣膜作用,吸气时空气进入胸膜腔,呼气时活瓣关闭,造成空气只进不出现象,胸膜腔内压力逐渐增高。张力性气胸可见于人工呼吸机正压通气时及损伤的肋骨断端刺破肺时。急剧增高的胸内压力压迫患侧肺,推移纵隔,健侧肺也受压。气体交换严重受限,静脉回流受阻,心排血量下降,组织缺氧。患者伤侧胸廓饱满,多伴皮下气肿、严重呼吸困难、发绀和休克。

## 二、诊断

开放性气胸有明显的吮吸性胸部伤口时,气体通过创口发出有特征的声音,诊断并不困难。张力性气胸患者呼吸窘迫、大汗淋漓、皮下气肿,在锁骨中线第2肋间刺入带注射器的粗针头,若针筒芯被空气顶出即可诊断。少量闭合性气胸需根据X射线检查才能诊断。创伤性气胸根据肺受压的程度不一,可发现患侧胸部饱满,呼吸运动减弱,叩诊鼓音,气管移向健侧,呼吸音减低或消失。病情允许应行胸部X射线检查,以了解气胸程度,排除血胸和胸内异物,作为治疗的参考。

## 三、治疗

在急诊室处理,病情平稳后,少于20%的气胸经抽气后无症状,可送急诊观察室进一步处理。大于20%的气胸都应住院治疗。

1.闭合性气胸　小量气胸(<20%),患者自觉症状不明显,可观察治疗,待其自行吸收。中等量以上者,尽早置入胸腔闭式引流管,使肺尽快复张,减少并发症。针刺抽气的成功率约53%,闭式胸腔引流术有效率97%。插管部位选择腋前线第4~5肋间,有利于引流和肺复张。置管后48 h,无气泡溢出,胸部X射线检查证实患肺膨胀良好,可拔除胸腔引流管。连枷胸并发少量气胸,使用人工呼吸机辅助前应预防性置胸腔引流管,防止正压呼吸加重气胸或形成张力性气胸。

2.开放性气胸　应快速闭合胸壁缺损,恢复胸膜腔负压。使用无菌凡士林纱布5~6层,大小超过伤口边缘4 cm以上,覆盖伤口、再用棉垫敷料,加压包扎。暂时阻止开放性气胸的发展,应尽早进行清创缝合,或胸壁缺损修补。术后腋中线第5~6肋间隙置胸腔闭式引流管,接水封瓶,负压吸引。

3.张力性气胸　应立即排气减压,情况紧急,可在锁骨中线第2肋间插入粗针头排气。若患者有穿透性伤口,可用戴手套的手指或钳子深入创口,扩大以减压。这些措施使张力性气胸变为开放性气胸,病情稍加改善后,第5~6肋间隙腋中线置胸腔闭式引流管,负压吸引。如果病情已经发展到呼吸衰竭,置胸管前应当使用气管插管、人工呼吸机辅助和给氧。张力性气胸合并支气管破裂者,胸腔引流瓶内大量气泡,患侧肺不张,需急诊开胸修补。

# 第三节　创伤性血胸

胸部穿透伤或非穿透伤均可引起胸壁和胸腔内任何器官受损出血,如与胸膜腔沟通,血液积聚在胸膜腔内称为血胸。

## 一、临床特点

胸部穿透伤往往由于枪弹、爆炸片和锐器击伤,常同时存在气胸。胸部钝性伤致闭合性肋骨骨折,骨折断端刺破肋间血管、胸膜和肺形成血胸。出血原因如下。

1. 肺组织撕裂伤出血　由于肺循环压力较低,肺组织内凝血物质含量较高和损伤周围肺组织造成萎陷,出血一般可自行停止。

2. 胸壁血管出血　见于肋间动、静脉和胸廓内动、静脉损伤出血,若累及压力较高的动脉,出血量多,不易自然停止。

3. 肺门、纵隔血管受损和心脏破裂　出血量大而迅猛,快速进入休克状态,往往得不到抢救而死亡。

4. 膈肌穿透伤　可合并腹腔脏器损伤,血胸被胆汁或胃肠内容物相混而污染。大量血液丢失可产生低血容量的失血性休克。随着胸膜腔内积血的增多,胸内压力增加,造成患侧肺受压萎陷、纵隔移位、呼吸困难。由于心、肺、膈运动所产生的去纤维蛋白作用,血液在胸膜腔内在较长时间内可保持不凝固状态。如短期内大量出血,去纤维蛋白作用不完全,可发生凝固而成为凝固性血胸。胸部穿透伤,由于胸内异物存留或锐器不洁发生厌氧菌或产生孢子类菌感染,中毒症状严重,如炎症局限,可发生局部包裹性脓胸。

## 二、诊断

临床表现取决于胸部损伤的严重程度、出血量和速度。胸部损伤患者呈现休克者应首先考虑血胸的可能性,25% 以上的血胸患者产生休克。胸部穿透伤患者,可见到有血液随呼吸运动,自伤口涌出。

少量血胸,患者可无明显的症状和体征。这些患者往往有时间经胸部 X 射线检查检查后再做处理。直立位胸部 X 射线检查非常重要,含 1 000 mL 血胸的患者在卧位胸部 X 射线检查上,可能见到轻微的弥漫性密度增高阴影,可误认为胸膜反应。某些情况下,少于 300 mL 的血胸,即使在直立位胸部 X 射线检查上也难以判断,胸部 B 型超声检查可帮助诊断。

中等量至大量血胸,患者除失血性休克表现外,检查可见伤侧呼吸运动明显减弱,肋间隙饱满,胸部叩诊浊音,气管、纵隔向健侧移位,呼吸音明显减弱或消失。胸腔穿刺抽出不凝固的血液即可明确诊断。病情危重者应立即抗休克治疗,同时置胸腔闭式引流管,待病情改善后再摄胸部 X 射线检查,以确定出血的程度和排除其他合并损伤。

胸部 X 射线检查可见伤侧胸膜腔内有积液阴影,纵隔向对侧移位,如合并气胸则可见气液平面。

### 三、治疗

如果患者处于休克状态,先要补充血容量。

用 16 号针头安置两条静脉输液通道,先快速输注晶体液 1 000 mL 和 706 代血浆 400 mL。同时,抽血查血常规,送血交叉配 5 个单位全血备用。

经中心静脉置管测压,可作为大量补充液体时的判断指标,也可发现胸部损伤后早期休克的原因,是否由低血容量引起或有心脏压塞的可能。

胸腔积血超过 1 000 mL,确认胸腔内无污染、异物残留和无胃肠道合并伤,可考虑自输血,采集时添加抗凝剂,输血过程中加以过滤。

1. 小量血胸(<300 mL)　一般采用胸腔穿刺抽出积血,以解除胸内压迫,防止继发感染。反复胸腔穿刺引起脓胸发生率为 2.2%,胸腔闭式引流脓胸发生率小于 5%。小至中等量血胸,如果没有继发感染也可自行吸收。

2. 中等量血胸(<1 000 mL)　目前多主张早期安置胸腔闭式引流管。腋中线第 6 肋间放置胸管,连接水封瓶,2.0 kPa 负压持续吸引。使胸内积血尽快排出,肺及时膨胀,改善呼吸循环功能,并可通过胸腔引流观察出血的动态变化。

3. 大量血胸(>1 000 mL)　则考虑剖胸术,血胸引起休克的患者,经各种有效抢救措施无满意反应,应立即剖胸手术。如果患者经补充血容量后血压尚能维持,有下列情况者也应剖胸手术:①经胸腔闭式引流后 2～3 h,每小时引流量仍在 150 mL 以上。②出血量仍持续增加,无减少趋势。③胸腔内有大量凝血块。④左侧血胸伴纵隔增宽。怀疑主动脉弓破裂可能。⑤胸内异物,形状尖锐,位于大血管旁,有可能引起再次出血。

手术取后外侧切口,第 5 肋穿进胸,危重患者先不考虑胸壁出血。开胸后清除血凝块。在心脏和大血管区域寻找出血部位,如能手指压迫控制出血,则快速输血使血压回升至正常水平,处理缝闭出血点。肋间动脉或胸廓内动脉出血时用手指压迫控制的同时,缝扎出血部位远、近端。肺组织撕裂不能自行停止出血时,通常用缝合修补术。除非肺组织严重撕裂或大的肺门血管破裂,尽量不做肺叶切除。

电视胸腔镜外科手术(VATS)同样适于胸廓及肺表面活动性出血的出血和凝固性血胸的早期清除。其优点为操作简便,损伤小,并可缩短住院时间,但需相应的设备和技术。经急诊室处理后,所有血胸患者都应住院治疗。

# 第四节　食管穿孔

食管穿孔常由器械或异物损伤引起,近年来,随着内窥镜的广泛使用,其发生率有所上升,如不及时处理,几乎毫无例外地发生急性纵隔炎、食管胸膜瘘,并可能致死。正确的诊断和及时的治疗有赖于对食管穿孔临床特征的认识及正确选择影像学检查,治疗效果与引发因素、损伤部位、污染程度及穿孔至治疗的时间有关。据报道,食管穿孔的死亡率可达20%,穿孔24 h后接受治疗死亡率甚至可高达40%。外科手术治疗较其他治疗方法可减少50%～70%的死亡率。

## 一、病因及发病机制

食管可以由多种不同的原因引起穿孔。近年来,随着在食管腔内用仪器进行诊断和治疗的病例迅速增加,医源性食管穿孔在这类疾病中占的比例也不断增加。

食管由于没有浆膜层而不同于消化道的其他部位,更易受到损伤。食管的颈段后壁黏膜被覆一层很薄的纤维膜,中段仅被右侧胸膜覆盖,下段被左侧胸膜覆盖,周围没有软组织支持,加上正常胸腔内压力低于大气压,这些是食管易于穿孔的解剖因素。食管腔内检查和治疗引起的食管穿孔多位于食管的3个解剖狭窄段,最常见的部位是环咽肌和咽括约肌连接处颈部食管的Killian三角,这个三角由咽括约肌和在第5、6颈椎水平的环咽肌构成,这一区域的食管后侧没有肌层保护。其他易于发生食管穿孔的部位是食管的远端与胃连接处,还有梗阻病变的近段、食管癌延伸的部位以及进行检查活检或扩张的部位。发生食管穿孔的原因也与患者的体质、年龄以及患者是否合作有关。

医源性食管穿孔常见于食管镜检查、硬化治疗、曲张静脉结扎、球囊扩张、探条扩张及激光治疗。纤维食管镜的使用使因硬质食管镜检查导致的食管穿孔由0.11%下降至0.03%,同期行食管扩张则可使食管穿孔的发生率上升0.09%。内窥镜下硬化剂治疗食管静脉曲张可使食管黏膜坏死性损伤而导致食管穿孔的发生率为1%～6%,降低硬化剂的浓度和用量可使食管穿孔发生率下降。球囊扩张治疗贲门失弛缓症的食管穿孔发生率为1%～5%,球囊压力过高、既往有球囊扩张史患者发生率上升。放置胃管、球囊压迫止血、食管支架放置、气管内插管等操作同样可引起食管穿孔。

手术过程中可因直接损伤或在食管周围的操作导致食管穿孔的发生。常见于肺切除术、迷走神经切断术、膈疝修补术、颈椎骨折手术、食管超声及主动脉手术等。

穿透性食管穿孔主要发生在颈部,其发生率和死亡率与合并伤相关。胸部钝性损伤导致的食管穿孔极少见,常见于车祸和Heimlich操作手法。异物和腐蚀性物质的摄入所导致的食管穿孔常发生于咽食管入口、主动脉弓、左主支气管及贲门等解剖狭窄处。自发性食管穿孔常见于剧烈呕吐、咳嗽、举重等原因使食管腔内压力突然升高,常发生于膈上升高左侧壁,呈全层纵行破裂,溢出的液体可进入左侧胸腔或腹膜腔。食管癌及转移性肿瘤、Barrett食管、食管周围感染、免疫缺陷性疾病等均可导致食管穿孔。

食管穿孔后口腔含有的大量细菌随唾液咽下,酸度很强的胃液、胃内容物在胸腔负压的作用下,较易经过穿孔的部位流入纵隔,导致纵隔的感染和消化液的腐蚀,并可穿破纵隔胸膜进入胸腔,引起胸腔内化脓性炎症。重者引起中毒性休克。

## 二、临床表现

食管穿孔的临床表现与食管穿孔的原因、穿孔部位，以及穿孔后到就诊的时间等因素有关。由于食管穿孔的临床表现常与心肌梗死、溃疡穿孔、胰腺炎、主动脉瘤撕裂、自发性气胸、肺炎等胸腹部疾病相混淆，因而临床诊断较困难。常见的临床表现主要有胸痛、呼吸困难、吞咽困难、皮下气肿、上腹部疼痛、发热、心率增快等。

颈部食管穿孔症状较轻，较之胸部和腹部食管穿孔更易于治疗。颈部食管穿孔后污染物经食管后间隙向纵隔的扩散比较慢，而且食管附着的椎前筋膜可以限制污染向侧方扩散。患者诉颈部疼痛、僵直，呕吐带血性的胃内容物和呼吸困难。颈部触诊可发现颈部僵硬和由于皮下气肿产生的捻发音。约95%患者有影像学检查阳性。

胸部食管穿孔后污染物迅速污染纵隔，胸膜完整的患者，胃内容物进入纵隔形成纵隔气肿和纵隔炎，迅速发展为坏死性炎症。如胸膜破裂，可同时污染胸膜腔。由于胸膜腔为负压，胃液及胃内容物经破口反流到纵隔和胸膜腔，引起胸膜腔的污染和积液，形成纵隔和胸膜腔化脓性炎症。中上段食管穿孔常穿破右侧胸腔；下段食管穿孔则常穿破入左侧胸腔。食管穿孔后引起的这种炎症过程和体液的大量积蓄在临床上表现为一侧胸腔剧烈疼痛，同时伴有呼吸时加重。在穿孔部位有明确的吞咽困难，低血容量，体温升高，心率增快。全身感染中毒症状、呼吸困难的程度，根据胸腔污染的严重性、液气胸的量以及是否存在有气道压迫而有轻重不同。体格检查可发现患者有不同程度的中毒症状，不敢用力呼吸，肺底可听到啰音，当屏住呼吸时，可听到随着每次心跳发出的纵隔摩擦音或捻发音。颈根部或前胸壁触及皮下气体，当穿孔破入一侧胸腔胸膜腔时，出现不同程度的液-气胸的体征。受累侧胸腔上部叩诊鼓音，下部叩诊为浊音，病侧呼吸音消失。少数病例可发展为伴有气管移位、纵隔受压的张力性气胸，纵隔及胸腔的炎症产生对膈肌的刺激可表现为腹痛、上腹部肌紧张、腹部压痛，应注意与急腹症鉴别。

腹腔食管穿孔较少见，胃的液体进入游离腹腔，引起腹腔污染，临床表现为急性腹膜炎的症状和体征，与胃、十二指肠穿孔很相似。有时污染仅局限在后腹膜，使诊断更加困难，由于腹腔段食管与膈肌相邻近，常有上腹部疼痛和胸骨后钝痛并放射到肩部的较典型的特征，患者常诉背部疼痛，不能平卧。和胸腔内穿孔一样，患者早期即可出现心率增快、呼吸困难、发热并迅速出现败血症和休克。

## 三、诊断

早期迅速诊断可减少食管穿孔死亡率和并发症发生率。约50%患者由于症状不典型导致延误诊断和治疗。对所有行食管内器械操作后出现颈部、胸部或腹部疼痛的患者，均应想到发生食管穿孔的可能性。结合有关病史、症状、体征及必要的辅助检查多可做出及时正确诊断。少数病例早期未能及时诊断，直至后期出现脓胸，甚至在胸穿或胸腔引流液中发现食物方做出诊断。

1. X 射线检查　颈部穿孔行侧位 X 射线检查可以发现颈椎前筋膜平面含有气体,这一征象早于胸部 X 射线和临床症状。胸部食管穿孔时约 90% 患者胸部正侧位 X 射线片发现纵隔影增宽,纵隔内有气体或气液平、胸腔内气液平,但与摄片时间有关,软组织影和纵隔气肿一般于穿孔后 1 h 左右出现,而胸腔积液和纵隔增宽则需数小时。腹部食管穿孔时可发现膈下游离气体。

2. 食管造影　食管造影仍然是诊断食管穿孔的主要手段。对于怀疑食管穿孔而考虑行食管造影者首选口服泛影葡胺,其阳性率颈部约为 50%、胸部 75% ~ 80%,但一旦吸入肺内,其毒性可引起严重的坏死性肺炎。如泛影葡胺未能发现食管穿孔而临床仍高度怀疑,可使用薄钡进行造影,钡剂造影可显示穿孔瘘口的大小、部位及纵隔的污染程度,阳性率在颈部约为 60%,胸部达到约 90%。尽管使用造影剂作为常规诊断手段,但仍有约 10% 的假阴性,因此当造影阴性时也不能完全除外食管穿孔,可在造影后间隔数小时复查或进行 CT、纤维食管镜检查。

3. 纤维食管镜检查　纤维食管镜的食管穿孔诊断率可达到 100%,尤其对于微小穿孔、黏膜下穿孔的诊断。用纤维食管镜可直接看到食管穿孔的情况,并能提供准确的定位,了解污染的情况。但同时应该注意,当怀疑有微小穿孔时,禁忌通过食管镜注入空气。食管镜的结果也有助于治疗的选择。

4. CT 检查　当今的胸腹部 CT 检查已应用得相当普遍。当临床怀疑有食管损伤而 X 射线不能提示确切的诊断依据、食管造影无法进行时,可选择胸部或腹部 CT 检查。CT 影像有以下征象时应考虑食管穿孔的诊断:食管周围的纵隔软组织内有气体;食管壁增厚;充气的食管与一个临近纵隔或纵隔旁充液的腔相通;在纵隔或在胸腔的脓腔紧靠食管;左侧胸腔积液则更进一步提示食管穿孔的可能。经初步治疗患者症状无明显改善的可应用 CT 定位指导胸腔积液的抽取或胸腔引流的定位。

5. 其他检查　食管穿孔患者由于唾液、胃液和大量消化液进入胸腔,在做诊断性胸腔穿刺时,抽得胸腔液体内含有未消化的食物、pH 低于 6.0,并且淀粉酶的含量升高,是一项简单而有诊断意义的方法。在怀疑有食管损伤的病例口服小量亚甲蓝后和可见引流物或胸腔穿刺液中有蓝色,同样有助于诊断。

## 四、治疗

食管穿孔的治疗选择取决于诱发食管穿孔的原因、部位、穿孔的严重程度以及穿孔至接受治疗的间隔时间。除年龄和患者的全身状态外,应同时考虑食管周围组织的损伤程度、伴随的食管病理及损伤。治疗的目标主要是防止来自穿孔的进一步污染,控制感染,恢复消化道的完整性,建立营养支持通道。因此,清除感染和坏死组织,精确地闭合穿孔,消除食管远端的梗阻,充分引流污染部位是治疗成功的关键。同时,必须应用胃肠外营养、抗生素。

1. 手术治疗　手术治疗包括一期缝合、加固缝合、食管切除、单纯引流、T 管引流食管外置和改道。手术方式及手术径路的选择与以下因素有关:损伤的原因;损伤的部位;是否同时存在其他食管疾病;从穿孔到诊断的时间;食管穿孔后污染的程度;炎症蔓延的情况;是否有邻近脏器损伤;患者年龄及全身情况;医院的医疗条件及医师的技术水平等。较小、污染程度轻的颈部至气管隆嵴的穿孔可经颈部切口行单纯的引流。胸部食管中上段穿孔选择右侧进胸切口,下段则选择左侧胸部进胸切口。上腹部正中切口则是治疗腹段食管穿孔的最好选择。

早期食管穿孔多采用一期缝合手术。术中应进一步切开肌层,充分暴露黏膜层的损伤,彻底清除无活力的组织,在良性病变大多数病例黏膜正常,手术时应将穿孔缘修剪成新鲜创缘,大的穿孔应探查纵隔,仔细找到穿孔的边缘,用 2-0 的可吸收缝线,也可以用不吸收的细线,间断缝合修补,同时灌注和引流污染区域。分层闭合黏膜和肌层是手术修复成功的关键。没有适当的暴露和严密的缝合是术后发生漏、增加死亡率和延长康复时间的主要原因。如果损伤时间较长,组织产生水肿时,可以仅闭合黏膜层,并同时彻底冲洗和清除污染的组织。用较大口径的闭式引流,7～10 d 后行食管造影,如没有造影剂外溢,则可恢复经口进食。食管穿孔时间大于 24 h 或局部污染、炎症反应严重、组织有坏死时,应只做局部引流,不修补穿孔。一期缝合最好是在健康的食管组织,当有远端梗阻时,单纯一期缝合是无效的,必须同时解决梗阻,才能达到成功的修复。

由于一期缝合食管损伤有因组织继续坏死而发生裂开和漏的可能性,因此有必要采用周围组织移植包垫加固缝合的方法闭合食管穿孔。Grillo 等首先报道胸部食管穿孔一期缝合后采用周围较厚、发生炎症反应的胸膜片进行加固。其他可利用的组织还有网膜、膈肌瓣、背阔肌、菱形肌、心包脂肪垫等。对于颈部食管穿孔,可选择胸骨舌骨肌、胸骨甲状肌、胸锁乳突肌等组织材料。膈肌瓣不易坏死,有一定的张力,弹性较好,再生能力强。取全层 12 cm 长、5～7 cm 宽,基底位于食管处,向上翻起,用于食管下段的修复。缺损的膈肌切口可直接缝合。在使用带蒂的肋间肌瓣时,其基底部在内侧、椎旁沟处,并要有足够的长度。不论用哪种组织修复加固,这种组织最好是用在修复的食管壁之中,而不是简单覆盖于修复上。

对部分有严重的食管坏死、食管病理性梗阻的患者可选择食管切除与重建术。除保持胃肠道的完整性外,食管切除术可消除造成污染的食管穿孔,治疗造成食管穿孔的基础食管病变。Orringer 等建议使用颈部胃食管吻合,该方法使吻合口远离污染处,即使发生吻合口瘘,其治疗较胸腔内吻合更为简单。

因延误诊断造成严重污染和炎症的食管穿孔患者禁忌一期缝合。颈部穿孔可单纯行引流。而胸腹部食管穿孔由于污染物的继续污染使胸腹部感染持续存在,因而不能单纯行引流手术,可行 T 管引流,控制食管胃内容物继续污染胸腹部。

食管外置或旷置的手术方式有多种报道,其基本方法是关闭穿孔、广泛引流污染组织,同时行颈部食管外置造瘘术或胃造瘘减压术。但该方法近年来已很少使用,仅仅适应于营养状况极度不良的患者及无法用常规手术方法治疗的病例或手术失败的病例。

近年来有报道胸腔镜辅助治疗食管穿孔,疗效有待于进一步观察。

食管有梗阻性病变如食管狭窄、贲门失弛缓症或严重的胃肠道反流等病变的食管穿孔必须在手术治疗食管穿孔的同时加以处理。食管狭窄、贲门失弛缓症可采用食管扩张,Moghissi 等的报道显示,仅修补穿孔而未同期处理远端梗阻的食管穿孔患者死亡率达100%,而同时处理食管穿孔和梗阻性病变的死亡率为29%。胃肠道反流可采用临床常规应用的抗反流手术。食管穿孔合并食管恶性肿瘤患者必须行食管肿瘤切除术,广泛转移者可行食管内支架放置。

2.保守治疗  食管穿孔患者行保守治疗必须经过严格的选择。

食管穿孔接受保守治疗的指征为:①器械引起的颈部食管穿孔;②早期诊断小的局限的穿孔;③食管狭窄行食管扩张或硬化剂治疗食管静脉曲张;④食管穿孔延误诊断但临床症状轻微;⑤食管穿孔后食管周围有纤维化形成,能限制纵隔的污染;⑥穿孔引起的污染限于纵隔或纵隔与壁层胸膜之间,没有造影剂溢入附近体腔;⑦穿孔的位置不在肿瘤部位、不在腹腔、不在梗阻的近端;⑧症状轻微,无全身感染迹象。

具体方法包括以下几个方面。

(1)禁食:禁食 48～72 h,如患者临床症状改善,可口服无渣流质饮食。

(2)应用广谱抗生素 7～14 d。

(3)完全胃肠外营养。

(4)经 CT 引导下行穿刺或置管引流纵隔或胸腔积液。

(5)食管镜引导下行食管灌洗。

(6)胃肠减压:应该有选择性地应用胃肠减压,目前有学者认为放入胃肠减压管使食管下段括约肌不能完全关闭,加重胃反流,导致纵隔污染加重。

(7)穿过癌症或非癌症部位在食管腔内置管或置入支架。

## 五、预后及治疗效果

死亡率与导致食管穿孔的原因、穿孔部位、诊断是否及时、食管的原发病变及治疗方法相关。

病因影响食管穿孔患者的预后。自发性食管穿孔的死亡率为36%,医源性食管穿孔的死亡率为19%,创伤性食管穿孔的死亡率为7%。自发性食管穿孔死亡率较高的原因在于临床症状常常与其他疾病相混淆而延误诊断,污染广泛并迅速发展至败血症。医源性食管穿孔多发生于食管腔内操作过程中,易于诊断和治疗。创伤性食管穿孔多发生于颈部,污染较局限,患者多死于其他脏器的损伤。

食管穿孔部位同样影响患者的转归。颈部食管穿孔患者死亡率6%,胸部食管穿孔死亡率为27%,腹部穿孔死亡率为21%。造成差异的原因在于颈部污染物污染区域由于颈部筋膜的限制而局限,而胸部、腹部食管穿孔可造成胸腹部的二次污染,如延误诊断可迅速导致败血症。尽管目前临床抗菌药物应用及临床监护的进步,24 h 后诊断的食管穿孔患者死亡率仍明显高于 24 h 内诊断的患者。

手术方式的选择对食管穿孔患者的死亡率有明显影响。一期缝合和加固缝合的死亡率为 0～31%,平均12%。适当的暴露和严密的黏膜缝合、消除食管穿孔远端梗阻是降低死亡率的关键。因而一期缝合或加固缝合适合没有恶性肿瘤、纵隔无弥漫性坏死、穿孔远端无梗阻患者。

# 第五节　胸导管损伤

胸导管损伤(创伤性乳糜胸)是指胸导管及其较大分支损伤、破裂引起的乳糜胸,实际上是一种淋巴内瘘。由于创伤和胸、心、血管外科手术的广泛开展,胸导管损伤的发病率明显增加。

## 一、解剖与功能

1. 胸导管的解剖与变异　胸导管是全身最长且最粗的淋巴管,正常人胸导管长30～45 cm,口径2～7 mm,灰白色,光泽且具有一定的弹性。可分为起始部、胸部、颈部3段。通常起始于第1～2腰椎平面腹膜后乳糜池,于腹主动脉右侧,经膈肌主动脉裂孔入胸腔,沿脊柱的右前方上行于奇静脉与胸主动脉之间。自第3～5胸椎平面逐渐从主动脉弓及食管后方越过中线至脊柱的左前方,紧贴在食管筋膜的后面,故施行食管中段手术时易伤及此段胸导管。在后上纵隔内胸导管沿食管、左喉返神经左侧、锁骨下动脉之右、左迷走神经及左颈总动脉的后方继续上行,经胸廓上口至颈根部,然后经锁骨下动脉的后方向前下成一弓形注入左静脉角。该弓高出锁骨上方3～5 cm。因此,当颈外伤或手术时伤及该部,将形成乳糜瘘或乳糜胸。由于胸导管上段与左侧胸膜紧贴,下段与右侧胸膜接触,故胸导管下段损伤时引起右侧乳糜胸,而上段损伤时则易发生左侧乳糜胸。

胸导管变异较多,约占1/4的胸导管呈双干、多干分叉及位置异位等变异。有研究者根据150例标本将我国人胸导管分为5型。①正常型(走行如前所述):占84.7%;②双干型:两干自乳糜池发出,沿主动脉两侧上行,在胸部不同平面汇成一干支后进入左或右静脉角占10.7%;③分叉型:以单干开始,沿主动脉右侧上行,在第4～6胸椎平面分为两支以后,分别进入左、右静脉角;④左位型;⑤右位型。左位和右位型都是以单支沿一侧走行始终,出现率较低。临床以前3型多见,故通常仅有单干、双干与分叉3型之分。

2. 胸导管及乳糜液的生理特点　胸导管是全身最大的淋巴管,收集下肢、骨盆、腹部、胸部左半、头颈部左半及左上肢约占全身3/4的淋巴液,以0.93～1.38 mL/(min·kg)的流速注入静脉。正常人每日流量为1 500～2 500 mL,进食、饮水、脂肪餐后或按压腹部,其流速可增加到3.9 mL/(min·kg),流量可增加20%。胸导管淋巴液约95%来自肝脏和小肠,摄入脂肪后肝内淋巴流量可增加150%,肠淋巴流量可达静止时的10倍。肝硬化门静脉高压症时胸导管的淋巴液流量和压力都有所增加。饥饿、注射吗啡抑制肠蠕动使吸收减慢时,胸导管内淋巴液流量明显减少且呈清水样。

胸导管具有自发的、节律性的收缩能力,每隔15 s将乳糜液排入静脉1次。周围器官的活动如心脏、动脉搏动,肺的膨胀与收缩,胃肠蠕动,腹肌、膈肌随呼吸运动的收缩,胸、腹腔压力变化,都促使乳糜液向心回流。胸导管内乳糜液的流动亦可形成推动力,体位改变亦对胸导管回流有影响。

在一般情况下胸导管内平均压为 15 cmH$_2$O,在流速高峰时可为 10~28 cmH$_2$O。结扎胸导管后,压力暂时上升可达 50 mmHg,以后随侧支循环的建立,可逐渐恢复至正常。

胸导管的主要功能是输送从肠道吸收的脂肪。乳糜液的化学成分除脂肪含量比血浆高,蛋白质略低之外,其他与血浆类似。经淋巴液回收到血液的蛋白质一昼夜可达 100 g。在胸导管内的蛋白质浓度为 2.9~7.3 g/100 mL,主要是白蛋白,其与球蛋白的比例为 3∶1,含蛋白总量相当于血浆的 60%。故胸导管亦是血管外及贮藏于肝脏的蛋白质输送入静脉的主要通道。

乳糜液的细胞成分主要是淋巴细胞(0.4~6.8)×10$^9$/L,在胸导管内有时可达(2~20)×10$^9$/L。每日参与淋巴再循环的淋巴细胞数目为血液中淋巴细胞总数的 10~20 倍,除偶尔情况外,一般不含红细胞。

乳糜液的外观不恒定,饭后 6 h 呈乳白色,偶尔呈粉红色,空腹状态呈血清色或清水样。无气味,呈碱性,比重 1.012,放置后出现乳脂层,乳化后可见脂肪球,含酯量 0.4%~4.0%,固体粒子 74%。无机盐与血浆相近似。乳糜液有明显的抑菌抗腐败性,大肠杆菌、金黄色葡萄球菌在乳糜液内不能生长。临床鲜有乳糜胸合并感染的报道,可能与其碱性、含高游离脂肪酸、磷脂以及淋巴细胞等综合作用有关。

胸导管是机体免疫器官的重要组成部分,乳糜液中含有各种抗体以及大量淋巴细胞,其中 90% 为具有免疫活性的 T 细胞,经胸导管送入血循环参与机体的免疫反应。胸导管亦是肿瘤和病原菌播散的重要途径,故有人术前经颈部,术中经胸部胸导管取液检查瘤细胞或做细菌培养,作为诊断、确定手术适应证、指导手术治疗的一个重要方法。

## 二、病因

胸导管损伤常见予以下几种情况。

1. 闭合性胸部创伤　多见于爆震伤、挤压伤、车祸及钝器打击所致锁骨、脊柱及肋骨骨折,甚至举重、剧烈咳嗽、呕吐等,尤其是饱餐之后胸导管处于充盈扩张状态,更易发生。若下胸部承受暴力,由于膈肌角的剪力作用,亦易导致胸导管撕裂。胸导管破裂之后先在纵隔内形成 1 个乳糜囊肿,逐渐增大,到一定体积后破入胸膜腔。从伤后到临床出现乳糜胸,一般间隔为 2~10 d 不等,亦有在数月之后才确诊者。

2. 开放性胸部创伤　包括胸、颈部锐器刺入,子弹、弹片穿入等,均可直接损伤胸导管及其分支。由于胸导管分支小而且位置深,其周围毗邻于大血管及其他重要脏器,因此常伴有大血管及邻近重要脏器的损伤,临床胸导管损伤的典型表现多被掩盖,早期不易发现及诊断,又因这些脏器损伤多急重,往往早期死亡。因此,开放性胸腔伤引起的胸导管损伤较为罕见。

3. 手术损伤　手术损伤胸导管是最常见的原因,其发生率占整个乳糜胸的 25%。据统计,心脏及血管手术胸导管损伤为 0.25%~0.5%,食管手术为 0.9%~1.8%。患者术前多禁食,胸导管流量减少,乳糜液呈清水状,同时被手术中渗血所混染,使胸导管损伤不易辨认。其他如左锁骨上区手术、锁骨下或颈静脉穿刺等均有可能损伤。

其他非创伤性乳糜胸不在此讨论。

### 三、病理生理

大量乳糜液积聚于胸腔内,压迫肺使其萎陷,使纵隔移位,影响呼吸循环功能。由于大量乳糜液丢失,出现水、电解质紊乱,营养缺乏,体重下降,明显消瘦。此外,淋巴细胞及抗体成分丢失,周围血中淋巴细胞数减少,机体免疫力受损。如未及时治疗,可因大量的丢失营养,在短期内造成全身消耗、衰竭或合并其他严重并发症而死亡。

### 四、临床表现及诊断

乳糜液无刺激性,故单纯乳糜胸患者体温不高或低于正常。由于严重胸部创伤,常常限制饮食,因而早期乳糜流量很少,待恢复进食后,乳糜流量增多,大量乳糜液进入胸膜腔内,压迫肺使其萎陷,纵隔向健侧移位。患者表现胸闷、气急、心悸等。由于大量乳糜液丢失,患者可在短期内造成全身消耗、衰竭,水、电解质紊乱或并发其他严重并发症而死亡。

1. 病史　询问患者受伤的方式、部位、时间均有助于诊断。闭合伤所致的胸导管撕裂伤易发生在饭后 6 h 以内。其临床特点:①有一"间隔期"(受伤距临床发病有一间隔的时间);②突发性呼吸困难;③程度不同的休克;④经胸穿或引流症状迅速得以缓解,短期内又重新出现;⑤手术后乳糜胸多在进食后出现胸腔引流液增多,手术的种类和部位本身对诊断就是一种提示。

2. 胸腔引流液的性状　①典型的乳糜液呈乳白色,放置后出现乳脂层,加乙醚后脂肪溶解,使乳状混浊液变清澈;②无菌生长;③无气味;④含有大量淋巴细胞;⑤苏丹红染色后显微镜下可见直径为 5 μm 大小的橘红色脂肪球;⑥比重1.012,呈碱性反应;⑦口服亲脂肪染料,可使流出的乳糜着色。

创伤与术后乳糜胸的胸引流液常呈血性或浆液性,禁食时呈清水样。苏丹红染色阴性时早期不易确诊。若观察到胸腔引流量逐日增多,术后前 3 d 平均引流量高于一般开胸术后,波动范围大,不能如期拔除胸引流管,应高度怀疑乳糜胸。

3. X 射线检查　除单侧或双侧广泛胸腔积液征外,创伤后早期可有纵隔包裹性积液,乳糜胸合并乳糜心包时,可见心影增宽。

4. 淋巴管造影　经下肢或精索淋巴管注入造影剂(如 lipiodol)后,定时拍片观察造影剂是否漏入胸腔。此法不仅可以确定漏口位置,确定治疗方案,研究胸导管走行,而且对确定手术结扎胸导管的位置均有重要意义。术前、术中、术后均可应用。但此法可引起咳嗽、发热等不良反应,严重者可出现脂肪栓塞。

5. 胸腔乳糜液染色　文献曾介绍各种染料测试方法,但临床实际应用的经验不多。

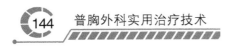

6.放射性同位素检查　用同位素诊断乳糜胸尚不普遍,大宗报道不多,有的尚在研究阶段。

## 五、治疗

创伤性胸导管损伤性乳糜胸的治疗,主要应根据胸腔引流量及患者的实际情况而定。关键是手术适应证和手术时机。多数学者认为胸腔引流量每日<1 000 mL,且有逐渐减少的趋势,可考虑非手术治疗。若每日引流量1 000～1 500 mL,且患者进行性消瘦、脱水及水、电解质紊乱,保守治疗5～7 d不见引流量减少者,应采取积极的手术治疗。

开胸结扎胸导管操作比较简单,手术时间短,成功率高,对创伤或手术后乳糜胸较非手术治疗更为安全。且能迅速奏效。确也有部分病例经适当保守治疗,不需再手术可以治愈。实际上每一患者自发病至手术治疗,都经过一段保守治疗的过程。

1.非手术治疗

(1)支持治疗:给予高蛋白、高碳水化合物、低脂肪或无脂肪饮食,输血或血浆,维持水、电解质平衡,应用维生素及微量元素。可给予中链甘油三酯(MCT),其优点为吸收后可不经胸导管直接由静脉入血,既可增加热量,又可减少乳糜液漏出,有利于胸导管愈合。亦有学者主张采用全胃肠外营养,并加以胃肠吸引以减少胸导管引流,以利于创口愈合。

(2)保持胸腔闭式:引流通畅,及时排尽胸腔乳糜,并鼓励患者咳嗽,必要时可以用25 cmH₂O的负压持续吸引,以促使肺及时膨胀。有利于脏、壁层胸膜粘连,若同时患ARDS的患者,可采用呼气末正压通气(PEEP),可减低胸导管淋巴流量,促使胸导管闭合。

保守治疗期间应每日检测血浆蛋白、电解质、白细胞和进行X射线检查,必要时输入全血和血浆,保守治疗无效时应行外科手术治疗。

2.手术治疗　经上述非手术处理后,若乳糜排出量不见减少,应及时准备手术。

(1)术前应做好充分准备,主要包括:①纠正水、电解质紊乱,输血输液及加强营养支持治疗;②排尽胸腔内积液,以利于肺膨胀,改善缺氧,防止手术时侧卧位对纵隔、心脏压迫引起的不良影响;③为术中辨认和寻找胸导管破口,可于术前3～4 h口服或胃管内注入牛奶、黄油等高脂肪食物300～500 mL,使术中乳糜流量增加,色泽变白;或加入亲脂染料如橄榄油、苏丹或于腹股沟部皮下注射伊文思蓝,使流出液着色,以利于术中破口寻找。目前认为只要解剖熟悉,注射染料并无必要,相反高浓度染料溢入胸腔内,使周围组织着色,反而影响观察解剖结构。

(2)结扎胸导管的有关技术问题。①进路:有人主张单侧乳糜胸经有胸腔积液侧进胸,双侧乳糜胸经右侧进胸为宜。更多学者主张不论乳糜胸在哪一侧均由右侧进胸,由膈裂孔上面主动脉右后与脊柱前缘间寻找并结扎胸导管。此处胸导管走行较为恒定,便于暴露,利于手术操作,亦可在附近不同平面加扎2～3道。②找到瘘口时,用"0-0"丝线缝扎其上下两断端,并用周围组织覆盖,不宜用电烙或银夹处理。无法找到瘘口时,只缝合有乳糜液漏出的纵隔胸膜,同时于右膈上结扎胸导管。单纯结扎右膈上胸导管亦可。

至于将胸导管移植于静脉或其他方法的吻合,从目前临床实践看来均无必要。③手术治疗时机的选择:对保守治疗的期限仍有争议,有人认为胸乳糜液的引流量和速度并非判断手术时机的指标,乳糜液引流量的减少不是逐渐的,而是于某一时刻突然减少或停止,因此至少应进行 3～4 周的保守治疗。亦有学者认为只要保守治疗的诸措施得到严格执行,有信心地坚持,需行手术的患者为数不会太多。有的学者认为成人每日胸乳糜液超过 1 500 mL,儿童超过 100 mL,持续 5 d 不停即应手术。多数主张保守治疗时间仍应依患者对丧失乳糜液的耐受性而定。引流量多的患者,保守治疗不应超过 2～3 周,以免发生严重代谢紊乱和机体衰竭,反而失去良好的手术时机,尤其是对婴幼儿和糖尿病患者。2～3 周的保守治疗会增加手术的危险性,不可机械规定。应根据患者的具体情况而定。

# 第六节　胸腹联合伤

胸腹联合伤,指同一种致伤原因,造成胸部和腹部内脏以及膈肌同时受到损伤(如无膈肌损伤者称为胸腹复合伤)。穿通伤、非贯通伤或爆炸物碎片致伤多见于战时。钝性伤如车祸、高建筑物倒塌、重物冲撞胸部可同时产生膈肌破裂和腹内脏器损伤。下胸部第 4 肋间平面以下穿透伤、刀刺伤可同时造成膈肌穿孔和腹内脏器,如肝、脾或胃肠道损伤。上腹和下胸部的挤压或钝挫伤,由于反应性声门紧闭、腹压升高,使腹腔脏器破裂或通过破裂的膈肌,再借胸腔、腹腔压力的差异使部分腹腔器官被挤入胸腔,造成所谓创伤性膈疝。除引起一系列的呼吸循环功能紊乱外,还可对疝胸内的腹内脏器发生嵌顿、扭转、绞窄以至穿孔,产生严重感染和中毒性休克。胸腹联合伤常伴有身体其他部位多发伤,其伤情复杂,死亡率亦高。创伤性膈肌破裂以左侧者为多(约占 84.6%),右侧因肝脏的屏障作用,发生率较低(约占 15.1%),双侧膈肌破裂更少(约占 1.3%)。

胸腹联合伤伤情复杂、休克严重,容易漏诊。不是只注意了胸部伤而忽视了同时存在的腹内脏器伤,就是处理了腹内脏器伤而又忽略了胸部损伤。

在临床上分为穿透性胸腹联合伤和闭合性胸腹联合伤 2 大类。

## 一、穿透性胸腹联合伤

因伤口与外界相通故又称为开放性胸腹联合伤。穿透性胸腹联合伤根据伤道有无出口,可分为非贯通伤或贯通伤(有入口无出口,呈盲管状,通常称为穿透性胸腹联合伤。如有入口又有出口,则称为穿通性或贯通性胸腹联合伤。两者的区别是有无出口,诊断和处理大同小异)。

### (一)病因

(1)火器伤:枪弹或爆炸物的碎片等。

(2)刃利器伤:长形刀具或锐利器具所致。

## (二)临床表现

胸腹联合伤的临床表现颇不一致,受伤后破坏了胸腔与腹腔的完整性和稳定性,导致呼吸、循环功能紊乱,如呼吸困难、发绀、休克以及颈部、胸部皮下气肿。腹部伤主要表现为内出血、失血性休克。空腔脏器伤则出现急性腹膜炎、中毒性休克,凡胸伤后有腹部伤症状、体征或腹部伤出现胸部症状者,均应考虑胸腹联合伤并有膈肌破裂存在。

严重胸腹联合伤致钝性膈肌破裂约占3%,应予警惕。

由于胸部和腹部内多脏器同时受损,伤情复杂,临床表现多较危重。

(1)伤口:在胸部或腹部可见到伤口。

(2)呼吸功能紊乱:表现为呼吸困难、急促、发绀,有的可出现颈胸部皮下气肿和咯血。

(3)循环功能障碍:多为心血管、肝脾损伤出血或心脏压塞所致,表现为血压下降,脉搏弱或触不清,心音不清乃至昏迷状态。

(4)腹部表现:可有腹痛、腹肌紧张、压痛或反跳痛等腹膜刺激症状。

## (三)诊断

迅速而尽早地正确诊断,是救治严重穿透性胸腹联合伤成败的关键,勿因等待检查贻误宝贵的救治时机。应根据外伤史、症状和体征、辅助检查和全面的了解伤情,综合分析迅速做出诊断。

(1)致伤病史。

(2)致伤器具:火器或长形刃利器。

(3)伤情:了解受伤时身体姿势和致伤的方位,有助于判断伤道的走向和可能受损的脏器。如前第4肋间与后第6肋间平行连线;前胸向后下指向腹部后背向前下指向腹部的以及腹部向后上指向胸部等方向的伤道,均有可能造成胸腹内脏和膈肌多种脏器与组织的穿透性胸腹联合伤。火器贯通伤不能按其入口、出口简单的连成直线作为伤道走行的路线,一要考虑受伤时的体位,比如卧姿时上臂或肩部中弹的情况下,子弹在体内可下行伤及腹内脏器。二要考虑金属异物在体内遇到阻力所产生的方向偏移。胸部贯通伤的入口和出口凡有一处在前肋或后侧第6肋间平面以下者,均有可能造成胸腹联合伤。

(4)生命体征:对诊断有重要参考意义。如伤后短时间(1~2 h内)生命体征有明显改变或呈休克状态,提示伤情重,可能为心血管或腹腔内实体性脏器损伤、失血多。如伤后2 h以上生命体征基本正常,提示可能未伤及重要脏器,但随时间推移,生命体征即出现改变,亦提示伤情较重。

(5)穿透性胸腹联合伤的判断:伤口在胸部出现明显的腹部症状,或伤口在腹部出现明显的胸部症状,均提示有胸腹联合伤的可能。

(6)辅助检查

穿透性胸腹联合伤,因伤情复杂而严重,常难以接受系统全面的检查,应做简单、易行、快速,具有即刻诊断价值的检查,以免贻误救治时机。

1）X 射线检查（床边）：①火器伤，如入口在胸部而金属异物在腹内，或入口在腹部而金属异物在胸内，穿透性胸腹联合伤即确立。根据入口和金属异物停留的位置，常可推断伤道走向和可能受损的脏器。②刃利器伤，如伤口在胸部，X 射线显示有膈下游离气体，或伤口在腹部，X 射线显示有气胸、胸腔积液或液气胸，常可明确为穿透性胸腹联合伤。

通过卧位及立位胸腹平片，除可以明确胸部伤情外，又可观察腹部有无游离气体和确定异物的位置。应注意腹腔内的游离气体，可通过膈肌裂口进入胸腔。被误诊为气胸或血气胸。胸腔的血液也可以经膈肌裂伤进入腹腔，要注意不能错误低估血胸的出血量或胸管引流量。巨大的胸内胃疝可能被误诊为包囊性液气胸。肝脏疝入右胸膜腔可能被误诊为右侧血胸。

膈肌破裂时胸片可见左侧膈肌升高，膈面模糊，膈面上可出现气泡或致密影，心脏和纵隔向健侧移位，邻近有肺不张，有时有液平面。肝全部突入右胸时，呈高位平滑的影像。肝部分突入胸腔时，X 射线呈蕈状影像，有时伴有气泡。胃或结肠进入胸腔，其出入口几乎平列在膈水平，在造影剂的对比下，其边界缩窄呈漏斗形或被描述为鸟嘴形。可见胃、食管交界处与胃十二指肠交界处位置接近。

2）B 超检查：用于观察胸腔、腹腔实体脏器的形态、大小有无异常，有无积液、血肿、积气及其部位，可在床边进行，不用搬动患者，方便快速，适应证广泛，诊断的准确率高，可重复动态观察，亦可对金属或密度较高物体观察其位置、大小和形状，特别对胸腹联合伤的患者有很高的实用价值，对紧急处理有指导意义。

上述检查难以明确诊断的病例，可参考闭合性胸腹联合伤的检查法。

单纯下胸部伤也可以刺激肋间神经而引起腹壁疼痛和腹肌紧张，如不仔细鉴别，易误诊有胸腹联合伤，在第 4～10 肋间行神经封闭术，解除疼痛后再进行诊察，避免轻率进行开胸或开腹手术。

## （四）治疗

穿透性胸腹联合伤明确诊断后，应争分夺秒合理有序地抢救，常可收到良好效果。胸腹联合伤伴有膈肌破裂者，应多着眼于腹内脏器损伤，腹腔穿刺阳性，有进行性贫血或有腹膜刺激症状者，应毫不犹豫地行剖腹探查，根据伤情予以相应处理。如已有突入胸腔的腹内脏器，应尽快还回原位，修复膈肌破口，这是改善呼吸循环功能的重要手段。

对胸腹联合伤手术治疗的途径应根据伤情而定。对有胸穿入伤或肋骨骨折、血气胸的患者，应行胸腔闭式引流，既可治疗，又可借以观察伤情。只有胸内大出血（大血管破裂）、心包压塞、气管断裂才是紧急开胸的适应证（2%～5%）。甚至支气管损伤同时有肝或脾破裂大出血，或空腔脏器穿孔发生弥漫性腹膜炎者，在有胸腔闭式引流的基础上，仍应以控制内出血或弥漫性腹膜炎为先。

1. 急救措施

（1）快速改善呼吸功能紊乱：①确保呼吸道通畅，吸氧，必要时气管切开或气管插管用呼吸机辅助呼吸，改善呼吸功能；②封闭胸壁伤口并放置胸腔闭式引流管以改善血气胸对呼吸与循环的影响。同时可免在进行胸或腹部手术时麻醉引导前发生张力性气胸。

（2）抗休克：主要是尽快扩容（输血、补液），为手术创造条件。

（3）置入胃肠减压管以防胃、肠麻痹所引起的胃急性扩张。置入鼻胃管时可使伤员呕吐而增加腹压，可能会使更多的腹内脏器突入胸腔，从而加重对纵隔器官的压迫。

2. 剖胸、剖腹探查

（1）麻醉选择：对穿透性胸腹联合伤，急需剖胸和剖腹探查。应选用气管内插管麻醉（气管内双腔插管麻醉较安全），对胸内手术更有利。麻醉诱导、气管插管，缺氧引起的伤员躁动、呛咳、呕吐均可产生腹压增加，通过气管导管辅助换气时，使被压缩的伤侧肺膨胀，可进一步加重纵隔移位、大血管扭曲，使心排血量锐减，可在原有缺氧、酸中毒的基础上，导致心搏骤停，甚而死亡。麻醉师应随伤员自己呼吸或仅以缓和地轻手辅助呼吸，给氧直到将突入胸腔之腹内脏器完全还回原位（经胸或经腹）之后，才允许加大辅助呼吸幅度，使肺复张以纠正缺氧。

（2）体位与手术切口：穿透性胸腹联合伤是一种探查性手术，需要对胸腔内、膈肌和腹腔内多脏器的全面探查，因此，体位和切口，直接关系到手术的效果。对于双侧胸部多处刀刺伤的伤员，应详细根据伤情，以先扩大右胸伤口，处理右肺和右膈及右肝顶部裂伤，再经腹探查证实左胸刺伤。伤及左膈、胃及空肠，均经腹予以修补比较合理。如先经左胸进入腹腔，则右膈及肝顶部损伤不易处理。单经右胸则不易探查腹腔。

1）侧卧位、胸后外侧标准切口：对胸内脏器与膈肌的探查和处理较为满意，但对腹腔内脏器的探查处理不方便，有较大困难，如需将切口延长至腹部的胸腹联合切口，常需切断肋弓，损伤太大，如另做腹部切口，需变换体位，不仅带来麻烦和不便，也延长了手术时间。

2）胸前外切口和腹部切口：对胸或腹腔显露好，探查和操作均较方便，最好采用双腔插管麻醉，在胸内各脏器的探查处理时可单侧通气有利于操作。

（3）探查步骤及处理：胸腹联合伤均需剖腹手术，而剖胸则应根据病情确定，如需同时剖胸剖腹探查，可按病情需要决定先剖胸或剖腹探查，必要时，可分成胸腹两组人员同时进行，原则上迅速止血是重点。

1）胸部探查：首先探查处理心脏、大血管，其次为肺、气管、支气管、食管、胸导管和膈肌等系统全面检查。

2）腹腔内探查：开腹后积血较多，首先探查实体性脏器（肝、脾、胰等），其次探查空腔脏器。有血块凝集处，常提示为脏器损伤所在，清除积血和凝血块后，即可发现其受损情况予以处理。其次探查空腔脏器，根据腹内液体性质、颜色和气味常可提示被损伤的脏器。为了避免漏诊，必须有序系统地探查，一般由贲门部开始直至各段肠管，无论是火器还是利刃器伤，在探查每一脏器时必须探查是穿透伤还是贯通伤，要仔细，不能疏漏。如发现血肿时必须切开血肿，清除积血和血块后再仔细探查是否血肿内伤口或腹膜后的脏器损伤。

3）膈肌探查：无论是胸至腹还是腹至胸的穿透伤，必定有膈肌的损伤，胸腔和腹腔双向探查容易发现,不致遗漏,如膈肌损伤较大有腹腔内脏器经伤口嵌入胸腔,一般较易发现。

4)异物清除:火器伤必有金属异物或其他异物,仔细探查予以摘除,如必要时在术中可用B超或床边X射线机协助检查,以免遗漏。

5)防止感染:关系到胸腹联合伤治疗和预后的问题,对伤道的清创和胸腔、腹腔的无菌处理以及术毕的彻底冲洗与适当部位引流实为必要,是预防术后并发症的重要措施。

术后胃肠减压,防止腹胀,以免使新缝合的伤口经受过大压力,影响愈合。

## 二、闭合性胸腹联合伤

某种暴力致使胸腹内脏器的膈肌同时受损,但无与外界相通的创口,称为闭合性胸腹联合伤。

### (一)病因

高处坠落、交通事故、建筑物倒塌挤压等。

### (二)临床表现

由于致伤原因不同于火器伤或刃利器伤,其伤情多为大面积组织和多脏器的钝挫破裂伤,损伤程度多较严重。临床表现可概括为呼吸功能紊乱、循环功能障碍、失血性休克、腹膜炎和中毒性休克。

1.呼吸功能紊乱

(1)通气功能低下:因大面积胸壁软组织挫伤,肋骨骨折或反常呼吸,剧烈疼痛等呼吸运动受到抑制,使潮气量减少;肺组织挫伤、出血、渗血、水肿,支气管分泌物增加,致使通气和换气功能紊乱。

(2)换气功能障碍:由于通气功能障碍,致使肺泡膜及毛细血管内膜乏氧,肺泡水肿,气体通过受限,肺泡毛细血管内血液的氧合与二氧化碳排出发生障碍;或因创伤性肺水肿与肺不张,或血气胸,肺受压萎陷,致使$\dot{V}/\dot{Q}$低于0.8,即生理性静脉分流增加。血液氧合不充分,二氧化碳亦不能充分排出,临床表现乏氧及二氧化碳潴留,造成不同程度的呼吸性酸中毒。

2.循环功能障碍

(1)失血:由于胸腹联合伤所致损伤性失血,导致循环血量减少,严重者发生失血性休克(贫血外貌、血压低于11 kPa、意识模糊、脉搏细弱或不清)。

(2)心搏出量减少:心脏大血管损伤使心包内积血和心脏压塞;或因浮动胸壁反常呼吸导致纵隔摆动,静脉回心血量受阻均可使心搏出量减少。

### (三)诊断

1.致伤史

(1)高处坠落着地时身体姿势和地面情况。

（2）交通肇事时受挤压部位。

（3）建筑物倒塌压砸情况。

（4）受伤时间及当时患者的状况。

2.体检

（1）生命体征及呼吸循环功能变化：对诊断与急救有指导意义。

（2）胸部：胸壁是否对称，有否多根肋骨骨折及浮动胸壁和/或反常呼吸程度，双侧胸部听诊是否相同，心音是否清晰，心律和心率是否正常。

（3）腹部：是否平坦，有否压痛及腹膜炎体征或腹水征。

3.辅助检查　以既不致病情恶化，又不搬动患者的简便迅速的方法为原则。

（1）实验室检查：在紧急情况下，血型检查是必不可缺少的。其他检查一般对诊断和急救无重要指导意义。

（2）胸腹部 X 射线检查：对肋骨骨折、血气胸和程度有明确诊断价值；对心、肺损伤和创伤性膈疝有重要意义；如发现膈下游离气体，即可诊断腹腔内空腔脏器损伤。该检查应在床边进行，不应为了检查过多搬动患者，如无条件可用其他检查方法或谨慎行事以免发生意外。

（3）B 超检查：可在床边检查胸腔内、腹腔内实体脏器（心、肝、脾等）的形态、大小有否异常，胸、腹腔内有否积液、血肿，膈下有无游离气体，可做出快速诊断而且准确性高，还可重复检查，亦可对伤情进行动态观察。

4.胸、腹腔及心包试验穿刺

（1）胸腔穿刺：是诊断胸内脏器损伤常用的基本方法，也是一种急救治疗方法。为了排气，可以锁骨中线第 2 肋间作为穿刺点；为了排液，可在伤侧腋后线第 6、7 肋间穿刺。对诊断和伤情治疗有参考意义。

（2）腹腔穿刺：是诊断腹腔内脏损伤颇有价值的方法，而且简便、安全、快速，其阳性率可达 90%。被广泛用于腹部闭合性损伤疑有肝、脾损伤的患者。在一般医院更为适用。对抽出液判定：抽出的血放置后不凝固，即可诊断为内出血；抽出液混浊，实验室检查有大量白细胞和脓细胞，可诊断为空腔脏器损伤；抽出胆汁样液体，可考虑肝、胆、十二指肠损伤。

（3）心包穿刺：经 X 射线或 B 超检查，疑有心包积液并有心脏压塞症状者可实施，既是诊断方法又是心脏压塞的急救措施。

（4）特殊检查：一般诊断方法难以明确，在伤情和设备条件允许的前提下，可做以下检查，放射性核素扫描；电子计算机断层扫描（CT）；选择性血管造影；内窥镜检查。

## （四）治疗

闭合性胸腹联合伤，常并发心、肺、肝、脾等主要脏器的严重损伤，导致严重休克和呼吸、循环系统的功能障碍。对其有效而不失时机地急救和对不同脏器损伤的正确处理，以及严密监护，是提高救治率、减少并发症的关键。由于闭合性胸腹联合伤常并有其他部位损伤，伤情的范围大而复杂，故需全面考虑，按伤情对生命威胁大小，分轻重缓急合理有序地处理,方可取得良好的效果。

1.急救　对伤情严重者,时间就是生命,对其处理是否迅速及时、准确有效,关系到患者急救时的安危和预后。

(1)尽快纠正急性呼吸和循环功能障碍:主要解除呼吸困难或窒息,保持呼吸道通畅;解除心脏压塞,改善循环功能。两者是抢救严重闭合性胸腹联合伤能否成功的首要问题和治疗的先决条件。

清除口腔及咽部黏液及血性分泌物、血块、呕吐物或泥土、杂物等。必要时置入口咽通气道,以减少阻力,保持通气。必要时迅速气管切开或气管内插管,对昏迷或反应迟钝患者非常重要,必要时可用呼吸机辅助呼吸。

如有血气胸,及时放置闭式引流,排除积血和积气,解除对肺和心脏大血管的压力,使肺复张,以改善呼吸、循环功能,并通过引流观察胸内的伤情,如有鲜血或大量气体不断地排出,经抗休克无好转,提示有严重的肺、支气管、气管或心血管损伤,常需尽早剖胸检查。

(2)抗休克:严重闭合性胸腹联合伤,就诊时多已呈休克状态,快速纠正为手术治疗奠定基础。对失血性休克尽快输血、补液扩容和吸氧,对广泛肺挫伤、心脏损伤或年龄较大而心功不全者,应谨慎从事,以免因不适当的扩容导致肺水肿和心力衰竭。为保证良好的静脉通路和监测中心静脉压,可采用锁骨下静脉穿刺置管。

2.手术探查　剖胸和剖腹手术必须掌握时机。对有手术适应证的患者,在急救、抗休克和纠正呼吸、循环功能障碍得到改善后进行,或在紧急情况时同步进行,特别是失血性休克的患者切勿延误手术止血可能得救的宝贵时机。对胸和腹都有手术指征者,可分两组人员同时进行,以免只有一组人员,顾此失彼影响治疗效果。

(1)剖胸探查指征:①严重血胸进行性失血性休克,当初次胸膜腔闭式引流,即引流出积血800~1 000 mL或更多;②排空原积血后,仍有新鲜血不断引出达150~200 mL/h,观察2~3 h仍不减少;③虽经输血不见血压回升或减慢输血速度血压下降,考虑有活动性出血者;④胸腔闭式引流,在平静呼吸即有大量气泡经闭式引流逸出,或肺不张并有纵隔和/或皮下气肿持续加重,疑有气管或较大支气管损伤者;⑤在胸腔闭式引流液中或胸穿刺液中有食物残渣、胆汁或胃肠内容物者;⑥胸腔闭式引流量1 000 mL/d以上,呈米汤状液体,乳糜试验阳性,疑胸导管损伤者;⑦经X射线或B超检查示有创伤性膈疝者。

(2)剖腹探查指征:①伤后持续性腹痛,并有加剧和范围扩大的趋势和腹膜刺激症状;②或腹痛阵发性加重伴恶心、呕吐,呕吐物呈咖啡色或鲜血,提示有上消化道损伤者;③腹腔穿刺为阳性,抽出鲜血或腹膜腔灌洗为血性者提示为腹腔实体脏器损伤;④抽出液混浊或伴有食物残渣,疑空腔脏器损伤(胃、肠)者;⑤X射线或B超显示有膈下游离气体者。

(3)术前准备:①对胸或腹内大出血的病例可与抗休克同步进行手术止血,但在麻醉前应插胸腔闭式引流管以免麻醉时发生张力性气胸,影响呼吸和循环功能;②无失血性休克的病例,应先输血、补液,待血压、脉搏趋于稳定。有血气胸者插胸腔闭式引流,并插胃管。

（4）麻醉选择：已明确剖胸和剖腹探查的病例，选择气管内双腔插管麻醉为好，既便于麻醉管理，又可间断健侧通气使患侧肺萎陷便于手术操作。

（5）切口选择：参考穿透性胸腹联合伤体位与手术切口。

（6）手术探查要点

1）剖胸探查：首先探查处理心脏，大血管的损伤，其次对气管、支气管、肺、纵隔、食管、胸导管进行探查和处理。

2）对膈肌的探查：经胸探查膈肌损伤或创伤性膈疝较方便，如有腹腔脏器嵌入，暂不还纳，待与腹部手术组协同处理，先检查嵌入脏器有否破裂和血运情况，初步处理待还纳腹腔后，再进一步观察和进行必要的处理。

3）剖腹探查：切开腹膜前在创腔内倒入少量生理盐水，再将腹膜切一小口，观察如有气泡，提示有空腔脏器破裂；如有气血溢出，提示有空腔脏器和实体脏器多发性破裂；如只有鲜血溢出，则提示为实体脏器或大血管损伤。当扩大腹膜切口后，如有大量血，先探查实体脏器和大血管，当发现有较多血块处，提示可能为伤口所在的部位，根据解剖先用手捏住该脏器的主要血管，迅速清除血块与积血，在直视下进行止血。发现有异味或炎性液体或纤维蛋白沉积较多、并有炎性充血和水肿，常为空腔脏器损伤处。如发现某脏器通过膈肌伤口疝入胸腔，与胸部手术组协作，将疝入的脏器或组织送回腹腔处理，并在胸、腹两组人员协同明视下修补膈肌裂口。为了避免疏漏，在探查时应按系统有序进行探查：首先从胃的贲门开始检查胃的前后壁，依次检查十二指肠、小肠、结肠、直肠以及肠系膜；肝、脾、胰、泌尿器官，女性的生殖器官。

4）冲洗和引流：胸、腹腔内手术毕，用抗生素液反复冲洗，放置胸腔闭式引流管并缝闭切口；腹腔是否放置引流应根据损伤情况和手术类别确定，一般可选用卷烟式引流、管状橡皮条引流或乳胶管引流（必要时加低负压吸引）。引流物放置部位，根据伤情与手术类型确定。

（7）术后处理：除继续抗休克外，还应胸腔闭式引流、膈下双套管引流、胃肠减压、合理使用抗生素，切不可稍有忽略。

# 第五章　胸壁疾病

## 第一节　胸壁畸形

胸壁畸形多为先天性疾病,常见的肋骨发育畸形,表现为肋骨分叉、融合、数目增多或减少,也有由于一侧肋骨发育障碍致胸壁不对称等畸形。除颈肋引起胸腔出口综合征外,其余肋骨畸形多无症状,不需治疗。胸骨畸形会造成胸腔容量的改变,引起一系列病理生理改变,一般要求及早矫正。胸骨畸形有三种主要形式:①漏斗胸——凹陷畸形;②鸡胸——凸出畸形;③胸骨裂——裂缺不全。

### 一、漏斗胸

漏斗胸为从一侧到另一侧各种不同深度的前胸壁向内凹陷,常见从第2或第3肋间水平胸骨开始向后凹陷,直至剑突稍上部位为最深点,然后胸骨向前,形成一船状畸形。

#### (一)病因

漏斗胸是先天性胸骨发育畸形,而且有家族遗传因素的疾病。北京协和医院曾在兄妹及同一家族两代人中发现此病。漏斗胸的病因尚不清楚,有人认为在这些病例,膈肌前部有几束异常的纤维组织固定于胸骨体下段和剑突后侧,将其牵拉向后而造成漏斗胸。根据病理解剖,更多人认为病因是胸壁下部肋软骨和肋骨生长过长,在膈肌的牵拉下,使胸骨体下段及剑突逐渐向后凹陷畸形。

#### (二)病理生理

漏斗胸实际上是胸骨体及其剑突畸形,胸骨体纵轴和横轴均向后方凹陷,双侧肋软骨由于生长过长,也随之从一侧乳头线到另一侧乳头线,以对称或不对称的各种深度向后弯曲。如有胸骨旋转,多弯向右侧,右侧乳腺比左侧发育差。漏斗为一极深的胸骨中央凹陷,其最深点多在剑突稍上部位,胸骨内面可接触胸椎内面,将心脏推向左胸腔,漏斗深处可放入患者的拳头,甚至可容纳500 mL液体。但是,左右侧胸腔的前后径通常是正常的。另一种漏斗胸畸形是从一侧乳头线到另一侧乳头线为浅而宽的盘状凹陷,向后凹陷不深,但占据较多的胸腔空间。心脏可无移位,只是受压抵达脊椎腹面。畸形的胸骨及其肋软骨凹陷入胸腔内的实际体积比中央凹陷畸形更多,因此,引起更严重的病理生理改变。

由于心脏左移或前后径受压变小,胸部 X 射线显示心脏右侧部有一明显的放射线半透明区,胸部 CT 及心血管造影显示右心受压及右心室流出道受阻。此种患者在直立运动时,不能增加心排血量,严重影响患者的运动量及耐力。心导管检查描记右室压力,可发现舒张期斜坡或平坦,类似缩窄性心包炎的指征。漏斗胸患者可合并左肺发育不良或缺如,也有合并左侧缺肢畸形。北京协和医院也发现在同一患者有漏斗胸和鸡胸并存的畸形。

### (三)临床表现

患者有一独特的虚弱姿态,圆形削肩,腹部膨胀成罐状。由于前胸壁内陷使胸腔容量变小,心脏和肺脏受压移位,影响心脏功能及肺通气功能。在体力活动后,患者可有心悸气短,运动量减退,易上呼吸道感染,甚至心力衰竭。由于体态畸形,也使患者在心理上承受较大的压力,导致患者性格内向,不愿参加社会活动,漏斗胸症状随着年龄长大而加重。

### (四)诊断

患者在吸气时,前胸壁明显反常向内凹陷,应怀疑有漏斗胸畸形。查体时发现前胸壁凹陷畸形,胸部 X 射线平片及胸部 CT 显示胸骨体下段向内凹陷,心影左移则可确诊。

### (五)治疗

临床观察发现,漏斗胸不会由于药物治疗或胸部体态锻炼而有所改善,而通常是进行性加重,特别是那种宽浅型的漏斗胸,生理改变更大。近 40 年来,内外科医师已有共识,认为漏斗胸适于且应当手术矫正,即使合并气管哮喘的病例,也可耐受矫正手术。

关于手术时机,建议愈早手术,手术范围愈小,手术效果愈好。当发现患儿有严重的胸骨畸形时,即行手术,不必等待其出现临床症状。也有人认为患儿在 5~6 岁接受手术为宜。在此阶段胸廓柔顺性较好,术后能与医师合作,可较顺利渡过围手术期及术后进行体态训练;在入学前为患儿矫正胸廓畸形,可避免心理上产生不良影响。

1. 手术切口　常采用正中切口,考虑到美观,也可采用乳腺下横切口,纵行分开胸前肌群,拉向两侧,暴露胸骨。

2. 矫正术式

(1)骨膜下肋软骨切除,胸骨楔形切开成形术:在骨膜下切除生长过长、内陷畸形的肋软骨,通常是 3~6 根,先左后右,两侧分别进行。在少年或成年病例,肋软骨外侧切端要切到骨质肋骨。切断剑突,用手指伸入胸骨后,将胸膜推向两侧,切断相应的肋间肌束,使胸骨只连接胸骨柄。在胸骨体上段,正常胸骨与开始向后凹陷交界水平相连接的正常肋软骨,通常是第 3 根肋软骨,距胸骨外缘 2 cm 处,在骨膜下将此肋软骨切断,左右两侧分别进行。从此肋软骨内侧前面向外后做斜行切断,当胸骨抬起向前固定时,该肋软骨内侧端长的斜行后侧面,将重叠在外侧端的斜形前侧面,用合成纤维缝线贯穿缝合固定,务使胸骨过度向前固定矫正畸形。如矫正不够满意,可在相应部位做一横行的前侧或后侧胸骨楔形骨切开,将一移植骨片做楔子镶入胸骨切开口,用缝线固定,以达到满意的矫正位置,然后缝合肋间肌束及骨膜于胸骨柄两侧,缝合胸大肌和皮肤各层。

（2）肋软骨骨膜下肋软骨切除、克氏针骨固定术:此术式适合于成人或胸骨很长的高大少年及合并其他生理缺损的病例,例如,先天性一侧肺缺如或同时切除一个大的肺大疱。对成人患者,此术式也适合宽浅型的漏斗胸或以前做过矫正术后复发的病例。一手术步骤与上一个式式相同,在肋软骨骨膜下,切除过长向后弯曲畸形的肋软骨,然后做骨固定术:采用一根粗的克氏针,平行胸前壁穿过胸骨下段的狭窄间隙,将克氏针两端卷起,固定于相应的肋骨上,然后缝合胸肌覆盖。术后如克氏针不松动,可不拔除。可以将剑突及肋间肌束缝回到胸骨双侧边缘。

（3）胸骨翻转术:多数病例经正中切口,逐步游离胸前肌群,暴露生长过长、向后凹陷肋软骨,上至胸骨角,下达剑突,两侧到肋软骨与肋骨交界外侧 2 cm 处,在肋软骨骨膜下切断两侧所有畸形的肋软骨,切线由前内向后外斜行,通常包括第 3 ~ 6 肋软骨,少数病例还需切断向后凹陷的肋弓。彻底游离胸骨后组织,切断附着于胸骨体两侧缘的肋间肌束及附着于肋软骨和剑突上的腹部肌束。在正常的胸骨上段,即胸骨开始向后凹陷水平上方 1 cm 处,用线锯切断胸骨,使胸骨体及其两侧畸形的肋软骨成为游离骨块,此巨大游离骨块只靠保留下来的双侧乳内动脉胸骨分支供血。在胸骨两侧从第 1 ~ 3 肋间水平,小心游离足够长度的乳内动脉,可结扎切断其向肋间肌发出的分支,但要保留其所有的胸骨分支。可在剑突水平将乳内动脉与腹壁动脉的交通支切断,如要保留此交通支,则需游离足够的长度,以便于翻转胸骨块。向上抬起游离的胸骨肋软骨块,将其翻转180°后覆盖于前胸壁缺损处。检查翻转后双侧乳内动脉及其与腹壁动脉交通支（现已呈交叉状附着于胸骨块）的血供情况,应避免有张力,最少也应保证有一支动脉通畅供血。将两侧相对应的肋软骨修整固定,重叠过长的肋软骨要切除,缺损不能接触处可用切下的多余的游离软骨块填补,用 2-0 聚丙烯缝线分别将两侧接触的相应肋软骨缝固。如翻转后胸骨体过度凸起,也可修整剪平。用 2-0 聚丙烯缝线将胸骨体上端锯断处缝固2 针,然后将腹直肌束缝回剑突,肋间肌束及腹部肌束缝固于翻转后胸骨肋软骨块的相应部位。逐层缝合胸前肌束、皮下组织及皮肤。此手术不必进入胸膜腔,术毕在胸骨后前纵隔安放引流片或引流管,术后 1 ~ 2 d 拔除。胸骨翻转术可获得较好的骨固定及立竿见影的矫正疗效。

## 二、鸡胸

胸骨向前成弓状突起,前胸壁形似鸡、鸽的胸脯,称为鸡胸。此种先天性畸形较漏斗胸少见。胸骨突出畸形有 2 种类型:较常见的是胸骨下部向前移位较上部明显,由于第 4 ~ 8 肋软骨生长过长,向内后方凹陷,胸骨被推向前方隆起。胸骨突出部分由于两侧肋软骨内陷与胸骨形成的深沟而更加明显。另外一种类型称为凸胸鸽状畸形,胸骨柄向前突出成角,紧接其下方的胸骨体急剧后降,然后反转向前,其矢状面呈"Z"状走向,每侧肋软骨也有凹陷,此种畸形较第一种少见。虽然两种畸形总的外形是胸骨突出,但胸骨远端均为部分凹陷,故有人认为这也是漏斗胸的一种。也有人按骨骼特点,将鸡胸分为

4 型：Ⅰ型,胸骨弓状前凸型；Ⅱ型,胸骨前突非对称型；Ⅲ型,胸骨柄前凸型；Ⅳ型,胸骨抬举型。

鸡胸严重者,其胸廓前后径增大,在呼吸时胸壁的正常功能必然受到干扰,通气功能受限,呼吸运动主要靠膈肌升降。在凸胸鸽状畸形的病例,心脏受压移位,运动量受限。任何鸡胸畸形都是奇形怪状的,穿上衣服也难以隐藏。鸡胸和漏斗胸可发生在同一家族及同一患者,还可合并其他先天性畸形,例如脊椎侧弯和马方综合征。

严重的鸡胸病例即使症状不重,也应考虑手术治疗。一般认为 3 岁以后即可接受手术,术后康复效果较青少年和成人时手术均为好。

鸡胸与漏斗胸的发病机制相同,畸形的形成是由于肋骨和肋软骨生长过长,而胸骨继发被累及。同时,对鸡胸的手术,自 1955 年第 1 例起,就把注意力几乎全部集中到处理肋软骨上。手术治疗原则与漏斗胸矫形术相同,标准的鸡胸矫正术是在骨膜下将畸形的肋软骨切除：通过前胸下部凹横向长切口,将胸肌拉向两侧,腹直肌翻向下以暴露整个前胸壁,将全部被累及的肋软骨做软骨骨膜下切除。当切除每一根肋软骨后,可见该肋间束随着吸气而向前升起,肋软骨骨膜已显得过长,应用紧缩缝线将其缩短,在内侧为胸骨,外侧为正常的肋软骨或肋骨之间,将缝线拉紧。在个别病例,需要修剪去胸骨的隆起部分和肋软骨、胸骨凸出的结节,然后再将胸肌缝合,覆盖于胸骨前面,上提腹直肌缝固于胸骨下段或胸大肌下缘。

对凸胸鸽型畸形的治疗,考虑到呈"Z"形弯折,要求用不同的手术方案。在两侧肋软骨骨膜下,去除各根被累及肋软骨的一短段,将剑突从宽大的胸骨体下段分离(通常剑突是成对的)。胸骨的两处成角畸形需要做骨切开术来矫正：上面的成角畸形凸面向前,可做一楔形骨切开术矫正,当胸骨柄抬起向前时,楔形骨切开的间隙即闭合,可用粗线缝固；远端的成角畸形的凹面向前,在前面做线状骨切开术将胸骨撑开,再将从上段胸骨切下的骨块镶入此骨切开处,也用粗线缝固,使骨切开处保持张开,以恢复胸骨的正常形状。

## 三、胸骨裂

在胎儿胸骨胚胎发育过程中,如遇障碍,则左、右两片胸骨软骨板不能在中线融合生长成胸骨,出现胸骨裂,缺裂部分可局限于胸骨上段或下段,甚至胸骨全长。心脏可继发向颈部或向下达腹部的异位,只由皮肤覆盖,也可裸露在外,称胸骨裂-心脏异位。

上部胸骨裂可仅累及胸骨柄和胸骨体上部,也可向下延伸至剑突。胸骨上部缺裂常呈"V"形或"U"形,缺裂的两侧仍有胸骨软骨板,随着婴儿的成长,由于双上肢、肩胛部向下牵引,致使裂口增大,心脏向外移位,故应在出生后一个月左右尽早手术,以免修复困难及心脏难以适应复位后的位置。根据不同类型的胸骨缺裂,分别采用楔形骨切除,或切断胸骨缺裂与正常胸骨的连接部,将胸骨柄游离后,再将分离的左、右两胸骨片对拢缝合,最好采用缒扎肺动脉所用的宽大的聚四氟乙烯带扎拢,以免用粗线结扎割断新生儿细嫩的胸骨。

远段胸骨裂常合并有 Canfrell 五联症畸形:胸骨远段裂,腹直肌分离,脐突出和脐疝,新月形的前膈缺损,心包-腹膜自由通道和心内缺损。可能合并左心憩室,有时左心憩室是唯一的心脏畸形。应根据病情轻重分期进行心内畸形修复及胸壁重建,也可在一次手术中完成。对胸骨缺裂较宽大、对拢缝合修复困难的病例,可采用自身肋骨片和髂骨块或合成材料覆盖修补。

# 第二节 胸出口综合征

胸出口综合征(thoracic outlet syndrome,TOS)的诊断和手术治疗历来有争论,这与此综合征的特性有关。这一综合征的诊断缺乏可信赖的检查方法,并有较高的并发症的发病率。人们在过去很少做出胸出口综合征的诊断。现在随着对这一疾病认识的增加,胸出口综合征的诊断也增加。因此在近年来,我们认为胸出口综合征是很常见的疾病,但构成胸出口综合征的疼痛的原因不仅是臂丛神经、锁骨下血管压迫,还有背部、颈部和肩部肌肉的不平衡。对于上背部、颈部肌肉的不平衡引起的症状,大多能够通过特殊的理疗运动治愈。

## 一、病因

### (一)慢性神经压迫的组织病理学

胸出口综合征最主要的原因是压迫臂丛神经,并且有胸出口综合征的患者常有腕管和肘管综合征。因此,了解慢性神经压迫的病因对于了解胸出口综合征是非常重要的。第一个变化是由神经束膜下和神经内膜水肿引起血管神经屏障的阻断。随着压迫时间的延长,神经外膜或神经鞘内外纤维化,伴有神经鞘的增厚,随后,有髓鞘的纤维发生节段性脱髓鞘,然后发展为弥漫性节段性脱髓鞘,最后形成 Wallerian 退行性变,即神经纤维血运不良造成营养不良性脂肪变性。慢性神经压迫发生缓慢,并与压迫的程度和时间有关。典型的慢性神经压迫,在神经束内的变化轻重不同,这种情况有时可在有症状的患者遇到,而电生理检查正常或接近正常。

慢性神经压迫的组织病理学的继续变化将直接与患者的症状和临床发现有关(图 5-1)。当解除慢性神经压迫的病因时,患者的症状将进行性加重。在感觉方面,患者最初主诉是间歇性感觉异常,而后为持续性感觉异常,最后形成麻木。在运动方面,患者最初主诉肌肉疼痛,然后肌肉无力,最后发展为肌肉萎缩。由于慢性神经压迫的组织病理学改变,患者的症状表现出较大的差异,最初的症状仅在体位或易诱发的方式出现,而在静止时无症状。在这一阶段,感觉试验在静止的体位是正常,诱发体位不正常,如手臂上举。当患者上举上肢 60 s,在锁骨上压迫臂丛神经,小指的振动阈明显增大,我们诊断这种患者即为胸出口综合征,患者有持续的感觉异常病史。

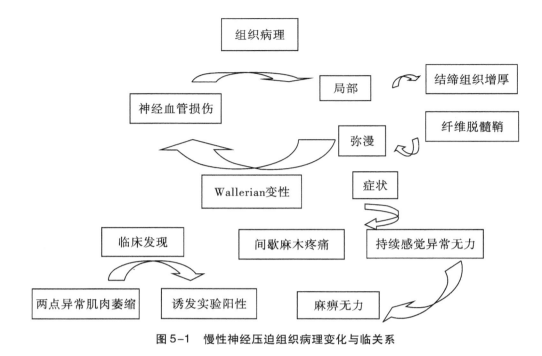

图 5-1　慢性神经压迫组织病理变化与临关系

测量感觉阈将出现改变,即振动和皮压试验。在更严重的阶段,两点的分辨能力下降。

疼痛常常是胸出口综合征的主诉,患者很快学会改变肢体的位置以减轻疼痛。这只能导致定期的压迫臂丛,很难发展为持续慢性压迫的程度,因此,发生两点辨别能力的改变更像远侧神经压迫,如腕管或肘管压迫,与胸出口综合征无关。

### (二)双重挤压综合征

1973 年,Upton 和 Mccomas 首次描述双重挤压的假设,近侧神经压迫引起同一神经的远侧对于压迫更敏感。发现患者有颈根部的神经受损时,具有较高的腕管和肘管综合征的发病率。这种病变与糖尿病有关,从而造成最初的挤压。这种假设对于有胸出口综合征的患者,症状可能与来自多水平的神经压迫是有重要关系的。每一个单独点的压迫,对于神经本身都不足以产生症状,出现异常的电生理诊断检查或手术治疗,但沿着神经的多点轻微压迫的蓄积作用将使患者产生明显的症状。腕管和肘管综合征加上胸出口综合征构成双重压迫机制。

### (三)肌肉不平衡

正常一个肌肉纤维在它的正常静止长度下,产生最大张力。然而,肌肉能够改变它的静止长度,这种变化将明显地影响它们的功能。在缩短的位置,肌凝蛋白和肌动蛋白纤维间间隙重叠增加,在伸长位置时则减少。在两种情况下,肌肉的张力和力量减少。当处于伸长状态的肌肉收缩时,更易造成肌肉的损伤。处于缩短状态的肌肉收缩时不引起特殊的损伤,但出现无力。因此,伸长状态的肌肉引起损伤。我们每日所处的舒适姿势,并不一定是理想的肌肉静止长度,肌纤维的异常伸长造成的肌肉损伤近来逐渐引起人们的重视。

### (四)积蓄创伤性疾病

某些肢体的位置围绕着特殊神经在不同的止点直接增加压力,或使神经张力增加,引起慢性神经压迫。例如,当手腕从中立位变为屈曲或过伸位,腕管内的压力增加。同样肘部的屈曲使尺神经的张力增加,并使肘管的压力增加,肘管内的间隙减少。前臂旋前时在前臂的近侧压迫正中神经和桡侧感觉神经。理论上,上臂高于头部使臂丛张力增加,受累神经的根部产生麻痹。双重挤压机制可解释在上肢多点轻度压迫的累积作用,产生临床症状,而电诊断试验正常。

慢性体位使肌肉保持在异常缩短或延长的位置,造成部分肌肉过度使用,部分肌肉较少使用,导致肌内的不平衡。主诉肌肉紧张、痉挛,并且过度使用出现严重的症状,如胸出口综合征。同样,过度缩短的肌肉产生疼痛,这种紧张的、缩短的肌肉可继发压迫臂丛神经(斜角肌、胸小肌),异常的体位特别是头颈部前突和肩部前屈引起其他肌肉的机械性障碍,引起上肢肌肉活动无力(中、下斜方肌,前锯肌),其他肌肉代偿性过度使用,进入肌肉不平衡的恶性循环。对于这种原因引起的胸出口综合征应采用保守的治疗方法。

## 二、诊断

### (一)症状

理解患者的症状需要理解慢性神经受压的病因。组织病理学跨越了较宽的范围,最初是血管神经屏障,进行性节断性脱髓鞘,最后是 Wallerian 变性。这些变化根据压迫的时间和程度而不同。患者的主诉与组织病理学的变化是平行的。患者最初主诉是间歇性麻痹,这种麻痹由特殊的姿势引起,静止时无症状。随着压迫时间的延长出现持续性麻痹,最后发展成麻木。典型病例的主诉是肩胛上、下,颈部疼痛放射到上肢,患者常主诉手和前臂麻痹或麻木,臂丛下干感觉异常限于尺神经分布区。

当累及臂丛的上干,或患者有腕管综合征主诉拇指、示指和中指有感觉异常在直立综合征中,常感觉在整个上肢和手。枕部和眶部头痛,面部疼痛,前胸部疼痛,但与心绞痛症状不同。上肢过伸或过头的体位使上肢的症状加重。上肢和手无力是常见的主诉,但手的内侧肌肉萎缩并不多见,并常与颈肋有关。患者的症状最初都是隐匿的,常与睡眠的体位,如上臂放过头或屈肘有关。患者也可由车祸引起颈部损伤,早期仅是感觉轻度创伤,或并未感觉异常,以后慢慢出现上肢疼痛、不适和感觉变化的症状,典型症状可因反复上肢过头的动作加重,女性患者可由化妆、梳头、吹头等动作引起症状加重。手提重物也可加重症状,患者常改变姿势和体位以减轻症状。

压迫血管的症状不多,压迫动脉引起手指发冷、发白、雷诺现象,严重时出现发绀、持续麻木感。但手指持续发绀时,提示动脉血栓形成或闭塞。静脉异常的症状不多见,当

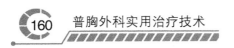

静脉阻塞时,出现上肢水肿和充血。以血管症状为主的胸出口综合征患者,较以神经症状为主的患者临床表现明显,并易于发现和诊断。

### (二)体格检查

诊断胸出口综合征的诱发试验,主要用于评价血管的情况,注意桡动脉的消失或减弱。诱发症状出现共有4种方法。

(1)Adson 试验或斜角肌试验:嘱患者深吸气,然后屏住气,颈部伸直,将头转向检查的一侧,上肢处于向下、向后位,脉搏减小或消失为阳性。

(2)Halsted 试验或肋锁挤压试验:立正双肩向后,使肋锁间隙变窄,脉搏消失,出现症状为阳性。

(3)Roos 试验:屈肘,外旋抬高上肢90° 3 min,手指快速并拢和放开,或当上肢过度外展达180°时出现症状,为阳性。

(4)Allen 试验:患者肘部屈曲向上90°,掌心向前,肩部水平位。当患者的头转向对侧时,桡动脉搏动消失为阳性。

这些检查方法都不是金标准,有较高的假阳性和假阴性的结果。在理论上,许多患者是以神经受压为主诉,这些检查方法却是观察锁骨下血管的情况。

由于慢性压迫的病理和临床表现有较大的差异,一种试验不能适当地评价神经压迫的各个阶段。早期体位和压力引起的症状,其他试验阴性。评价远侧神经压迫包括肘管、腕管症状的产生与神经分布有关。运动或压迫60 s产生与神经分布相关的症状为阳性,伸肘上举上肢在胸出口综合征的患者阳性率为100%。注意上肢和手指的 Tinel 征,阳性时说明慢性神经压迫的后期出现麻刺感,而不是疼痛或不适感。触摸锁骨上区发现中斜角肌区张力增加。

神经压迫的程度加重,出现感觉异常,早期神经压迫感觉低频正常,高频减弱,胸出口综合征的患者振动感异常多在小指。长期严重压迫的患者可出现两点分辨力下降。

注意双点压迫的现象,近来的研究理论认为,一点压迫不足以产生症状,而多点压迫使患者易于出现症状。因此,在胸出口综合征的患者除注意臂丛压迫外,还应注意是否有腕管或肘管压迫的情况。

### (三)X 射线检查

胸部及颈部 X 射线检查可以发现骨性异常,包括颈肋、退行性改变、异常增大的第7颈椎横突。

### (四)神经电生理检查

用神经传导速度鉴别神经压迫的情况,但在诊断胸出口综合征中的价值仍有争论,神经传导速度在诊断远侧神经压迫方面较胸出口综合征更有意义。近来采用更敏感的体感觉诱导电位诊断胸出口综合征,结合诱发体位更有意义。

### (五)血管压迫

尽管胸出口综合征患者的血管压迫表现不像神经压迫那样常见,但重视临床方面的表现也是十分重要的。有些患者需要做血管造影,如锁骨上、锁骨下动脉出现杂音,桡动脉消失、锁骨上下扪及包块。当有静脉阻塞时应做静脉造影。

诊断胸出口综合征时,还需注意颈肩胛区是否有限制颈肩胛活动的情况和肌肉不平衡的情况,如头向前倾、肩向前旋、驼背使颈肩胛区肌肉紧张和拉长。需评价颈部、肩部活动范围,局部肌肉的张力和紧张度。

胸出口综合征的诊断仍以患者的病史、症状、体格检查为主,并在除外其他病理情况后做出。

### 三、治疗

胸出口综合征累及一个或多个经过胸出口的解剖结构,这些结构包括上下臂丛、周围神经、交感神经系统、锁骨下动脉和静脉。仔细的体格检查、询问病史,可确切了解受压的每一个系统。血管系统的检查易于操作,尺神经和正中神经的传导较难操作,但确实是评价手术效果的重要的、可依赖的方法。

大多数神经压迫的症状较轻,保守治疗有效。当出现压迫臂丛或周围神经引起严重的感觉或运动障碍,或出现交感神经介导的周围血管反应包括胸痛、静脉受阻等,需要手术治疗。

#### (一)手术治疗的适应证

有臂丛或周围神经压迫保守治疗无效者,感觉或运动异常的症状持续 3 个月或加重者,以及尺神经或正中神经的传导速度延迟者,适宜手术治疗。其他适应证包括:存在不典型的、保守治疗无效的胸痛,并除外冠心病、食管和肺部疾病。交感神经活动亢进、无周围血管栓塞的锁骨下动脉闭塞或狭窄、锁骨下静脉血栓形成及 Paget-Schroetter 综合征也应手术治疗。

#### (二)外科治疗

外科治疗胸出口综合征的方法有 2 种手术路径,一种是经腋下,另一种是经锁骨上。外科医师认为哪一种途径更舒适,即可选择哪一种。手术必须包括第 1 肋切除、臂丛松解和前中斜角肌切断。完整切除第 1 肋是非常重要的,它能预防复发,完全缓解症状。

胸出口减压手术包括:①切除第 1 肋;②腋部松解锁骨下动静脉;③分开肋锁韧带;④切断前斜角肌、中斜角肌;⑤分解颈7、8 和胸1 神经根和臂丛的中下部。第 1 肋的切除可以经腋部、锁骨上和后入路。笔者常采用腋部途径。对于复发的患者可采用后路途径。对于锁骨下动脉闭塞或动脉瘤的患者,需行动脉再建术,此时需采用锁骨上、下途径。静脉闭塞的患者应采用静脉溶栓和经腋途径切除第 1 肋减压。延迟溶栓和未行切除第 1 肋减压的患者有极高的复发率和并发症。

有交感神经压迫或交感神经活动亢进的患者,在切除第 1 肋的同时应行背交感神经切除术。交感神经切断术用于处理多汗症、反射性交感神经萎缩、交感神经性持续性疼痛、雷诺现象或雷诺病。除多汗患者外,星状神经节阻滞用于评价手术的效果。

1. 经腋下途径治疗胸出口综合征 对于神经受压的患者,有学者喜欢采用经腋下途径行第 1 肋切除,松解锁骨下动、静脉和臂丛,可完全切除第 1 肋,防止骨或纤维软骨再生,松解和切除有关的肌肉,解除所有压迫的结构,损伤神经血管的危险最小,使复发的可能减至最低。早有报道经锁骨上途径切除第 1 肋,必须牵开臂丛和血管,这样易于产生并发症。

(1)手术方法:全身麻醉,侧卧,上臂吊起,取平行腋毛下缘的横切口,切口位于胸大肌和颈阔肌肌缘之间,首先经切口垂直达胸壁,沿胸壁向上达第 1 肋,注意保护位于第 1 肋和第 2 肋之间的肋间神经。如果损伤,可引起上臂内侧 6～12 个月的麻木。在第 1 肋的上缘用直角钳挑起前斜角肌切断,注意勿损伤锁骨下动静脉,切开第 1 肋骨膜,游离第 1 肋,切除无血管区的一段第 1 肋,向前切断肋锁韧带,完整切除第 1 肋的前半部,再切除第 1 肋的后半部,注意勿损伤颈 8 和胸 1 神经根。然后做臂丛各束与颈 7、8 和胸 1 神经的分解。松解锁骨下动静脉血管的鞘膜和束带,最后仔细止血,对合缝合皮下组织和皮肤。

(2)并发症:经腋途径的术后并发症较少,症状缓解率在 90% 左右。由于腋下途径直视性较差,切除颈肋和第 1 肋的后半部较困难,手术时应仔细操作。手术效果较差主要与未完全切除第 1 肋有关,部分患者由于纤维软骨形成再次造成压迫。神经损伤的发生率在 1% 以下。

2. 经锁骨上途径治疗胸出口综合征

(1)手术方法:全身麻醉,平卧,手术侧肩胛和颈部稍垫高,取平行锁骨上两横指的横切口,注意颈阔肌下就是锁骨上神经,仔细游离神经的近侧和远侧,将其牵向后,切断肩胛舌骨肌,锁骨上脂肪垫向近侧掀起。分开大部分胸锁乳头肌的外侧,这时可摸到位于两个斜角肌之间的臂丛。膈神经位于前斜角肌的前面,多在前斜角肌的中部可发现它,游离斜角肌时不要损伤膈神经,尽可能不动膈神经。胸长神经位于中斜角肌的后面,通常有两支。当前斜角肌切断后,可立即看到锁骨下动脉:在第 1 肋上切断中斜角肌。将臂丛的上、中、下干作为一个单位进行游离,注意颈 8 和胸 1 神经位于第 1 肋的上下。切断束带和异常增厚的膜。在手术创伤和复发时,需使用微细的手术器械分解臂丛神经,切开外膜,切断第 1 肋。然后连同骨膜一起完整切除第 1 肋,包括颈肋和增长的横突。为了减少局部瘢痕的形成,在胸膜顶开窗引流局部出血,置胸腔闭式引流,最后用可吸收线缝合皮下组织和皮肤。

术后尽可能早期活动上肢和颈部,术后第 1 天拔除闭式引流管。

(2)并发症:神经血管结构损伤是最严重的并发症,膈神经损伤引起膈肌麻痹,胸长神经损伤可引起翼状肩胛。使用术中神经刺激仪有助于神经的鉴别。许多患者在术后主诉锁骨上神经分布区域感觉减退或不适,应给予对症治疗。局部出血、血肿和血胸是少见的并发症。

## 四、预后

由于胸出口综合征的诊断缺乏客观标准,手术治疗的结果也较难评定,主要根据患者症状缓解的情况和复发情况评价治疗效果。效果的评定与随诊时间有关,与患者的体质、局部解剖的异常原因、手术的彻底性、术后瘢痕形成情况有关。复发的原因与手术医师和患者均有关。对复发的神经症状应保守治疗,无论是第一次经锁骨上或锁骨下途径手术治疗复发的患者,经理疗、保守治疗无效时,症状持续存在,有肋骨再生或纤维软骨再生时,应考虑再次手术。采用后路胸部成形的再手术方法是较安全和有效的,可以切除剩余的第1肋、瘢痕组织,有指征时同时切除背交感神经。

# 第三节　胸壁结核

胸壁结核(tuberculosis of chest wall)指胸壁组织(包括骨骼和软组织)发生结核性病变。多形成脓肿或窦道,常需手术治疗。

## 一、流行病学

胸壁结核可见于各年龄段,但以青少年较为多见,男女比例为(1.2 ~ 2.0)∶1。近年来,随着肺结核发病率的提高,胸壁结核也有增加的趋势。

## 二、病因和发病机制

胸壁结核多继发于肺结核和胸膜结核,可与原发病灶同时存在,多数发现胸壁病变时,原发病灶已愈。胸壁结核脓肿多起源于胸壁深部的淋巴结,穿透肋间肌到达胸壁浅层,往往在肋间肌内外各有一个脓腔,中间有孔道相通,形成哑铃状病变。肋骨结核易发生于第5~7肋骨,多由胸膜结核引起。结核蔓延至胸壁的主要途径如下。

(1)淋巴途径:结核分枝杆菌从肺或胸膜病变处,经淋巴管侵至胸壁淋巴结,再穿破淋巴结侵入周围组织,形成结核脓肿。这是胸壁结核最常见的感染方式。

(2)直接蔓延:靠近胸膜的肺结核和胸膜结核可直接蔓延至胸壁各层组织,胸壁病灶和胸内病灶经肋间较细窦道相通,形成典型的哑铃形的病灶。

(3)血行播散:结核分枝杆菌经血液循环到达肋骨或胸骨,引起结核性骨髓炎,穿破骨皮质后形成脓肿或窦道。

## 三、临床表现

患者多因无痛性胸壁肿块就诊,或因肺结核或胸膜结核就诊时发现。单纯胸壁结核中毒症状轻微,同时患有肺结核或胸膜结核时,可伴有不同程度的结核中毒症状,如低热、乏力、盗汗、食欲减退、体重下降等。部分患者早期出现胀痛和触压痛,当皮下出现寒性脓疡时,疼痛反而减轻。胸骨结核患者上肢活动时有牵扯痛,咳嗽、深呼吸时疼痛加重。病变累及肋骨的占 60% ~ 70%;肿块多好发于第 3 ~ 7 肋间前胸壁或侧胸壁,基底较宽,固定,中等硬度,有时可触及波动感。局部不红不热,无明显压痛。混合感染时,皮肤变薄变红,皮温增加,有压痛等急性炎症表现,破溃后排出水样浑浊脓液,无臭,伴有干酪样物质,创口经久不愈,形成溃疡或窦道。

## 四、实验室检查和特殊检查

大多单纯胸壁结核血象不高,血沉较快,结核菌素试验阳性。X 射线检查可发现胸膜和肺内结核病灶,但显示的病变程度往往比实际的要轻,因此,胸片阴性不能排除诊断。肋骨或胸骨侧位和斜位像,可显示病变骨呈溶骨性破坏,骨质缺损、死骨形成,胸骨角凸凹不平、间隙增宽。有时可发现胸骨后形成圆形或椭圆形脓肿,凸向纵隔。对于 X 射线不显影的胸壁结核应做胸部 CT 扫描,CT 能很好地显示病变的范围、形状,以及病灶与胸腔的关系、胸膜和肺的病变情况。一般表现为周围强化的低密度病灶,可见钙化,肋软骨和骨质破坏。软组织脓肿,肋软骨和骨质破坏,死骨形成对胸壁结核的诊断是具有特异性的。对于有脓肿的胸壁结核,B 超检查能准确探及脓肿的存在和范围,还可定位。诊断性穿刺可抽出黄白色、无臭稀薄脓液或干酪样物,抗酸染色和细菌培养可确定诊断,并可行药敏实验,针吸活检抗酸染色阳性率为 30% ~ 60%,细菌培养阳性率为 30% ~ 80%,聚合酶链反应(PCR)诊断可能性更高。穿刺时应注意,以肿块上方进针,经过一段潜行刺入脓腔,严格无菌操作,防止造成混合感染。有慢性窦道或溃疡形成时,可行病理活检,发现结核结节即可确诊。

## 五、诊断和鉴别诊断

发现胸壁无痛肿块,按之有波动,或窦道溃疡,应首先想到胸壁结核的可能。X 射线及 CT 检查能发现其他结核病变。细菌学和病理学结果是诊断的确定因素。诊断时要与化脓性骨髓炎和化脓性胸壁脓肿相鉴别。深部的结核性脓肿,可能与胸壁肿瘤相混淆,特别是胸壁血管瘤,也可触及波动感,诊断性穿刺有助于鉴别。穿刺部位应选在脓肿的上方,避免垂直穿刺导致脓液沿针道流出形成瘘管。胸壁放线菌病也属胸壁慢性炎症,肿块坚硬,有多数瘘管,脓液中找到硫黄颗粒可确诊。胸壁结核要和结核性脓胸所致胸壁穿通流注寒性脓肿相鉴别。应常规做胸部 X 射线检查,B 超检查,必要时 CT 检查以明确诊断,避免误诊误治。肋骨结核需与肋骨巨细胞瘤、肋软骨炎相鉴别。肋骨巨细胞瘤呈梭形,表面凸凹不平硬韧性肿大,无波动,摄 X 射线片即可明确诊断。肋软骨炎均在肋软骨与肋骨相接处,肋软骨呈膨胀性增大,表面光滑硬韧,有压痛,无波动,有时上肢活动或深呼吸可产生牵扯痛,X 射线不显影。

## 六、治疗

胸壁结核是全身结核的一部分,治疗时要注意全身情况,检查肺部及其他脏器有无结核。单纯依靠抗结核治疗治愈的可能性较小,建议以手术治疗为主。一般情况下,术前正规抗结核治疗 2 周,注意休息营养,应用异烟肼 300 mg,利福平 450 mg,乙胺丁醇 750 mg,以上 3 种药物均每日 1 次口服。链霉素 750 mg,每日一次肌内注射。由于抗结核药物大多对肝脏有损害,应定期检查肝功能。病情稳定后再行手术治疗。合并化脓性感染时,应切开引流,控制感染后再行手术治疗。较小的胸壁结核脓肿,可在应用抗结核药物的同时,行脓肿穿刺抽脓,局部注入抗结核药物,部分患者可治愈。效果不好时应考虑手术治疗。

胸壁结核手术治疗原则是彻底清除结核病灶,消灭脓腔。术中应仔细探查窦道分支及范围,将脓腔、窦道和肉芽组织彻底清除。一定要切除位于脓腔上面的肋骨,使脓腔彻底敞开,不留任何残腔。创面要彻底止血,局部可应用抗结核药物。残腔过大可用临近带蒂肌瓣填补,放置引流后伤口严密缝合,加压包扎 2~3 周。拆线时间以术后 10~14 d 为好。术后正规抗结核 6~9 个月。合并其他部位结核者可根据病情适当延长抗结核时间。如胸壁结核合并包裹性脓胸,应在病灶清除术基础上,尽可能行胸膜剥脱术,以利肺的复张和功能的恢复。肺难以复张者行病灶清除和胸廓成形术。肋骨和肋软骨结核,应彻底清除结核坏死组织和死骨,将破坏的肋骨从两端接近健康骨质处切断清除。沿肋骨床、脓肿四壁探查,邻近肋骨骨膜有否破坏脱落,是否有瘘管和邻近肋骨后面相通。病变可累及一段肋骨,也可累及多段肋骨,每穿通一肋骨后达到另个肋骨间隙均形成哑铃形病灶,术中一定要找到病灶,凡累及的肋骨必须全部切除,方能达到彻底治疗。胸骨及胸锁关节结核,病灶内清除脓液、干酪样物、结核肉芽组织,必要时行锁骨胸骨端切除,清除锁骨后面的结核坏死组织。直至清除到健康、新鲜出血的骨质为止。对合并胸骨后脓肿者,要彻底清除,脓肿壁要刮干净,探查有没有瘘管和纵隔内相通。注意勿损伤乳房内动静脉避免大出血,关闭创口时要严格止血,防止术后血肿影响创口愈合。

## 七、预后

经手术和正规的抗结核治疗,90% 以上的患者可一期治愈,3 周出院。少数患者病变复发,需行二次手术治疗。主要原因是窦道切除不彻底和抗结核药物应用不规范。手术并发症有术后出血、窦道形成、伤口愈合不良和肺结核活动。有报道长期慢性胸壁结核与发生 B 细胞型淋巴瘤和上皮型血管肉瘤有密切关系,应密切随访。

## 第四节　胸壁肿瘤

胸壁肿瘤(tumor of chest wall)指发生于胸壁深层组织,如肌肉、筋膜、血管、神经、骨膜和骨骼的所有肿瘤。包括原发性和继发性肿瘤,原发肿瘤又可分为良性和恶性两类,继发性肿瘤包括远处转移来源和胸内肿瘤直接侵犯而来。皮肤组织和乳腺肿瘤,一般不包括在内。

### 一、流行病学

原发性胸壁肿瘤约占60%,转移性肿瘤约占40%。原发性胸壁肿瘤占全身骨和软组织肿瘤的5%~10%,以良性居多。良性肿瘤发病年龄较年轻,其中骨肿瘤占40%~60%。恶性胸壁肿瘤占全部胸部恶性肿瘤的5%。原发于胸壁的骨肿瘤中,发生于肋骨者占多数,发生于胸骨的原发肿瘤,恶性肿瘤占绝大多数。原发性胸壁肿瘤以前胸壁为多见,约占80%,侧胸壁约占10%,后胸壁约占10%。软组织肿瘤中良性肿瘤以脂肪瘤、血管瘤、纤维瘤、神经纤维瘤和神经鞘瘤多见,恶性肿瘤中以纤维肉瘤和神经纤维肉瘤多见;肋骨肿瘤中良性肿瘤以软骨瘤、骨纤维结构不良、骨软骨瘤多见,恶性肿瘤中以骨肉瘤、软骨肉瘤、骨髓瘤多见。

转移性胸壁肿瘤可来源于全身其他恶性肿瘤,较常见的是来源于乳腺癌、肺癌、甲状腺癌、前列腺癌、子宫癌、肾癌、结肠癌、食管癌等,或由胸膜肿瘤直接侵犯而来。原发性胸壁肿瘤组织来源复杂,病理类型繁多,临床上大致分类见表5-1。

表5-1　原发性胸壁肿瘤

| 分类 | 良性肿瘤 | 恶性肿瘤 |
|---|---|---|
| 软组织肿瘤 | 脂肪瘤 | 脂肪肉瘤 |
| | 肌纤维瘤 | 横纹肌肉瘤 |
| | 纤维瘤 | 纤维肉瘤 |
| | 神经纤维瘤 | 神经纤维肉瘤 |
| | 神经鞘瘤 | 恶性神经鞘瘤 |
| | 血管瘤 | 血管肉瘤 |
| | 血管球瘤 | 恶性血管 |
| | 淋巴管瘤 | 外皮瘤 |
| | | 血管内皮肉瘤 |
| | | 淋巴瘤 |
| | | 恶性纤维组织细胞瘤 |

续表 5-1

| 分类 | 良性肿瘤 | 恶性肿瘤 |
|---|---|---|
| 骨骼肿瘤 | 骨软骨瘤 | 骨髓瘤 |
| | 软骨瘤 | 骨肉瘤 |
| | 骨囊肿 | Ewing 肉瘤 |
| | 骨纤维瘤 | 成骨肉瘤 |
| | 骨纤维结构不良 | 软骨肉瘤 |
| | 骨样骨瘤 | |
| | 骨嗜酸性肉芽肿 | |
| | 骨巨细胞瘤 | |

## 二、病因和发病机制

原发性胸壁肿瘤病因不明,继发性胸壁肿瘤由其他肿瘤转移而来。

## 三、临床表现

胸壁肿瘤通常表现为逐渐增大的肿块,多数开始无症状,部分患者可感疼痛,也有仅在 X 射线检查时发现胸壁肿瘤。疼痛一般为钝痛,侵犯肋间神经者可有刺痛,严重持续性疼痛多见于恶性,但无疼痛者不能排除恶性。侵及胸膜者可出现胸腔积液。骨骼受侵,可发生病理性骨折。晚期恶性肿瘤可出现远处转移、体重降低、发热、淋巴结肿大及神经血管压迫症状。某些临床上定性为良性的肿瘤,如软骨瘤和硬纤维瘤,有恶性倾向,一旦发生恶变,生长突然加速,症状随之加重。X 射线片上,良性肿瘤中如软骨瘤、肋骨囊肿等表现为局限于一根肋骨的致密钙化灶或呈囊性变、蜂窝状改变,骨皮质完整。恶性肿瘤如软骨肉瘤,主要表现为骨皮质破坏和溶解,肿瘤巨大或累及多根肋骨,可伴有胸腔积液和病理性骨折。

## 四、实验室检查和特殊检查

胸部 X 射线片是必要的,既往的 X 射线片对判定病史和肿瘤生长速度有重要意义。CT 检查可显示胸壁肿瘤的大小、部位、是否囊性、是否钙化以及有无周围软组织、胸膜、纵隔及肺部受侵情况。MRI 能很好地显示血管结构,疑有脊髓受侵时首选。肝脏 B 超和脑 CT 检查可帮助排除转移。全身骨骼 ECT 检查对鉴别原发性还是转移性骨肿瘤,以及多发性骨髓瘤的诊断有重要价值。尤其是对 X 射线片尚未出现明显骨骼破坏者更具价值。

## 五、诊断和鉴别诊断

临床上怀疑胸壁肿瘤时,应详细询问病史,进行详细体格检查以及必要的实验室检查。注意病程,疼痛程度和性质,肿块的部位、大小、发展速度及伴随症状等。中青年患者多为良性,生长速度快、疼痛症状重者多为恶性。表面光滑,边界清楚,有一定活动度者多为良性;外形不规则,表面凹凸不平,边界模糊,与胸壁固定者多为恶性。多个肿瘤同时存在时多为转移性肿瘤。胸骨肿瘤多为恶性,肋骨与肋软骨交界处的肿瘤多为软骨瘤。

胸壁软组织肿瘤,在胸部 X 射线片上表现为密度不高,内缘光滑锐利,与胸壁呈钝角,长轴与胸壁方向一致的软组织阴影。有明显的骨质破坏者,常是恶性肿瘤的表现。良性骨骼肿瘤,表现为圆形或椭圆形膨胀性骨质破坏,边缘清晰,密度均匀,骨皮质无断裂。恶性者可见侵蚀性骨质破坏,边缘毛糙,骨皮质中断或病理性骨折。也可表现为密度增高,呈均匀的毛玻璃状,可见斑片状骨硬化及放射状新骨形成。骨巨细胞瘤表现为肋骨膨大处皂泡样改变,骨皮质薄如蛋壳。尿本周蛋白阳性者,应考虑骨髓瘤。有广泛的骨质破坏者,血清碱性磷酸酶升高。

因为胸壁肿瘤术前常不能得到确定诊断,经皮肿瘤穿刺活检应列为常规,其诊断阳性率为 80% 左右,骨肿瘤则为 40%,切取活检有更高的诊断率。如仍未能确诊可先行局部切除,待病理报告确诊为恶性肿瘤后再行广泛切除。术中快速冰冻病理检查,也有较高的阳性率。

转移性胸壁肿瘤要注意对原发肿瘤以及其他部位转移瘤的检查。胸壁转移性骨肿瘤及多发性骨肿瘤,在 ECT 片上可见多处放射性异常浓聚,此改变可比 X 射线片改变早 2 个月左右。

许多非瘤性疾病也表现为胸壁肿块和胸痛,应加以鉴别。胸壁结核是最常见的胸壁疾病,可表现为胸壁肿块和胸痛,有些患者可伴有低热、盗汗、乏力等结核中毒症状,有些可伴有肺或胸膜结核病灶。结核性脓胸可穿破到胸壁软组织,X 射线片上可见哑铃状病变,B 超检查可见液性暗区,对诊断有所帮助,穿刺活检可明确诊断。胸骨结核也可以有骨质破坏,但胸骨结核者其肿块皮肤外凸,表面往往都有软化区,穿刺抽出干酪样物质可以鉴别。

## 六、治疗

胸壁肿瘤如无手术禁忌,一般均需手术治疗,手术方法依肿瘤不同而不同。良性胸壁肿瘤可行局部切除,恶性者应行广泛的整块切除;不确定者可行术中快速冰冻病理检查,根据结果确定切除范围。具有浸润性生长的良性肿瘤,如软骨瘤、神经纤维瘤等,切除后易复发,切除范围应与恶性肿瘤相当。肿瘤侵及不同数目肋骨、胸骨、胸膜腔、乳腺癌局部复发侵及胸壁和肺癌侵及胸壁等都不是手术切除的禁忌证。转移性胸壁肿瘤,只要原发灶控制,也应力争切除,以减少痛苦,延长生命。

　　手术前要对肿瘤的性质、切除范围做出初步估计,对于巨大胸壁肿瘤,术中需做大块切除、引起骨性胸廓大面积缺损的病例,应准备好修补所用的人工材料。位于胸壁上部或腋窝顶部的肿瘤,手术可能会影响颈丛或臂丛神经的功能,必要时可与神经外科或骨科医师共同会诊,制定手术方案。

　　手术切口的选择,也要根据肿瘤的部位和性质决定。不侵及皮肤及浅层肌肉者,可选择肿瘤底部弧形切口,分离足够的肌皮瓣后切除肿瘤。如果考虑做肌皮瓣转移修补,切口还需延长至肌瓣切断处的皮肤。肿瘤向内生长者,应距肿瘤至少一个肋间隙的部位进胸,手指进入探查,确定肿瘤的范围及内脏受侵情况。胸壁肿瘤侵犯肋骨,切除范围须距肿瘤边缘 5 cm 以上,同时切除上、下各 1 根正常肋骨及其周围软组织,包括肌肉、胸膜和神经、血管等。侵及肺、胸腺、心包、膈肌者,应将相应器官一并切除。大部分胸骨肿瘤为恶性,可做胸骨部分或全部切除,必要时可连同两侧锁骨头一并切除。胸壁后上方的肿瘤,可按照胸廓成形术的方法进行切除。胸壁缺损较小者,无需特殊修复;后胸壁高位缺损小于 10 cm 时,因为有肩胛骨保护,不需要重建。但如果缺损位于肩胛角附近,即使小于 5 cm,也应修复缺损,避免上肢运动时,肩胛角触碰肋骨或进入胸腔。否则应切除肩胛角,也能起到相同作用。

　　胸壁切除术时,胸壁皮肤、软组织缺损,或小范围的骨性缺损,用带蒂肌皮瓣修补覆盖即可。而大面积骨骼组织和软组织切除后,如不进行有效的修补,则容易造成胸壁软化,产生反常呼吸,影响呼吸功能,如果单纯闭合皮肤及软组织,则容易发生肺疝,易受钝性、锐性损伤。一般认为胸壁的重建要达到以下要求:①密闭胸膜腔,保证胸膜腔完整及相应的负压;②稳定胸壁,保护心、肺、膈等重要脏器,消除反常呼吸;③保证胸廓的外形和美观。有时软组织重建即可满意地恢复胸壁稳定性,并保证正常呼吸,而有时则必须使用一些重建材料修复,具体选用应随患者具体情况而定。

　　用于胸壁重建的材料可分为自体组织、异体组织、人工材料、组织工程材料等,其中人工材料又可分为金属材料、合成材料与其他材料。

　　胸壁的皮肤软组织层的修复,因为对胸膜腔的密闭及胸壁的稳定性相对影响较小,主要从外观效果考虑,优先选择简单、安全的方法。相当部分可直接拉拢缝合,或采用邻近皮瓣转移修复。对大的胸壁缺损首先考虑肌皮瓣修复缺损,肌肉瓣和肌皮瓣可满足大多数胸壁缺损的要求,要尽量避免使用人工材料,只有在迫不得已才使用。伤口有污染或坏死,更不宜使用人工材料进行重建。

　　自体组织包括自体肌瓣、肌皮瓣、阔筋膜、大网膜、肋骨、肋软骨、髂骨、胫骨、腓骨等。自体组织修补最符合人体生理,但取材有限,硬度不够且增加创伤,适用于较小缺损的修复。因其抗感染能力强,体内不留异物等优点,临床仍广泛应用。由于肌皮瓣可以附带较多的皮肤和皮下组织,有一定的厚度,支持力较好,血运丰富,可满足大多数修复的要求。且随着显微技术的发展,可以利用远处的带蒂转移皮瓣覆盖缺损,因此被广泛用于复杂和复合胸壁缺损的修补。但手术前要和整形外科医师共同研究,根据肿瘤的大小、位置、病理类型、侵及范围及周围解剖结构,合理设计。临床上常用肌皮瓣有背阔肌、胸大肌、腹直肌、前锯肌、腹外斜肌、斜方肌等。

背阔肌是胸廓最大的扁平肌,可用其覆盖背部侧后方及几乎整个前胸壁。该肌肉有一条粗大的胸背神经血管束,血供丰富,可切取 20 cm×20 cm 的肌皮瓣,适应于背部的侧后方和整个前胸壁的缺损修补,但术前要确定肩胛下动脉无损伤,皮瓣宜从远处向近处剥离,以防止支配前锯肌的动脉损伤。胸部常规后外侧切口往往需切断背阔肌损伤到部分血管,术后限制了它的应用。但可以用背阔肌周围肌肉的转移皮瓣修补部分损伤。

胸大肌是胸廓第二大的扁平肌,血管源于胸肩峰动脉,走行在神经血管沟中,在锁骨下进入后部,可以其为中心制成肌瓣或肌皮瓣向内上方移植,修复前胸壁缺损。移植时其浅面的皮肤及软组织不动,能够保持乳腺的对称性,以保证胸部美观。以乳内动脉为蒂的纯肌瓣转移,治疗胸部正中切口裂开,是十分理想的方法。用此肌瓣时,可将肌肉翻转并填入到缺损内,如有必要还可以把血管和乳内动脉吻合。

腹直肌血供源于乳内神经血管束,上部血供来自腹壁上动脉,下部血供来自腹壁下动脉的深支。此肌肉虽然本身的量不大,但同时可采用较多的皮肤和脂肪组织,能切取 15 cm×30 cm 的肌皮瓣,皮瓣可转移到前胸壁,从锁骨到季肋部,或从胸骨到腋中线的胸壁。由于需通过长的隧道,腹直肌发生皮瓣坏死的可能性高于背阔肌,但人们可离断下腹部肌肉血管于旋肩胛动脉相吻合。应用腹直肌皮瓣,需注意乳内血管是否畅通,特别是冠状血管搭桥术后的患者。

前锯肌是胸壁较小的扁平肌,血供来源于胸背血管的前锯肌支和胸长动静脉,一般情况下辅助背阔肌或胸大肌应用。腹外斜肌血供来源于下胸部肋间血管,可制成肌瓣或肌皮瓣应用,特别适用于上腹部和下胸部的缺损,但不能向更高处伸展。斜方肌血供主要来源于肩胛背血管,可用于修复颈根部及胸腔出口处的缺损,一般不常用。

阔筋膜取材容易,有一定强度,过去一直是经常使用的自体材料,因其硬度不够,且需另行切口,目前已被人工材料所代替,已很少使用。大网膜血供非常丰富,具有吸收能力强和抗感染功能,可用于放射性坏死造成的胸壁缺损,但需内衬硬性材料支撑,外覆游离皮瓣,多在迫不得已时使用。膈肌有时被用来修补胸壁下部的缺损,应用方便,手术时应将术侧膈神经钳夹,造成膈神经麻痹。

一般认为,单独切除两根肋骨,不需特殊处理,间断缝合并术后加压包扎即可。缺损超过两根肋骨时,可将相邻一根肋骨一端切断,斜行跨过缺损区并缝合固定,对缺损区的肌肉和皮肤进行支撑,防止反常呼吸。也可将相邻肋骨一劈为二,缝合固定于切除肋骨处,起到替代作用。胸骨切除时,将自体髂骨裁减后与锁骨和肋骨固定,具有固定可靠、无排异、不易感染、外观平整等优点。

异体组织包括异体肋骨、胸骨和牛心包等。临床有些报道,但因操作较为麻烦,不能经常使用。

理想的人工材料应具备以下条件:①有很好的支撑力;②有很好的组织相容性;③能透过 X 射线;④有效持久、应用方便、容易成形;⑤无毒,无致癌,有一定抗感染能力。应用人工材料有其可自由设计取材,不受大小限制,操作容易,不增加患者损伤等优点,也有其易感染、易松动、破裂、疼痛及异物反应等缺点。应用人工材料时,一定注意要在各层材料间放置引流管,防止液体潴留,影响同组织的愈合。术后手术区的适当加压包扎也是必要的。

人工金属材料主要有金属丝、网、板、克氏针、钛、钽合金等。金属板作为修补材料刺激性小、坚固性好,但因其有锋利的边缘,且固定较困难、易松动,如处理不当,可造成皮肤及内脏器官损伤,导致周围组织受损,且不透 X 射线,不利于术后 X 射线检查及放疗。钛板对人体的刺激性小,且硬度适中、柔软可塑、容易成形,钛板周围打孔便于固定,也有利于使多余的胸液通过小孔流到皮下而被吸收。结合自体阔筋膜片及合成纤维片可取得较好的效果,但对大面积缺损的修复不够理想。且金属材料不利于术后 X 射线检查及放疗。目前国外临床上已较少应用。

目前国内应用的合成材料主要有涤纶布、有机玻璃、硅橡胶涤纶丝网颅骨成形片等。涤纶布价廉取材方便,塑型缝合容易,但其坚韧度不尽如人意。有机玻璃具有可塑型切割,消毒灭菌方便,硬度高等优点。硅橡胶涤纶丝网颅骨成形片具有术前消毒方便,术中可根据胸壁缺损形状任意裁剪,可直接将网片与周围胸壁软组织缝合固定,取材方便,价格适中,是目前胸壁修复的一种理想材料。由于硅橡胶涤纶丝网颅骨成形片主要用于颅骨替代,具有较大的弯曲度和弧度,若用于缺损面积较大的胸壁修复则可能影响外形的满意度。

目前对骨性胸壁缺损最为理想的修复方法是 Mccormack 等报道的 Marlex+骨水泥+Marlex 这种"三明治"式复合体修复法。术中根据缺损的大小、形状、即时塑制假体,操作方便,固定牢靠,硬度高,外形好。也有人用两层针织涤纶布,中间夹有中间穿过不锈钢丝的无毒聚乙烯人工肋骨,组成三明治式人工胸壁假体,进行胸壁置换,随访 8 年,效果良好。

近年来,用组织工程材料对大面积胸壁缺损进行重建取得成功,成为临床医师又一良好选择。组织工程研究包括不同来源的具有成骨功能的细胞优选,支架材料的构建和细胞与支架材料的联合培养。用骨髓穿刺的方法,可获得的患者自体骨髓基质干细胞,再经过 40 d 左右的扩增及诱导分化,基本上能满足构建 3 根肋骨对种子细胞的要求。由于细胞来源于自体,无抗原性,作为个体化治疗具有十分明显的优点。传统的组织工程骨支架采用可完全降解的聚乳酸(polylacticccid, PLA)或聚羟基乙酸(polyglycolicccid, PGA),种植成骨细胞后,在材料降解的同时,成骨细胞分泌的基质逐渐被替代、钙化,形成新的骨组织。采用来自同种异体的经去细胞、去抗原处理的生物衍生骨支架,具有正常骨支架的天然网架结构,并保存一定的生物力学功能,接种细胞后,植入体内,能在体内发育成熟为骨组织,能早期恢复生物力学功能,结果显示这种方法是可行的。Vaconii 曾用 PGA 与软骨细胞构建组织工程肋软骨,修复 1 例 12 岁儿童,由于 Poland 综合征所致的胸廓畸形,4 年后随访,能与正常儿童一样生活、运动,也显示了组织工程技术在治疗特殊病种方面的优越性。

　　组织工程肋骨的构建及重建的具体步骤：①分离骨髓基质干细胞。手术前6周，抽取患者双侧髂后上棘骨髓约10 mL，按Houghton等方法分离培养骨髓基质干细胞。选用含5%胎牛血清的DMEM培养基，青霉素100 U/mL，链霉素100 μg/mL，pH 7.2，37 ℃，5% $CO_2$ 条件下培养。细胞贴壁24 h后加入维生素C 500 μg/mL及β-磷酸甘油10.3 mol/L。待细胞生长汇合至单层细胞后，0.25%胰蛋白酶消化传代培养，并在培养基内加入地塞米松、维生素 $D_3$ 各10.8 mol/L；②支架材料的制备。选用胸科手术切除的异体肋骨，经物理化学方法处理，脱脂、脱蛋白、部分脱钙及冻干处理，去掉细胞成分和抗原性；③骨髓基质干细胞与支架材料联合培养。以 $5\times10^6$ /mL细胞密度接种在肋骨支架材料上。37 ℃，5% $CO_2$，饱和湿度条件下培养6 d。术前1 d换不含青霉素、链霉素的无血清培养基培养；④术中将病变肋骨切除后，取备好的组织工程肋骨移植修复肋骨缺损处，两端钻孔，可吸收缝线缝合固定。

　　20世纪90年代以来，生物可降解材料应用于临床。生物可降解材料能促进组织生长，对于组织的再生和修复起着明显的诱导作用。此种材料在体内通过水解和酶解作用，被逐渐降解吸收，而自身组织细胞则沿着材料爬行生长，最终降解材料完全被再生的自身组织替代。目前应用的可降解材料有聚对二氧环己酮(PDS)带，可降解性戊二醛交联胶原网(PSDC)，左旋聚乳酸(ploy-L-Lactide，PLLA)板状支架等。

　　对于不能切除的胸壁肿瘤或术后有瘤残留者，以及对放疗敏感者，应行放射治疗。电化学治疗应用于多次复发或身体原因不能手术切除的恶性患者，可使肿瘤明显缩小。因肿瘤过大手术困难时，可术前应用，待肿瘤缩小后再行手术治疗。胸壁转移瘤在原发病灶已控制时，也应手术切除。原发灶未控制时，若患者疼痛剧烈，情况允许，亦可考虑行姑息性手术切除，可提高生活质量。胸骨恶性肿瘤治疗前必须先明确病理类型，软骨肉瘤、恶性纤维组织细胞瘤以手术切除为宜；骨肉瘤宜选择化疗+手术，乳腺癌胸骨转移也可手术；浆细胞瘤、淋巴瘤、Ewing肉瘤以非手术治疗(化疗、放疗)为主，即使手术也应严格选择。

## 七、预后

　　良性胸壁肿瘤有很好的预后，但也有20%的复发率，以纤维瘤、神经纤维瘤、淋巴管瘤多见。恶性胸壁肿瘤预后不尽相同。年龄、性别、症状以及肿瘤的部位和大小都不影响胸壁肿瘤生存期，而细胞类型、肿瘤侵及范围和手术方式明显影响生存期。恶性程度高，病期晚、手术范围小的预后差。切缘阳性是影响局部复发、无瘤生存和整个生存期的最重要因素。广泛切除和成功重建是原发性胸壁恶性肿瘤治疗成功的关键。理论上根治切除范围不应受缺损大小影响，切除范围对于原发性胸壁恶性肿瘤患者长期生存率有显著影响。

# 第六章 纵隔膈肌疾病

## 第一节 纵隔气肿

纵隔气肿(mediastinal emphysema,PM)即纵隔内存在气体的异常聚集。多数患者由于积气量不多,症状轻微,但有少数患者因合并张力性气胸或支气管断裂、食管破裂等,突然发生或大量气体进入纵隔,压迫纵隔内器官,可导致呼吸循环障碍,病情危重且进展迅速,甚至危及生命。

### 一、解剖结构

纵隔(mediastinum)指的是左、右纵隔胸膜之间的全部器官、结构和结缔组织的总称。纵隔稍偏左,为上窄下宽、前短后长的矢状位。纵隔的前界为胸骨,后界为脊柱胸段,两侧为纵隔胸膜,下界为膈肌,上界为胸廓上口。纵隔常以胸骨角水平面将其分为上纵隔和下纵隔两部分,下纵隔又以心包为界将其分为前纵隔、中纵隔和后纵隔3个部分。纵隔内有许多重要的脏器位于其中,上纵隔内有胸腺、出入心脏的大血管、膈神经、迷走神经、食管、气管和胸导管等。前纵隔内主要是结缔组织和淋巴结。中纵隔内有心包、心脏及出入心脏的大血管根部。后纵隔内有胸主动脉、奇静脉、食管、主支气管、迷走神经、胸交感干、胸导管和淋巴结。

### 二、病因及发病机制

1. 自发性纵隔气肿　指的是纵隔内出现游离气体,但未见到明确的外伤,常由自发性肺组织破裂引起。目前认为的自发性纵隔气肿的发生机制是由于胸膜腔压力加大时,气道内压上升引起肺内压升高,肺周边终末肺泡或肺大疱破裂,引起肺间质气肿,气体使肺血管鞘被膜剥离,沿支气管、血管树至肺门,进入纵隔而形成气肿。自发性纵隔气肿可由多种原因引起,如剧烈咳嗽、严重哮喘、分娩、拔牙等,尤其在原有慢性肺疾病如慢性阻塞性肺气肿、肺大疱、肺间质病变等患者更易发生。

2. 创伤性纵隔气肿　多见于由颈、胸部挤压伤、锐器伤、穿通伤或器械操作损伤引起肺、食管、气管破裂,导致气体进入纵隔,偶见于腹部、会阴部及直肠外伤穿孔后气体由伤口经腹膜后间隙、食管裂孔处向上升至纵隔引起纵隔气肿。

3. 医源性纵隔气肿　指的是由一些医疗操作或手术造成的气肿,常见于:①内镜检查,如纤维支气管镜、胃肠镜、腹腔镜、纵隔镜等;②胸部及颈部手术,可导致气体沿颈部深肌膜间隙进入纵隔;③人工气腹及腹部手术,使得气体经腹腔及腹膜后膈肌裂孔进入纵隔;④机械通气也是较为常见的原因之一,机械通气所用的压力或潮气量过高时易引起肺气压伤,可导致气体进入纵隔,引起纵隔气肿。

## 三、临床表现

纵隔气肿的临床表现症状与纵隔间隙的气体量、压力高低、发生速度和原发病等因素有着密切的关系。

1. 临床症状　积气少、起病缓慢者可无明显症状,或有一过性胸骨下疼痛和胸闷、颈部不适感。若起病急、积气多者常因纵隔受压而出现胸闷气促、吞咽梗阻以及胸骨后疼痛并向肩臂部放射。若上腔静脉受压严重或伴有张力性气胸时,可出现患者烦躁不安,脉速而弱,血压下降,意识模糊甚至昏迷。当合并有继发性纵隔炎症时,可出现相关中毒症状,如高热、寒战、呼吸困难。此外,患者常伴有引起纵隔气肿的一些原发病的相应症状。

2. 体征　①皮下气肿。颈部、胸腹部以及双上肢可存在皮下气肿,触之有捻发感。②望诊心尖搏动消失;触诊在纵隔内张力较小时无明显异常,当张力较大时触诊则显示语颤减弱;叩诊心界缩小;听诊心音遥远、心前区可闻及与心搏同步的特殊摩擦音(即Hamman 征,左侧卧位时听诊较明显)。③当上腔静脉被压迫时可出现呼吸困难、发绀、颈静脉怒张、奇脉等体征。

## 四、辅助检查

1. 胸部 X 射线检查　胸部正位片显示在后前位可见纵隔影增宽,纵隔两旁可见狭长的气体阴影,沿纵隔侧上升至颈部软组织,在下颈部气体表现为斑块阴影,并向外延伸,成为胸外壁的皮下气肿,纵隔胸膜内的结缔组织中有多发的不规则的透亮区或条索状透亮气带,以纵隔左上缘最为明显,与心脏间有纵形线条样透亮气带相隔开。在侧位像上,可见胸骨后、心脏后以及上纵隔有游离气体,后纵隔结构尤其是主动脉弓影异常清楚。

2. 胸部 CT 检查　胸部 CT 表现可显示环绕纵隔内的气体密度线条状影,纵隔胸膜向肺野方向推移。纵隔内空气常向上沿颈筋膜间隙向胸部皮下扩散,产生皮下气体密度影。

## 五、诊断及鉴别诊断

1. 诊断　纵隔气肿的诊断除临床表现外,主要依据是影像学检查。当纵隔积气少或伴有气胸时,容易被肺部原发疾病所掩盖而漏诊。对于临床上突然出现的胸骨后痛、呼吸困难加重、发绀,平喘药物治疗无效时,应考虑继发性纵隔气肿,应及时行影像学检查。

X射线检查显示纵隔两侧出现透亮带可作出诊断,胸部CT检查更能明确诊断。

2. 鉴别诊断　自发性纵隔气肿患者易误诊为心绞痛、心肌梗死、肺栓塞、胸膜炎、纵隔肿瘤、夹层动脉瘤等疾病,应仔细检查,心电图、心脏彩超有助于鉴别诊断。心绞痛者也可做冠状动脉造影,其他疾病经X射线或CT等影像学检查可鉴别。

### 六、治疗

根据纵隔气肿引起的不同临床症状,采取不同的治疗的方法,目前常采用的4种治疗方法有:①无症状或轻微症状的纵隔气肿不需特别处理,只需采取休息、止痛、吸氧、消炎平喘等对症处理以及针对原发病治疗,同时密切观察。②对于非张力性纵隔气肿,可予以颈部及胸部皮下组织积气区域留置粗针头排气。③若纵隔积气量大,压力高或为张力性纵隔气肿,导致纵隔内器官受压严重出现呼吸及循环系统障碍时,可于胸骨柄上窝2~3 cm处做一横切口,剥离气管前筋膜,排气减压。紧急情况下也可紧贴胸骨左缘第2肋间针刺排气,待症状缓解后,应积极治疗原发病防止气体继续进入纵隔。④治疗原发疾病,如控制支气管哮喘的发作,对于一些外伤引起的气管、支气管、食管或腹部胃肠破裂等则予以相应治疗。

# 第二节　胸腺肿瘤

胸腺是人体重要的免疫器官,起源于胚胎时期第3(或第4)鳃弓内胚层,系原始前肠上皮细胞衍生物随胚胎生长发育而坠入前纵隔。胸腺分左右两叶,中间以狭部相连,上极连甲状腺下部,下极平第4~6肋间水平,其外被覆薄层纤维结缔组织,此结缔组织又将每叶分为许多小叶,每个小叶由皮质和髓质组成。小叶周围部分是皮质其染色较深,淋巴细胞密集成堆,上皮细胞很薄,髓质位于小叶中央,色苍白,淋巴细胞少,有数层网状上皮细胞排成圆形或椭圆形的胸腺小体,有分泌黏多糖的功能。胎儿时期胸腺横径大于长径,出生后受胸腔内压力影响变狭长变厚,一般胸腺长5~6 cm,宽3~4 cm,厚1 cm,出生时重15~20 g,青春期最重可达40 g,以后随年龄生理性退化以及对刺激(饥饿、炎症、发热、射线、肿瘤激素等)的反应,逐渐退化,主要是皮质内小淋巴细胞大量减少,胸腺被结缔组织和脂肪代替,变成脂肪体。髓质对外来刺激不敏感反应较小。

胸腺动脉来自胸廓内动脉和纵隔心包膈动脉的分支,两侧胸腺中央静脉汇入左无名静脉,神经由迷走神经和交感神经支配。

在胚胎10周左右胎儿胸腺内开始出现人体最早的淋巴细胞,而脾脏和淋巴结的淋巴细胞约在12周出现。胸腺淋巴细胞产生于骨髓干细胞,以后移行到胸腺皮质进行增生,再进入髓质,在即将离开胸腺或毛细血管进入静脉前获得免疫力。所以,出生后不久,胸腺为身体内最活跃的淋巴组织,而到了成人,淋巴细胞在脾脏和淋巴结中增生分化。

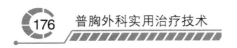

免疫生理学上,胸腺分泌胸腺素,包括几种胸腺素类激素,它们作用于淋巴干细胞、较成熟的淋巴细胞、T淋巴细胞亚群,使这些细胞分化成熟为有免疫活性的T淋巴细胞。

## 一、分类

发生于胸腺的肿瘤包括以下几种。

1. 胸腺瘤　起源于胸腺上皮细胞或淋巴细胞,是最常见的胸腺肿瘤,占胸腺肿瘤的95%。

2. 胸腺癌　源于胸腺上皮细胞的癌,临床进展迅速,恶性程度高,早期浸润周围脏器并远处转移。病理上可为鳞状上皮细胞癌、燕麦细胞癌、未分化癌、黏液表皮样癌以及混合性癌等。确定胸腺癌首先必须除外身体其他部位有癌肿,即胸腺原发癌、非继发性癌;另外,在显微镜下检查胸腺组织中有癌细胞,尤其是核分裂象存在。胸腺癌预后极差。

3. 胸腺类癌　它起源于胸腺神经嵴细胞。

4. 胸腺脂肪瘤　胸腺组织退化变性,脂肪组织增生,脂肪组织与胸腺组织相间,以脂肪为主。胸腺脂肪瘤是胸腺血管周围脂肪呈多灶性慢性增生的结果,其特点为脂肪瘤可以生长很大,偶尔合并有重症肌无力。

5. 胸腺畸胎瘤　它起源于胸腺始基的内胚层原始细胞,并与胸腺一起下降到纵隔的畸胎瘤,如良性畸胎瘤、恶性畸胎瘤、精原细胞瘤、胚胎性癌等。

6. 胸腺淋巴瘤　前上纵隔是恶性淋巴瘤常见的部位,淋巴瘤可侵犯局部淋巴结也可侵犯胸腺。纵隔淋巴瘤中,50%～60%患者为霍奇金病,余40%～50%为非霍奇金淋巴瘤中任何一种变异类型。纵隔霍奇金病患者中,约1/2胸腺受累,少数患者恶性淋巴瘤即为原发性胸腺肿瘤。临床上特征性的胸腺霍奇金病患者在开始诊断时很少有脾大或周身淋巴结肿大。病理上肉眼检查常可发现胸腺有一角状物与肿瘤相连,此是胸腺淋巴瘤诊断的重要依据。治疗胸腺淋巴瘤为切除肿瘤并行术后放疗和化疗。胸腺霍奇金病预后不良的征象为上腔静脉梗阻综合征和肺部受累,这些患者手术常不能切除干净,容易局部复发和胸外转移,少数患者死于治疗过程中的并发症。

7. 胸腺囊肿　可为先天性胸腺发育异常,也可因炎症所致。

本章主要介绍胸腺瘤、胸腺类癌、胸腺囊肿。

## 二、胸腺瘤

### (一)病理分类

病理学上胸腺瘤以占80%以上细胞成分为名称。分为上皮细胞型、淋巴细胞型和上支细胞淋巴细胞混合型。单纯从病理形态学上很难区分良性或恶性胸腺瘤,根据临床表现、手术时肉眼观察所见和病理形态特点,以侵袭性和非侵袭性胸腺瘤分类更为恰当。但习惯上常称为良性和恶性胸腺瘤。

胸腺瘤良恶性鉴别需要依据临床表现和外科手术时的发现。外科手术时应当注意:

①肿瘤是否有完整的包膜;②肿瘤是否呈侵袭性生长;③有无远处转移和胸腔内种植:显微镜下细胞形态的异型,综合分析才能得出正确的结论。手术时肿瘤有完整的纤维包膜,肿瘤在包膜内生长,与周围脏器无粘连浸润,手术容易摘除的,为良性或非侵袭性胸腺瘤,当肿瘤侵出包膜,侵犯周围脏器或组织(心包、胸膜、肺和血管等),外科手术不能切除或不能完全切除的,或手术时发现已有胸内种植或胸膜转移,则为恶性或侵袭性胸腺瘤。有人把胸腺瘤分为三期:胸腺包膜完整,肿瘤在包膜内生长者为Ⅰ期(良性)。肿瘤从包膜内向外周生长,侵及纵隔脂肪以及邻近胸膜或心包者为Ⅱ期(良性或恶性)。肿瘤明显向周围器官侵袭性生长,并发生胸内和或胸膜内转移者为Ⅲ期(恶性)。联系病理形态学和手术时的发现,上皮细胞型和混合型多为恶性胸腺瘤,淋巴细胞型多为良性胸腺瘤。一组统计结果,良性胸腺瘤中淋巴细胞型占80%,恶性胸腺瘤70%为上皮细胞型。

### (二)临床表现

像任何纵隔肿瘤一样,胸腺瘤的临床症状产生于对周围器官的压迫和肿瘤本身特有的症状。小的胸腺瘤多无临床主诉,也不易被发现。肿瘤生长到一定体积时,常有的症状是胸痛、胸闷、咳嗽及前胸部不适。胸痛的性质无特征性,程度不等,部位也不具体,一般讲比较轻,常予对症处理,未做进一步检查。症状迁延时久,部分患者行X射线检查,或某些患者在体查胸透或摄胸片时发现纵隔肿物阴影。被忽略诊断的胸腺瘤此时常生长到相当大体积,压迫无名静脉或上腔静脉,出现颈部、面部、上肢浮肿、静脉压升高等上腔静脉梗阻综合征的表现。剧烈胸痛,短期内症状迅速加重,严重刺激性咳嗽,胸腔积液所致呼吸困难,心包积液引起心慌气短,周身关节骨骼疼痛,均提示恶性胸腺瘤或胸腺癌的可能。

胸腺瘤特有的表现是合并某些综合征,如重症肌无力、单纯红细胞再生障碍性贫血、低球蛋白血症、肾炎肾病综合征、类风湿关节炎、皮肌炎、红斑狼疮、巨食管症等。

### (三)辅助检查

1. X射线检查　是发现及诊断纵隔肿瘤的重要方法。胸部平片正位像,胸腺瘤常表现为一侧纵隔增宽或突向一侧胸腔的圆形或椭圆形致密影,突向右侧多于左侧,也可见突向双侧胸腔。突向左侧常被主动脉球掩盖,突向右侧可与上腔静脉重叠。肿物影边缘清晰锐利,有的呈分叶状。侧位相可见位于胸骨后心脏大血管前密度均匀形态上呈实质性肿块影。少数胸腺瘤可见条状、点状、块状和不成形的钙化,其钙化程度较畸胎瘤为低。有的胸腺瘤呈扁片状伏于心脏大血管之上,此种类型在X射线检查中最难诊断。侧位病灶断层是确定胸腺瘤简单易行且经济的检查方法,它能显示肿瘤的存在、大小、密度,在无条件进行复杂的检查方法时,侧位病灶体层尤为实用。

2. 胸部CT　是先进而敏感的检查纵隔肿瘤的方法,它能准确地显示肿瘤的部位、大小、突向一侧还是双侧、肿瘤的边缘、有无周围浸润以及外科可切除性的判断,对于临床和普通的X线检查未能诊断的病例,胸部CT有其特殊的价值。

3. 穿刺活检　经皮穿刺纵隔肿物进行细胞学检查来诊断胸腺瘤,对临床亦有很大的

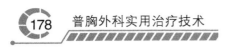

帮助,其结果多决定于病理科医师的经验和诊断水平。

### (四)鉴别诊断

虽然经过多种检查,有时临床上仍会遇到诊断困难的病例,曾有人建议施行上腔静脉或无名静脉造影、纵隔充气造影,但因操作复杂近来已很少使用。常见的需要与胸腺瘤鉴别的病变包括畸胎瘤和升主动脉瘤。畸胎瘤常发生在中青年,可无症状,或有反复发作的肺部感染,有时有咳出毛发或油脂样物的病史,X射线检查肿块内可有牙齿或骨骼钙化影,囊性畸胎瘤经超声检查予以确定。文献报告纵隔肿瘤被误认为升主动脉瘤,或将升主动脉瘤误诊为胸腺瘤均有发生。在胸部侧位相升主动脉瘤呈梭形或圆形阴影,沿自左心室,胸透可见肿块呈膨胀性搏动,听诊可闻及杂音,二维超声检查可发现升主动脉扩张,彩色超声检查可见湍流频谱,胸部CT片可显示升主动脉局限性瘤样扩张,诊断有困难时可行升主动脉造影。近年来MRI在临床上应用逐渐增多,对于心脏大血管畸形及血管瘤的诊断有特殊的价值,是区分纵隔肿瘤与升(降)主动脉瘤敏感而有效的检查方法。

### (五)治疗

1.治疗原则　胸腺瘤一经诊断即应外科手术切除。理由是肿瘤继续生长增大,压迫邻近组织器官产生明显临床症状。单纯从临床和X射线表现难以判断肿瘤的良恶性,而且良性肿瘤也可恶性变。因此,无论良性或恶性胸腺瘤都应尽早切除。不能切除的恶性胸腺瘤可取病理活检指导术后治疗,部分切除者术后放射治疗可缓解症状延长患者生存时间。

(1)手术治疗

1)切口选择:突向一侧较小的胸腺瘤多采用前外肋间剖胸切口,突向双侧瘤体较大者,可采用前胸正中切口。近年来前胸正中切口应用增多,除摘除胸腺瘤外同时摘除对侧胸腺,以防日后出现重症肌无力的可能。亦有人采用横断胸骨双侧胸部横切口切除肿瘤:前胸正中切口不进入胸腔,减少了术后对患者呼吸功能的干扰,避免术后呼吸系统并发症。有人经颈部切口摘除胸腺瘤,其指征为年老患者,有开胸禁忌,肿瘤体积小且靠近颈部。

2)手术时应注意的问题:孤立无粘连的良性胸腺瘤,完整摘除无困难,手术可顺利完成,但某些复杂病例手术时要充分估计到困难。恶性胸腺瘤需先探查,搞清肿瘤与周围邻近器官的关系再行解剖。胸腺瘤位于前上纵隔心底部,心脏与大血管交界处;恶性胸腺瘤可与周围粘连浸润;肿瘤增长时邻近组织器官被推移,改变正常解剖关系;纤维结缔组织粘连增厚,使之与血管不易辨别。这些均可造成术中误伤血管而引起大出血,术者对于这些应有警惕性。

肿瘤可切除性的判断是手术时必须考虑的问题。当肿瘤已经侵犯无名静脉或上腔静脉,或血管被包绕在肿瘤之中,或肿瘤与周围组织呈冻结状态,此时应采取谨慎态度,中止手术,仅采取病理组织活检,术后予放射治疗。若肿瘤虽与大血管有粘连浸润,但尚可分离,可逐步解剖,由浅入深,由易到难,先使其松动,再游离瘤体,最后在其蒂部钳夹后摘除。

对于解剖过程中每一纤维组织或索带均应钳夹后切断,避免损伤血管增加手术困难。若意外的损伤血管,切忌惊慌失措,盲目钳夹止血。可先用纱布垫压迫出血破口,备好吸引器,同时加快输血,吸净术野积血后,辨清损伤的部位和范围,再决定是直接缝合还是行修补术。

肿瘤从一侧胸腔突向对侧,或瘤体向颈部突出延伸,应在直视下解剖分离。有时一些血管穿越其间,或有血管供应瘤体,盲目钝性分离可造成出血,肿瘤侵犯心包时,可在正常部分剪开心包,伸入手指于心包腔内帮助剔除肿瘤或将部分心包与肿瘤一并切除。

3)手术治疗结果

无论良性或恶性胸腺瘤的治疗,主要是手术切除,只有当切除不彻底或未能切除的胸腺瘤才考虑放射治疗,化疗对胸腺瘤疗效甚微。

良性胸腺瘤术后无致死性并发症,95%无复发,术后 5 年存活率为 50% ~70%。恶性胸腺瘤的预后较差,常于切除后复发和转移,胸膜腔转移出现胸腔积液,心包受侵产生心包积液,恶性胸腺瘤较少发生胸腔外转移,个别报告转移到肝、肾等器官。恶性胸腺瘤术后 5 年存活率为 23% ~54%,10 年存活率为 17%。胸腺瘤无论良性或恶性,合并重症肌无力时都是其死亡原因之一。因此不合并重症肌无力的良性胸腺瘤预后最好,有重症肌无力的良性胸腺瘤与无重症肌无力的恶性胸腺瘤预后相似,有重症肌无力的恶性胸腺瘤预后最差。组织病理学上胸腺癌预后最差,上皮型和混合型胸腺瘤预后不佳,淋巴细胞型预后较好。

(2)放射治疗

恶性胸腺瘤即使肉眼所见已经切除干净者,其临床仍需要放疗,一般剂量为 40 Gy,于 4 周内完成,手术时已清楚有残余瘤组织未切净或未能切除者,需增大剂量,较大的肿瘤和侵犯心包或胸膜的肿瘤,亦应加大剂量,一般为 60 Gy。有人提出良性胸腺瘤也有少数复发,故建议对良性胸腺瘤也应予以预防性照射 30 ~40 Gy。胸腺瘤放疗结果,一般均不甚满意,因各地报告结果相差较远,难以评述。

### (六)常和胸腺瘤同时存在的疾病

1.重症肌无力(MG)　长期以来人们即发现重症肌无力与胸腺(或胸腺瘤)有关。重症肌无力临床上可分为 3 型:如眼睑下垂、视物长久感疲劳、复视,为眼肌型;上肢伸举不能持久,步行稍远需坐下休息,为躯干型;咀嚼吞咽费力,甚至呼吸肌麻痹,为延髓型。临床上最危险的是肌无力危象,患者呼吸肌麻痹必须人工辅助呼吸。

目前认为重症肌无力是自身免疫病,主要因胸腺受某种刺激发生突变,不能控制某些禁忌细胞株而任其分化增殖,对自身成分(横纹肌)发生免疫反应,出现肌无力。近年来,乙酰胆碱受体抗体的测定确定了重症肌无力的原因是神经末梢突触与肌肉之间乙酰胆碱不能顺利传递。据统计胸腺瘤合并重症肌无力为 10% ~50%,而重症肌无力患者中发现 8% ~15% 合并胸腺瘤。

内科治疗重症肌无力多年来一直采用抗乙酰胆碱酯酶药物,如溴吡斯的明,近年来又加用免疫抑制剂,如激素、环磷酰胺等。外科治疗重症肌无力始于1939年Blalock首次摘除胸腺瘤后患者肌无力症状缓解,次年他又行胸腺切除治疗重症肌无力获得成功,此后陆续有外科治疗重症肌无力的报道。由于理论上未能阐明重症肌无力与胸腺的关系,外科治疗受到了相当的阻碍,只是到了20世纪70年代以后,世界各地更多的单位采取了外科方法治疗重症肌无力。

外科治疗重症肌无力的适应证为伴有或不伴有胸腺瘤的重症肌无力患者,服抗乙酰胆碱酯酶药物,剂量不断增加而症状不减轻,或出现肌无力危象以及反复呼吸道感染。要延长呼吸辅助时,早期行气管切开并加强呼吸道护理。早期给予抗乙酰胆碱药物警惕肌无力危象的发生。返回病房后仍需进行手术后的后续治疗并定期随诊。经以上综合多学科协作治疗,重症肌无力可获优良结果。强调长期随诊的重要性,因为肌无力症状常有自发性波动;存在于二级淋巴系统的T淋巴细胞需要相当长一段时间才能消失,一般2~3年症状始缓解稳定,所以短期随诊评价疗效很不客观。

单纯胸腺切除治疗重症肌无力的疗效与以下因素有关:年轻患者优于老年患者;女性优于男性;病程短者(少于5年)优于病程长者;躯干型并眼肌型优于延髓型和单纯眼肌型;无并存其他疾病(甲状腺功能亢进、糖尿病、自身免疫病)优于有并存疾病者;病理上有胸腺增生特别是髓质增生者优于无增生者。胸腺或胸腺瘤切除治疗重症肌无力的预后,无胸腺瘤者术后5年存活率为77%~89%,有胸腺瘤者为5%~58%。

2.单纯红细胞再生障碍性贫血(PRCA)　与胸腺瘤并存疾病之一是单纯红细胞再生障碍性贫血,简称纯红再障。纯红再障可为原发的,原因不清。也可继发于药物、感染和肿瘤。文献报道胸腺瘤合并PRCA为2%~6%,而PRCA合并胸腺瘤为50%。胸腺瘤合并PRCA的病理机制尚不清楚,近年来实验研究表明PRCA是自身免疫病,未知原因导致红细胞抗原的自身免疫反应,这些抗原可存在于人体胸腺内。胸腺瘤本身对红细胞生长并无直接作用,可能的情况是胸腺瘤可增强免疫系统的敏感性,或者胸腺瘤由高度敏感的增生系统所诱发。合并PRCA的胸腺瘤较大,质地硬,包膜完整,不侵犯周围脏器,均能完整切除。但术后随诊发现仅有约29%的病例PRCA获得完全缓解。

3.肾病综合征肾炎　肾病综合征肾炎与胸腺瘤的关系尚不明了,肾病综合征可以是某些肿瘤全身表现的一部分,如霍奇金病。可能的解释为胸腺瘤与肾小球肾炎的抗原抗体复合物形成交叉反应的缘故。

### 三、胸腺类癌

胸腺类癌是胸腺肿瘤的一种,过去多被误诊为"胸腺瘤"或"胸腺癌"。1972年,Ros和Higa根据此肿瘤在形态学上与其他处类癌完全相同,首次将其单独分离出来,命名为"胸腺类癌"。胸腺类癌不同于胸腺瘤,两者区别见表6-1。

表 6-1　胸腺类癌和胸腺瘤的区别

|  | 胸腺类癌 | 胸腺瘤 |
|---|---|---|
| 来源 | 神经嵴起源的神经内分泌细胞 Kulchitsky 细胞 | 支气管嵴衍生的上皮细胞 |
| 并发症 | 库欣综合征、多发性内分泌腺瘤、心包炎、多发性关节炎、肌炎 | 重症肌无力、单纯红细胞再生障碍性贫血 |
| 转移 | 30%～40% 胸外转移,转移到皮肤、骨、肾上腺、肝、淋巴结 | 胸外转移<5% |
| 周围侵犯 | 50% | 10% |
| 病理特点 | 具有神经内分泌肿瘤的特点与消化道类癌形态相似 | 分上皮细胞型、淋巴细胞型、混合型,无神经内分泌肿瘤特点 |
| 预后 | 差,切除后数年仍有复发和转移,化疗和放疗均不易控制 | I 期有包膜者可治愈,化疗有一定疗效 |

胸腺类癌早期诊断困难,临床上不合并内分泌异常者常与胸腺瘤难以区别,其症状无特异性,胸部 X 射线显示前上纵隔肿物影,术前常被误诊。伴有库欣综合征的胸腺类癌者,以内分泌紊乱症状就诊于内分泌科,如体胖浮肿、颜面潮红、多毛、满月脸、痤疮、双下肢、腰部疼痛(骨质疏松),经多种检查和长期治疗症状不缓解,直至怀疑异位 ACTH 肿瘤才检查胸部,发现纵隔肿瘤。

胸腺类癌恶性程度高预后差,一般认为类癌属低度恶性肿瘤,但不能低估其恶性程度,一些学者认为 50% 胸腺类癌于手术时已有周围组织侵犯,30%～40% 可发生胸外转移,最易转移的部位是皮肤、骨、肾上腺、肝和淋巴结。胸腺类癌的另一特点是复发,Poulos 报道切除原发胸腺类癌后 1～9 年仍可复发或转移。对于胸腺类癌需早期彻底切除病灶,复发灶亦应争取切除,放疗对于切除不彻底者可有一定辅助治疗作用。

胸腺类癌除具有一般类癌病理特点外,有特殊意义的是,在光镜下可见嗜银染色阳性反应。电镜检查细胞胞质内有神经内分泌颗粒,免疫组织化学检查胸腺类癌可对低分子角蛋白反应,50% 可有上皮膜抗体,神经特异性烯醇化酶存在于内分泌细胞内,对类癌有直接反应。此外,类癌可对 5-羟色胺、生长激素、降钙素等任何一种神经肽类激素发生免疫反应,胸腺瘤则无以上各种反应。

## 四、胸腺囊肿

纵隔胸腺囊肿属少见病,国内外文献报道其占纵隔肿瘤和囊肿的 1%～3%。

胸腺囊肿可为先天性或炎症性。早年报道多见于儿童先天性梅毒或结核引起的病例,目前报道多为先天性病例。有关其来源,近年来多认为是胚胎发生上的异常。因此,胸腺囊肿可出现在下颌角到颈中线以及纵隔内的任何部位:位于颈部者多在颈前三角;位于纵隔者增大后易粘连于肺或心包,有时可破入心包。

与其他纵隔肿物一样,纵隔胸腺囊肿体积较小时,无特殊主诉。有症状者,则因囊肿增大压迫周围脏器并影响其功能所致,常见的主诉为胸闷、胸痛。压迫心脏时,可有心慌、气短;粘连并压迫肺时,可有咳嗽。体检常无特征性体征。胸部 X 射线检查有重要诊断价值,如囊肿很小,隐匿于纵隔影内,则难以发现。囊肿增大到一定体积时,可发现自前上纵隔向外呈半圆形或弧形突出影,阴影边缘清晰光滑,密度较淡,有时其边缘可见钙化。囊肿增大亦可延伸至下纵隔。因其形态及位置,有时可误诊为"胸腺瘤",又因有钙化可误诊为畸胎瘤。如囊肿贴近心包,透视下可见搏动,特别位于右前上纵隔时,可误诊为"主动脉瘤"。胸部 CT 检查对诊断可提供较大的帮助,尤其其 CT 值为液体性质。

胸腺囊肿一经发现即应手术治疗。手术一般不困难,术中多能发现此种囊肿来源于胸腺或有蒂连于胸腺,囊肿界限清楚,虽有粘连亦易于剥离。胸腺瘤约 40% 发生囊性变,有时与胸腺囊肿不易区分,胸腺瘤囊性变大部分为实质性肿瘤,仅部分呈囊性,囊内含血性液体;胸腺囊肿为单一囊性肿物,实质组织很少,囊内为棕绿色浆液性液体。胸腺囊肿的病理改变为囊肿内含有浆液性液体,因退行性变可有囊内出血,上皮脱落后代之以纤维结缔组织,偶尔可见淋巴细胞浸润。胆固醇结晶是囊肿退化的典型表现,退化程度不同,囊内容物变化亦各异,主要是出血坏死构成的各种不同特征,但诊断主要依据是在囊壁上发现胸腺组织。

# 第三节　纵隔神经源性肿瘤

神经源性肿瘤是纵隔中最多见的肿瘤之一,纵隔神经源性肿瘤可来自交感神经节、副交感神经节和周围神经,如肋间神经、迷走神经和交感神经。一般可分为 4 类:①神经鞘瘤;②神经纤维瘤;③神经节细胞瘤、神经母细胞瘤、神经节母细胞瘤;④副交感神经节细胞瘤。

多数(约 75%)纵隔神经源性肿瘤是良性的,主要来自周围神经,如神经鞘瘤和神经纤维瘤或两者混合。恶性者少见,主要包括神经母细胞瘤、恶性神经鞘来源的肿瘤。另外,某些良性神经源性肿瘤可发生恶性变。

神经源性肿瘤多数位于后纵隔,少数可发生在前纵隔,而前纵隔内的神经源性肿瘤更多为恶性。

## 一、神经鞘瘤

神经鞘瘤来自神经鞘的施万细胞,生长缓慢,包膜完整,肿瘤与神经根相连。恶性神经鞘瘤较少,多数神经鞘瘤系良性,由成熟的分化良好的施万细胞组成,它约占纵隔神经源性肿瘤的 1/2。

神经鞘瘤多见于 30~40 岁成人,偶见于儿童,肿瘤多来自肋间神经,并且可经过椎间孔侵入椎管内,形成哑铃形肿瘤。胸部 X 射线可发现位于后纵隔圆形或卵圆形密度均匀边缘锐利的团块形,少数出现于前纵隔。部分肿瘤影内可见局灶性钙化和囊性变,有时侵蚀肋骨或椎骨。胸部 CT 能显示肿瘤大小、部位以及胸壁、纵隔受侵的程度,也可显示其通过肋间隙或椎间隙呈哑铃形的形态。磁共振能从三维方向显示肿瘤与周围脏器的关系,有特殊的价值。

神经鞘瘤多为单发,在弥漫性神经纤维瘤病时,可以多发。大多数神经鞘瘤患者无症状是体格检查发现的,可能有的症状为胸痛,大的肿瘤可有呼吸道症状和食管受压症状。当有神经系统症状时,如脊髓受压、声嘶、霍纳征、肋间神经痛或臂丛神经痛,并不意味着其为恶性。

病理上,神经鞘瘤有完整包膜,与起源的神经紧密相连,肿瘤切面质硬,呈灰白色或粉红,偶尔可见钙化和囊性变,其包膜内有神经外膜,即最外面的神经鞘。

由于多数神经鞘瘤是良性的,外科切除可以治愈。仅有少数病例报道良性神经鞘瘤发生恶性变。

## 二、神经纤维瘤

神经纤维瘤是由神经细胞和神经鞘两者组成,它可以呈胸内孤立性肿瘤也可以是弥漫性神经纤维瘤病的表现之一,即皮肤色素沉着和皮下或身体内多发神经纤维瘤。

同神经鞘瘤一样,神经纤维瘤亦多见于中年患者的后纵隔,呈良性生长方式,性别分布无差别,由于生长缓慢多为体查时偶然发现。其临床表现亦同神经鞘瘤。

神经纤维瘤质地柔软,界限清楚,切面灰白半透明,与起源的神经干相连接,多呈圆形或梭形肿胀,肿瘤边缘一般见不到残留的神经,受累的神经消失在肿瘤的组织内,有时神经纤维瘤可推挤周围组织形成假包膜,它无真正包膜,但有时有黏液变性成分。

神经纤维瘤和神经鞘瘤的胚胎来源相同,神经纤维瘤由周围神经细胞、施万细胞和轴突组成,神经鞘瘤只由施万细胞组成,两者表现和生长部位大体相同,故临床上鉴别颇不容易,确切区别在于病理检查。神经纤维瘤无真正包膜,其肿瘤细胞组织疏松,胶原纤维成束且有透明变性,间质内为黏液样成分,神经纤维瘤很少囊性变。神经鞘瘤有完整的包膜,其肿瘤细胞密集,胶原纤维少不成束,间质为非黏液样成分,且多有肿瘤囊性变。

实质性神经纤维瘤是良性的,外科切除可以治愈,一般无复发。在弥漫性神经纤维瘤患者,胸内神经纤维瘤可以多发,临床处理较为困难,其原因是肿瘤不能完全切除,其次肿瘤有高度恶性变危险。

## 三、神经节细胞瘤

神经节细胞瘤来自后纵隔交感神经链节细胞的肿瘤,有良性和恶性两种肿瘤。神经节细胞瘤:良性、分化好,主要由成熟的节细胞和施万细胞组成。神经母细胞瘤:分化极

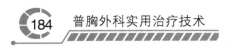

差,高度恶性的肿瘤,由相似于胎儿肾上腺髓质的原始母细胞组成。神经节母细胞瘤:恶性,除了神经母细胞瘤成分外,尚有成熟的神经节细胞。

### (一)神经节细胞瘤

多发现在 3~4 岁以后的儿童和青年人的后纵隔和腹膜后,很少见于 2 岁以内的儿童。神经节细胞瘤可在开始即是神经节细胞瘤,也可能是神经母细胞瘤逐渐分化成熟而为神经节细胞瘤。其临床特点是肿瘤较大,多有症状,可有霍纳征、虹膜异色症,系肿瘤侵犯颈交感神经节所致,此种肿瘤可有家族遗传性。

X 射线表现的特点是肿瘤大,边缘光滑清晰,常有条纹状钙化区,它很少侵犯椎管内呈哑铃状,但是可以有轻度肋骨侵蚀和破坏。

良性神经节细胞瘤完全切除后可以治愈,个别报告神经节细胞瘤发生恶性变。

### (二)神经母细胞瘤

最常见的早期儿童纵隔内恶性肿瘤,1/2 患者在 2 岁以内,90% 以上在 5 岁以内发现,男孩多见。神经母细胞瘤最多来自肾上腺,也可以来自肾上腺以外的交感神经节,纵隔内神经母细胞瘤占 16% ,在全部纵隔神经源性肿瘤中其占 6% 。神经母细胞瘤可为先天性,常有家族史,偶可合并染色体异常。它来自神经嵴衍生的细胞,故可有神经内分泌细胞的各种特点。

神经母细胞瘤的症状与体征较多,如霍纳征、虹膜异色症、活动能力差、脑病、肌痉挛、斜视、共济失调、白斑、关节痛、库欣综合征、重症肌无力、慢性腹泻以及各种先天性畸形等。

X 射线特点为肿块边缘不甚清楚,常有细条纹钙化,多有肋骨侵蚀和破坏,且可侵入椎管内呈哑铃状。

神经母细胞瘤恶性程度高,预后差,2 年存活率约为 25% 。预后取决于多种因素,如患儿的年龄、疾病分期、肿瘤部位以及分化程度等。1 岁以内的患儿预后好,切除后 50% 可以治愈。肿瘤分期,Ⅰ 期肿瘤局限在起始部位,Ⅱ 期肿瘤已有侵出或转移到同侧淋巴结,Ⅲ 期肿瘤超过中线侵犯对侧胸膜腔,Ⅳ 期肿瘤远处转移到骨、皮肤、肺、脑。依其分期Ⅰ 期存活率为约 80% ,Ⅳ 期约为 4% 。位于纵隔的神经母细胞瘤预后优于肾脏的神经母细胞瘤。肿瘤内含有大量节细胞成分,有"玫瑰花团"及神经纤维物质的预后最好,缺乏以上这些成分的预后差。

神经母细胞瘤有自行性退化或逐渐分化成熟为神经节细胞的特点,先天性肿瘤中,此种变化更为常见。

Ⅰ 期、Ⅱ 期神经母细胞瘤可以行单纯手术切除,不能完全切除者可辅以放疗。Ⅳ 期患者即使加用化疗其效果亦不佳。

### (三)神经节母细胞瘤

此种肿瘤为已经分化的神经母细胞瘤,同时存在有不同分化程度的大量神经元细胞及神经纤维细胞外物质。其细胞学特点介于神经母细胞瘤和神经节细胞瘤之间,预后远比分化差的神经母细胞瘤为佳。

## 四、副交感神经节细胞瘤

副交感神经节细胞瘤分两类:嗜铬细胞瘤和化学感受器瘤。嗜铬细胞瘤有分泌儿茶酚胺的特点,化学感受器瘤只有感觉神经供给,不嗜铬,无分泌功能,此两种肿瘤均属神经内分泌系统的肿瘤。

纵隔化学感受器瘤最常来自上纵隔主动脉体、迷走神经体、主肺动脉体的化学感受器,也可来自主动脉旁交感神经的副神经节。此种肿瘤发生率不高,女性偏多,诊断时多在 30~40 岁,合并神经内分泌综合征时可有家族性倾向。恶性化学感受器瘤的发生率,因随诊时间长短而异,其发生率为 6%~30%,有材料表明化学感受器瘤细胞形态与其良性或恶性过程无明显关系。

嗜铬细胞瘤可发生在腹内,也可发生在胸内,纵隔嗜铬细胞瘤占全身嗜铬细胞瘤的 1% 左右,多见于 20~40 岁成年男性。嗜铬细胞瘤的特点是分泌儿茶酚胺,但是肾上腺以外的嗜铬细胞瘤很少有分泌活性。嗜铬细胞瘤的良恶性诊断决定于临床过程以及转移,并不取决于显微镜下肿瘤细胞的形态特征。

50% 纵隔化学感受器瘤无症状,多为体格检查时发现上纵隔有阴影。有症状多为肿瘤压迫附近脏器所致。化学感受器瘤可以多发,也常合并胃平滑肌肉瘤、肺软骨瘤。X 射线表现肿瘤大小变异较大,主动脉体瘤位于紧靠大血管和心底部,常与血管结构分辨不清,即使胸部 CT 有时也难以定位,此时血管造影和 MRI 有助于诊断和定位。多数纵隔化学感受器瘤属良性肿瘤,仅约 13% 为恶性,可转移到骨骼系统或其他器官。完全切除可以治愈,但有时因肿瘤紧紧黏附于大血管完全切除往往不可能,术后放疗可以起一定的作用,但效果不恒定,化疗很少有效。良性化学感受器瘤预后佳,恶性者预后差,其平均存活期为 6 年。

嗜铬细胞瘤的特征为高血压,但也有血压正常的患者,所谓"静止"的肿瘤,未能测出有分泌功能的嗜铬细胞瘤,外科手术死亡率明显增加,因此临床上应当注意在无症状的纵隔肿瘤中,应想到有嗜铬细胞瘤的可能。在外科满意切除术后亦需密切观察。当然有高血压的嗜铬细胞瘤患者术前应予普萘洛尔、酚妥拉明等药物以利手术过程顺利及控制术后低血压期,有心动过速或心律失常患者应用 β 受体阻滞剂亦很重要。和化学感受器瘤一样,良性嗜铬细胞瘤预后好,恶性者预后差。

## 五、神经鞘来源的恶性肿瘤

此种来源的恶性肿瘤主要包括恶性神经鞘瘤和恶性神经纤维瘤,它们曾被命以许多名称,包括恶性施万细胞瘤、神经源性肉瘤和神经纤维肉瘤,而以神经鞘来源的恶性肿瘤命名更为恰当。神经鞘来源的恶性肿瘤占纵隔恶性肿瘤的 0.5%~7.0%,常在后纵隔,个别也可在前纵隔。

神经鞘来源的恶性肿瘤常是孤立的纵隔肿瘤或是神经纤维瘤病的一种表现,它常发生在年轻男性,也有的出现于接受放疗的乳腺癌或其他恶性肿瘤的患者。

临床表现无特殊,可有疼痛、呼吸困难、声嘶、吞咽困难、脊髓受压、霍纳征、上腔静脉梗阻综合征、低蛋白血症等,主要是因肿瘤增大而致的压迫症状。X 射线表现为占据一侧胸腔内巨大肿物影,使邻近器官移位,也可侵犯邻近骨骼,甚至扩散到颈部。

对诊断神经鞘来源的恶性肿瘤的标准常有争论,某些作者提出至少有以下特点的一项可诊断:①起源于主要大神经;②在弥漫性神经纤维瘤病患者,肿瘤起源于神经或软组织;③电子显微镜下有许多施万细胞分化的特点;④肿瘤细胞内有 S-100 蛋白存在。

神经鞘来源的恶性肿瘤侵犯性强、恶性程度高、容易转移到肺或其他器官,也易局部复发,故一经诊断即应彻底外科手术治疗,放疗或化疗对肿瘤的作用尚无定论。实质性神经鞘来源的恶性肿瘤 5 年存活率为 75% ,合并神经纤维瘤病时预后更差,肿瘤复发率可达 78% ,5 年存活率仅 15% ~30% 。

## 六、神经源性肿瘤的诊断与治疗

诊断主要依靠胸部 X 射线检查,良性者外观呈界限清楚的致密影,恶性者形态变化较大。胸部 CT 可以显示肿瘤的确切位置及与周围脏器的关系,确定有无哑铃形肿物的存在,尤其应用对比增强时可清楚地与周围脏器结构相鉴别。食管吞钡造影检查用以与食管病变区别。神经母细胞瘤和嗜铬细胞瘤患者尿中儿茶酚胺可能升高,但纵隔内神经母细胞瘤较腹内者儿茶酚胺增加较少。脊髓造影可以表明神经源性肿瘤有无侵入椎管内。

纵隔神经源性肿瘤的良恶性仅根据放射学检查肿物的形态与部位难以确定,而主要依靠病理检查,许多纵隔神经源性肿瘤需要开胸手术才能确定诊断。一般来讲,良性肿瘤可以完全切除,当有哑铃形肿物椎管内受侵时,最好先行椎板切开,以切除椎管内的肿瘤,以免椎管内出血、脊髓受损伤、脑脊液漏或遗留部分肿瘤组织。然后再开胸切除纵隔的肿瘤。位于胸腔顶附近的神经源性肿瘤,手术摘除时有可能损伤臂丛神经。对于来自迷走神经的神经纤维瘤或神经鞘瘤,应尽力游离出迷走神经,避免过度牵拉以防损伤喉返神经。

恶性肿瘤中神经母细胞瘤常常不能完全切除,有报道 1 岁以内的神经母细胞瘤预后较好,某些情况下神经母细胞瘤有自发性成熟和(或)退变,因此对巨大的不能切除的神经母细胞瘤术时就予银夹标记,以帮助术后放疗和记录肿瘤的消退和增长,这样的肿瘤放疗后再行手术有可能切除。纵隔神经母细胞瘤手术加放疗和化疗可使部分病儿存活 3 ~10 年,在积极治疗下,儿童纵隔神经母细胞瘤有转移时,其预后也较发生在其他部位者为佳。

# 第四节 膈疝

膈疝(diaphragmatic hernia)为腹腔内或腹膜后的内脏器官通过膈肌裂孔或膈肌缺损部位疝入胸腔形成。膈疝分为:①先天性膈疝,包括胸腹膜疝、胸骨旁疝和通过膈部分缺损的疝;②创伤性膈疝,包括膈肌非穿透伤或穿透所造成的手术后并发或膈下感染引起的;③食管裂孔疝。

## 一、先天性胸腹膜疝

腹内脏器通过膈后外侧的胸腹膜孔疝入胸腔者称胸腹膜疝,Bochdalek 于 1848 年首次报告此疝,故称 Bochdalek 疝或后外疝。幼婴发病率约占活婴的 1/4 000,常合并其他畸形。成年人罕见此疝。此疝好发于左侧,约占 90%。右膈有肝保护,且右侧的 Bochdalek 孔在胚胎发育期较左侧闭合早,故右侧胸腹膜疝较少见。

### (一)病因

当胚胎发育到第 8~9 周时,由横中膈、纵隔和胸壁肌肉组成膈肌。膈的中央部分来源于横中膈,膈的外侧由外侧的胸壁肌肉组成。原始的胸腹膜皱襞是由胸膜和腹膜构成的隔膜,后来的肌肉组织来自颈部生肌节,在两层隔膜间生长,于第 9 周末才形成完整的膈。膈左侧部比右侧部闭合晚,最后闭合的部分是后外侧三角区,即胸腹膜裂孔。随着膈的形成,中肠发育,约在第 10 周中肠转入腹腔。如膈的胚胎发育障碍,膈的胸腹膜孔延迟闭合或肠管过早转入腹腔,腹内脏器易经此孔脱出,造成胸腹膜疝。如疝出现在肠管转入腹腔之时,肠旋转角度过小,则合并肠旋转不全,阑尾左位。

### (二)病理

胸腹膜裂孔疝位于膈的后外侧部,左右均有,成三角形,尖端朝膈的中央部,底边在肾脏之上,大小从 1 cm 到一侧膈肌缺损一半不等。疝内容有小肠或结肠、肾、脾、胃、肝和胰脏。右侧胸腹膜疝最常见的内容物有肝和小肠或结肠。约 1/3 的患者有小肠旋转不全。部分病例合并高位肾和肺萎陷或支气管囊肿。分析有巨大膈缺损新生儿的尸检资料,肺发育不全表现为:①支气管数量减少;②肺泡的数量减少,肺容量减少;③肺泡管和肺泡仍含有胎儿型的立方型上皮;④肺动脉变小;⑤肺动脉的胚胎期肌肉组织仍存在。大多数后外侧膈疝均无疝囊。

### (三)病理生理

因受到疝内容物的挤压,患侧肺萎陷或塌陷,纵隔被推向健侧,使健侧肺也被挤压,影响气体交换,在肺内形成右至左血液分流,加重缺氧,使主要以腹式呼吸为主的新生儿病情更为严重。婴儿出生后,自动呼吸反射促使呼吸频率和心率增快,耗氧量增大而供氧不足,进一步加重缺氧,产生呼吸性酸中毒和代谢性酸中毒。纵隔移位使大血管扭曲,

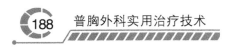

回心静脉血量减少造成低心排血量。实验室检查可发现 pH 和动脉 $PaO_2$ 下降、$PaCO_2$ 升高和乳酸中毒。这些严重的生理紊乱如不及时矫正,必将导致婴儿早期死亡。

### (四)临床表现

胸腹膜疝有呼吸道和胃肠道两组症状。在新生儿表现为急性呼吸困难,在婴儿、儿童和青少年患者多有轻度慢性呼吸道和胃肠道症状,但极少有急性呼吸困难。发绀和呼吸困难为新生儿常见症状。大多数婴儿在出生后即出现发绀或在出生后几小时内被发现,吸奶或啼哭时加重,如更多的腹部脏器进入胸腔,常可危及生命,多因急性呼吸衰竭致死。查体患侧胸廓活动变小,心音远。胸部叩浊音或是鼓音,决定于疝入胸腔内的脏器含有气体还是液体或是实质性脏器。患侧肺泡呼吸音消失,有否肠鸣音需做较长时间的耐心听诊才能正确判断。多数病例腹扁平,如疝内容为肝和脾,则上述脏器在腹部难以触及。如肠袢均疝入胸腔内,则腹部听诊无肠鸣音,叩诊无通常的鼓音。某些病例则合并呕吐症状,应排除肠道旋转不全。有些婴儿出生后,只当疝入胸腔内的肠袢充满气体或液体时才会出现胃肠道症状,但症状很快加重,极易延误诊治。

### (五)X 射线表现

后外侧膈疝胸片或胸透时,可发现心和纵隔向健侧移位,患侧胸腔内有多个气袢。右后外侧疝患者在胸透或胸片上均可发现右下胸腔内有一不透明的肿块影,纵隔向左移位。X 射线的主要特点是"缺肝征",即在右上腹的肝区出现充气肠袢。如做脐静脉造影,根据门静脉分布图像,可进一步判断肝疝入胸腔的位置。X 射线钡餐检查可促使肠道梗阻加重,使钳闭的肠袢进一步膨胀,加速坏死而破裂,故尽可能避免做此项检查。后外侧膈疝应与下述疾病相鉴别:先天性肺气肿、先天性囊性腺样畸形、肺畸形、先天性肺囊肿和肺炎后的肺疝。上述疾病不易与后外侧疝鉴别。膈疝患者腹部充气肠袢减少,而上述病例的腹部充气肠袢一般正常,此点有助于鉴别诊断。右下或左下肺的肿瘤、单侧胸腔积液或右下肺实变,故可区别。膈膨出的病例,其上升的圆顶光滑而完整,人工气腹检查,空气在膈下。空气上升入胸腔内则考虑为膈疝。磁共振检查可进一步证实诊断。

### (六)治疗

内科药物治疗难以奏效,如延误手术,约75%的病婴在一个月内死亡。对病情严重者,应及早急诊手术,将疝入胸腔的内脏复位和修补缺损。对腹腔太小的病例,设法建立一个临时腹腔,以容纳复位的内脏。手术疗效和预后取决于患侧肺发育不良的程度,有否胃肠道扭转、梗阻或绞窄,是否合并其他畸形。在新生儿第 1 个 48 h 行手术,死亡率50%~75%,超过48 h 行手术,其死亡率少于5%。因此,最佳的手术时机,应选择出生后第 2 天以后。当然,还需根据病情,决定是否等待。

婴儿和儿童的后外侧膈疝内容多为肝脏。X 射线显示疝入的内脏数量较少,因而纵隔移位不多,对呼吸及血液循环影响不大。经过一个正常生长发育阶段后,可出现慢性呼吸道感染、间歇性呕吐、食欲减退等。少数病例可无症状而查体时发现,或只当婴儿啼哭、进食时才出现发绀。儿童长大到 3 岁后,一般不存在肠梗阻的危险。如怀疑右外侧疝,可考虑做钡餐检查。这些儿童的肺脏几乎无异常,故此时手术死亡率降至1%~3%,疗效满意。

成年人后外侧膈疝罕见。肥胖的妇女在妊娠期,当腹内压增高时,使狭窄的后外侧孔变宽,腹内脏器容易疝入胸腔内。疝内容常有大网膜、胃、结肠、肝、脾、小肠、盲肠,甚至卵巢也可疝入。症状加重常因肠梗阻或肠穿孔。为避免肠嵌顿、绞窄或穿孔等并发症,有后外侧疝的青年妇女,应在妊娠前择期手术修补。疝入的内脏常有粘连,故在成人,以经胸途径修补为宜,特别是生育年龄的妇女,尽可能避免剖腹修复,以免给以后可能进行的剖腹手术带来困难。老年患者心肺功能如无损害,当出现症状时,也应考虑手术。约1/4病例无症状,可在门诊严密观察。

## 二、先天性胸骨旁疝

此疝罕见,1761年Morgagni首次报道,是腹内脏器进经Morgagni裂孔疝入胸腔形成。因此胸骨旁裂孔位于胸骨后膈的前部,故也称胸骨后疝。根据临床统计,右侧多见,双侧次之,左侧极少。

### (一)病因

胸骨旁疝的形成是由膈肌先天发育障碍所致。Morgagni裂孔是胸骨下端内侧膈肌的小三角形缺损区。胚胎期横中膈的胸骨后部分因发育不全或合并胸骨和肋骨发育不全,形成Morgagni裂孔。左膈有心包膈面相贴增强,故大多数胸骨旁疝在右侧出现。外伤、腹内压急剧增高、肥胖或其他原因,也可引起此疝。

### (二)病理

胸骨旁疝多有腹膜疝囊,如在较早期横中膈停止发育,则无真疝囊,但此情况罕见。常见的疝内容为大网膜和横结肠,胃和肝也可能被累及,也有报道盲肠、末段回肠和升结肠均可疝入胸腔。在某些病例,部分胃壁疝入胸腔并无症状,只当出现梗阻或嵌顿时才被发现。腹腔脏器一般不会经此裂孔大量疝入胸腔。

### (三)临床表现

大部分患者无症状,只在查体时被发现。胸骨旁疝有胃肠道症状和呼吸道症状。结肠不如小肠祥易发生梗阻,但胃肠道症状主要由疝出的内囊嵌顿、扭转造成梗阻所致。患者常有上腹胀痛,站立或弯腰时加重,也有痉挛性腹痛、气窜痛、呕吐或腹泻等结肠梗阻症状。完全性结肠梗阻造成坏死或穿孔的并发症并不常见。因肺受囊内容挤压,引起咳嗽、呼吸困难或反复肺部感染。上述症状具有年龄差异,在婴儿以肺受压后呼吸道症状为主,而儿童呼吸道和胃肠道两组症状兼而有之。如无肠梗阻,腹部检查无所发现,故体检对诊断无帮助。在巨大疝的婴儿,查体可发现患侧胸壁运动减弱,叩诊鼓音,心搏向左移位,患侧呼吸音弱。在患侧胸部听到肠鸣音有一定意义。

### (四)X射线表现

胸骨旁疝主要依据X射线检查诊断。X射线后前位胸片的典型征象是在心膈角有一圆形阴影,右侧多见。侧位胸片示阴影在前心膈角,占据膈和前胸壁的连接处。如该区有充气肠袢影,说明疝内容为肠袢。如疝内容为大网膜或横结肠,此阴影密度均匀且不透明。绝大多数病例疝出的结肠袢不易并发梗阻,故要考虑做钡灌肠检查。钡灌肠显示横结肠上提,而远端因重力而下降。胸骨旁疝应与心包囊肿、局部型胸膜间皮细胞瘤、前纵隔脂肪瘤、原发性膈肌肿瘤、胸腺瘤、前胸壁肿瘤或肺癌鉴别。如钡灌肠和上胃肠造影难以判断时,可考虑做胸腹部 CT 或磁共振检查。否则,只能在开胸探查时才能确诊。

### (五)治疗

胸骨旁裂孔较小,易使疝入的脏器嵌顿或绞窄。因此怀疑胸骨旁疝的病例,应严密观察,如出现症状应考虑手术治疗。如难以排除肿瘤的阴影,也应手术探查。

## 三、创伤性膈疝

胸腹部的外伤、手术或膈下感染均可引起膈破裂,腹内脏器疝入胸腔形成创伤性膈疝。由于右膈有肝脏保护,故创伤性膈疝多见于左侧。

### (一)病因

引起创伤性膈疝的原因有:①直接外伤,胸腹或背部贯穿伤(刀刺伤、枪弹伤)、医源性损伤(肺切除或食管贲门手术后,左下胸安置的闭式引流装置压迫膈肌,造成糜烂,膈肌切口缝合不严密遗留间隙)、膈下炎症、脓肿蚀破膈肌;②非直接外伤,胸腹闭合伤(挤压伤、爆炸伤)、胸腔和腹腔压力突变致使膈破裂、减速伤(下坠及交通事故)。

### (二)病理

创伤性膈疝病理各异,主要取决于是否合并肋骨骨折,常合并有肝脾破裂和胸腹腔积血。伤情轻重不同,膈裂伤口大小不一。常见的疝内容为胃和大网膜,一般无疝囊。病期长者疝入的内脏多与肺脏有粘连。严重的胸部或骨盆挤压伤,心脏可经膈裂孔进入胸腔或颈部。

### (三)临床表现

除直接外伤引起的膈破裂外,大多数病例均有合并伤的全身症状及局部表现。有时膈外伤是这些复合伤中引起死亡的唯一原因,例如膈动脉破裂引起大出血,患者因失血性休克死亡。因此,在急诊室诊治胸腹或盆腔外伤的患者,一定要排除膈外伤的可能,并判断有否内脏破裂。某些病例外伤后虽有膈破裂,但内脏未进入胸腔,也无重要的合并伤,在急诊期极易漏诊。随之有一个"间隔期",患者可完全无症状,只是在外伤后 3 个月至 20 年才出现胃肠道梗阻症状。术中发现,这些病例的膈裂伤口较窄,腹腔脏器在急性期不易疝入胸内,但一旦疝入胸腔,则更易嵌顿、绞窄破裂。为避免漏诊,对有膈外伤的患者要进行长期的门诊随诊,严密观察。

创伤性膈疝的主要症状是呼吸循环障碍,病情轻重程度与疝入胸腔内的脏器多寡、有无肠袢及有无合并伤有关。如呼吸困难、发绀、低氧血症和低血压,严重者可危及生命。查体患者胸部呼吸音减弱,叩诊浊音或鼓音,纵隔向健侧移位。长时间听诊,在患侧可听到肠鸣音。右膈破裂,如无肝外伤,一般症状较轻,因肝阻碍内脏疝入胸腔内。

### (四)X射线表现

胸腹外伤的患者,在急诊应做胸部X射线及腹部平片,拍片前可经鼻腔插入胃管,如遇困难或见胃管停留在左胸内,即可诊断。胸部平片常显示膈上有胃和肠袢影。如有胸腔积液应小心做胸穿以证实为血性或为胃肠液,但要避免误穿入疝进胸腔的脏器,错误做出脏器破入胸腔的诊断。在急诊条件下,胸部透视或站立位胸片显示胃肠高位,结合病史及临床症状,常可诊断。

### (五)治疗

对于创伤性膈疝的治疗,手术修补是其唯一有效的治疗方法,膈疝一旦发生,无论疝囊大小,不能自愈,一经确诊,均应进行手术修补。需探查疝内容物有无缺血坏死,若疝入时间长,疝内容物发生坏死,切除坏死的疝内容物;若疝内容物正常,还纳疝内容物后修补膈肌,对膈肌裂孔较小的直接进行折叠缝合修补,对膈肌裂孔过大或难以直接缝合的,可采用自体材料或人工补片进行修补。正确选择手术方式及手术入路,及时处理多发伤,加强患者术后管理,对改善患者预后、降低病死率具有重要意义。

1. 需考虑传统或需中转开胸或开腹手术　①生命体征不平稳、大出血者;②合并气管、食管损伤者;③疝内容物粘连紧密,难以分离者;④疝入脏器缺血坏死须切除,操作复杂者;⑤胸腔镜探查不明或视野显示不清者;⑥患侧肺萎陷不良者。传统手术对大创伤、大出血患者的抢救有着一定的积极作用,能够为危重患者争取到一定的时间进行探查及修补,但传统手术创伤大,恢复缓慢,患者对手术耐受差。

2. 需考虑经电视胸腔镜下修补术　①下胸部、上腹部疑有膈肌破裂,X射线、B超、CT检查均不能确诊者;②胸部创伤出现肠梗阻症状,腹部损伤出现血气胸表现,胸腔穿刺出肠内容物者;③伤侧胸部呈气胸表现,胸部听诊闻及肠鸣音或鼻胃管注气时在胸部闻及气过水声;④胸腔闭式引流后呼吸困难、发绀等症状改善不明显,浊音区进行性增大;⑤胸腹部创伤,X射线、CT检查显示胸内不明肿块。经胸腔镜下手术相对于传统手术,优势明显,腔镜手术对患者的呼吸消化循环功能影响小、手术创伤小、伤口美观、视野清楚、疗效较好、并发症发生率低。不仅在肺叶切除术中,腔镜手术对患者术后疼痛及生存质量有着很大的改善,胸腔镜手术在创伤性膈疝诊治中也是优势突出,临床上可适当放宽膈疝患者腔镜治疗的适应证。因此,胸腔镜对创伤性膈疝的诊治有着较好的应用前景。

3. 手术入路的选择　在决定好手术方式后,接着要考虑手术入路,关于手术入路的选择目前并未有确切证据表明有哪种方式是更好的入路方式。

需要根据患者的具体损伤情况来定,术式有经胸、经腹、胸腹联合切口入路:①对单纯胸外伤无腹腔脏器损伤、大量血气胸或右侧膈肌损伤者应选择经胸入路;②对合并有腹腔脏器损伤、大出血或者明显腹膜刺激征者,抑或不能耐受全身麻醉及开胸术者应选择经腹入路,但在建立气腹时,要严密监测心率变化及气道压力,避免因腹压增高导致膈疝程度加重;③对同时疑有胸腹腔脏器损伤或陈旧性膈疝者,可考虑胸腹联合切口入路,此种胸腹腔镜联合的术式有利于在膈肌顶部的操作,可清晰透照膈肌血管,避免误伤膈肌血管,但是此种手术入路创伤较大。以上3种术式适用情况不同,结合患者的具体损伤情况,选择合适的入路方式,有利于缩短手术时间、准确找到疝囊、加速患者恢复。

**4. 多发伤的治疗** 对合并多发脏器损伤,要遵循先重后轻的原则,先处理致命伤,再处理膈疝;对合并休克者,应积极抗休克同时准备手术;对大出血或进行性出血者,立即手术止血。

**5. 加快术后恢复** 术后放置引流管引流积液或积气,放置胃管持续胃肠减压,必要时放置腹腔引流管,避免二次膈肌破裂的发生。加强能量摄入,咳嗽、吸气锻炼呼吸功能,胃肠功能恢复前禁食并肠外营养,引流管根据引流量酌情拔出。无论是引流管或胃管的放置、营养能量的支持,还是肺功能的锻炼,都影响患者病情恢复快慢、住院时间长短。对术后患者的治疗与护理不容忽视,需要引起重视。曾有研究报道,在术中未对患者清除胃内容物而导致术后频发呕吐引起误吸窒息,故需在患者术后做好胃肠减压,以免出现腹胀而影响呼吸循环。

# 第五节 膈肌破裂

## 一、病因

横膈破裂多见于胸部钝性损伤,单纯膈肌破裂诊断的病例并不多见,且很少能被早期发现,这是因为多伴有其他合并伤或由胸部X射线片误诊所致。因此,对每个有严重的钝性胸部或腹部损伤的病例,均应考虑有横膈损伤的可能。

一般来说,大面积的冲击力(如从高处跌下)和交通事故是导致膈肌破裂的主要原因。多数病例需要同时冲击二个体腔(胸、腹腔)才能引起破裂,单独冲击胸腔则较少造成破裂,而伤及腹腔引起膜膈破裂的机会更少。子弹穿透伤或刀刺伤可致膈肌破裂,同时损伤了膈肌邻近的器官。膈肌很少在同侧造成多处裂伤,而双侧性膈肌破裂亦甚为少见,仅占约3%。多数膈肌裂伤是从中央腱向外呈放射状撕裂,即中央腱向肌层方向裂开,多半发生在左半膈肌中央腱部位。在膈肌与肋骨附着处的膈肌撕裂较为少见,但若单独严重胸腔挤压时,该处则是典型撕裂部位。在膈脚处断裂不多见。

心包部位的膈肌破裂更为罕见,但有其特殊症状,该处破裂常导致内脏嵌入心包腔内。

## 二、病理生理

由于胸腔负压及腹腔正压两者间的压力阶差,腹腔脏器可经膈肌破裂口进入胸腔,在用力吸气时其压力阶差更为增大,而当应用机械呼吸时胸腔负压消失,因此,在严重胸部损伤时,应用机械呼吸可防止内脏脱入胸腔,因而可掩盖横膈破裂的存在,直到患者脱离呼吸器开始自主呼吸后,在X射线摄片时才被发现。

左侧横膈破裂后,腹腔脏器脱入胸腔的次序是胃、左侧结肠、脾、大网膜、小肠及左叶肝。右侧横膈破裂时肝脏则容易移位至胸腔内。

横膈破裂对呼吸及循环的病理生理改变,在很大程度上取决于下列3个机制。

(1)横膈的功能受阻碍,出现该侧的反常呼吸。

(2)腹腔脏器脱入胸腔,压迫该侧肺脏使气体交换面积减少。

(3)对严重病例有明显的纵隔移位,结果使静脉回心血量减少。

### 三、临床表现

膈肌破裂的患者临床症状无特异性,尤其对严重损伤病例,常被伴有的严重合并伤及休克症状所掩盖。

左侧胸痛并放射至左肩部是横膈损伤的一个典型症状,在胸壁往往能见到挫伤的伤痕。有不同程度的呼吸短促。若脏器脱入胸腔造成纵隔移位,则呼吸困难更为明显,可类同张力性气胸表现,患者可出现发绀。这些病例的中心静脉压常可升高。

对膈肌裂口大的病例,早期一般无消化道梗阻或绞窄症状,后期有些病例可见消化道梗阻症状出现。对左侧膈肌裂口小的病例,一旦腹腔脏器嵌入胸腔,可早期出现消化道梗阻或绞窄症状。

### 四、诊断

1. **物理诊断**　膈肌破裂的伤侧胸部叩诊可呈浊音,听诊呼吸音减低,可闻及肠鸣音。在损伤早期上述症状有时很难确定。由于移位脏器(胃、结肠)的胀气及脱入位置不同,造成浊音与鼓音的混合体,可直接影响典型的叩诊发现。此外,因为肠麻痹,胸部听诊的肠鸣音可能很弱甚至消失。

2. **辅助诊断**　X射线胸部摄片是诊断的关键。横膈破裂常被忽略,并不是X射线不能正确显示病变,而主要是未能正确认识所显示的病变。若X射线片上看到胸腔内有含气、液体的胃肠影像或实体脏器影像,则诊断可以确定。另外,若下胃管时遇到困难或下胃管后摄X射线片,发现胃管全部在胸腔内时,可进一步明确诊断。X射线片特征如下。

(1)X射线摄片可见胸内边界清晰的不透光区,并不像血胸在平卧位摄片呈弥漫性模糊阴影,而且横膈破裂的不透光区往往较均匀,密度并不太高。如是胃泡脱入,可见液平面。

(2)在一片模糊阴影中可见到大小不等圆形透亮区。

(3)横膈显著升高,或无法解释的膈面球形膨出。

(4)纵隔及心脏向对侧移位。

当同时伴有血胸时读片常会遇到困难,若疑有横膈破裂,则在引流血胸时应注意胸腔引流管入口须较一般为高,可自上胸廓指向横膈插入胸腔,以免损伤脱入的内脏。对可疑的病例,必须做进一步检查,特别注意连续跟踪随访,有部分病例在受伤早期的检查中可完全正常。由于胸腹腔的压力阶差将很快使腹部脏器脱入胸腔,因此,早期很微小或可疑的发现,每随内脏脱入胸腔逐渐演变为典型症状。

对诊断性穿刺需特别引起注意,以免有造成胃或肠损伤的危险。

膈肌破裂容易误诊,常见的诊断错误如下。

(1)横膈破裂最常见的误诊为血胸,因而在做胸腔引流过程中易造成脱入胸腔的腹腔脏器损伤。为对右侧血胸与肝脏脱入胸腔做出鉴别,必要时应做肝脏扫描。

(2)此外亦常易被误诊为局限性气胸或张力性气胸,尤其是仅根据一般临床检查作为诊断依据时。

(3)扩张的胃囊致使横膈抬高。

(4)膈神经瘫痪造成高位横膈。如上述因胃囊扩张造成横膈上抬,这与横膈破裂不同,膈神经瘫痪患者能在胃泡上见到一层菲薄清晰的横膈组织。

(5)肺不张:肺不张的纵隔是向病侧移位,而膈肌破裂的纵隔则被推向对侧。

## 五、并发症

膈肌破裂最常合并脾破裂(约30%),其次为肝破裂(约14%),再次为肾破裂(约9%),其他脏器破裂约占15%。

当有腹腔脏器合并伤时,常因腹部脏器损伤而须剖腹,在剖腹探查时才发现还有横膈破裂。因而在腹部钝性伤而须剖腹时,必须把探查二侧横膈列为常规。

膈肌损伤可使内脏脱入胸腔,引起嵌顿或绞窄。在因穿透伤引起的横膈小孔缺损,上述并发症较横膈较大的裂口更易发生。横膈破裂的早期诊断和及时手术,是对上述并发症最好的预防措施。

如果外伤后膈肌破裂不重,或为网膜封闭,或疝入胸腔的脏器不多,则诊断常被遗漏,患者进入潜伏期。在此期,患者可以毫无症状。

约85%的潜伏期患者在外伤后3年内进入第三期或梗阻、绞窄期。患者症状明显,除肠梗阻外,可出现绞窄、穿孔。患者严重呼吸困难,胸腔内有大量积液和积气,甚至发生中毒性休克,如诊断、治疗不及时,可很快死亡。

## 六、治疗

1.手术指征 一经诊断横膈破裂,应尽早施行手术治疗,否则,不仅可引起内脏嵌顿,而且主要会逐渐加重对呼吸功能的损害。

横膈破裂的患者常伴有多处合并伤,凡无明显内脏嵌顿症状及严重心肺功能影响者,横膈破裂的手术可暂缓,而先处理或手术治疗对患者生命有严重威胁的损伤(如颅脑损伤)。无论如何,在这种情况下应先置入鼻胃管。

2.**手术途径**　左侧横膈既可经腹腔亦可经胸腔修补,经胸途径手术暴露可能较好,但常见的腹部脏器损伤较难被发现,虽然从胸腔可做脾切除,但要达到详细和完全的探查腹腔是不可能的。即使在 X 射线片中证实同时存在胸部脏器损伤,但事实上却很少须做手术治疗。因此,在损伤早期左侧横膈破裂,应常规经腹腔途径手术,这对呼吸功能影响最小,对有严重胸内损伤者则属例外。右侧急性横膈破裂的缝合,经腹途径是很困难的,在无腹部体征情况下,应从右侧第 6 肋间行进胸手术。

对所有慢性破裂病例,一律经胸途径手术,因已有胸膜粘连,经腹途径将无法处理。

不论以何种途径手术,铺巾消毒都须考虑有进入另一体腔的可能。胸腹联合切口暴露虽好,但较单纯经腹或经胸对患者的损害更大,一般较少采用。

3.**手术方法**　在急诊手术时,将脱入胸腔的腹腔脏器复位并无困难,若遇多脏器脱入胸腔,则最先将小肠复位,最后是胃。

破裂横膈缝合可用不吸收缝线间断缝合,在急性破裂时常可直接缝合,而膈神经分支应予避开。若缺损太大,则用自体或人工材料修复。若横膈沿膈肌与胸壁附着处撕裂,在原处缝合常有困难,应将膈肌上移固定至胸壁处。

术毕置入胸腔引流管,术前应置鼻胃管。

膈肌破裂在经过及时和恰当的外科处理后,大多能治愈,但仍有较高的死亡率。主要原因是膈肌裂伤常伴有严重的合并伤和休克,且疝入胸腔的脏器对心肺的过度压迫造成呼吸循环严重的功能障碍。因此,严密观察和及时、正确的处理是降低死亡率的重要措施。

# 参考文献

[1]邵令方,王其影.新编食管外科学[M].石家庄:河北科学技术出版社,2002.

[2]王玉琦,叶建荣.血管外科治疗学[M].上海:上海科学技术出版社,2003.

[3]张熙曾.纵隔肿瘤学[M].北京:中国医药科技出版社,2004.

[4]汪曾炜,刘维永,张宝仁.心血管外科手术学[M].北京:人民军医出版社,2005.

[5]段德溥,秦文瀚.现代纵隔外科学[M].北京:人民军医出版社,2001.

[6]CASTELLANI C,SCHALAMON J,SAXENA AK,et al. Early complications of the Nuss procedure for pectus excavatum:a prospec-live study[J]. Pediatr Surg Int,2008,24(6): 659-666.

[7]WANG ND,STEVENS MH,DOTY DB,et al. Blunt chest trauma:an experimental model for heart and lung contusion[J]. J Trauma,2003,54(4):744-748.

[8]AMANATIDOU V,MAVROKOSTA M,KOURTESIS A,et al. Cervicomediastinal thymic cyst-report of a case[J]. Thorac Cardiovasc Surg,2008,56(3):177-178.

[9]KURKCUOGLU IC,EROGLU A,KARAOGLANOGLU N,et al. Mediastinal bronchogenic cyst treated by mediastinscopic drainage[J]. Surg Endosc,2003,17(12):2028-2031.

[10]ACTIS DATO GM,ARSLANIAN A,DI MARZIO P,et al. Posttraumatic and iatrogenicforeign bodies in the heart:report of fourteen cases and review of the literature[J]. J Thorac Cardiovasc Surg,2003,126(2):408-414.